Mosaik bei
GOLDMANN

Buch

Das Heilkonzept der Schüßler-Salze basiert auf den Grundsätzen der Homöopathie: Ähnliches kann mit Ähnlichem geheilt werden. Mit einer begrenzten Anzahl von Wirkstoffen lassen sich schnelle therapeutische Erfolge erzielen.

Gerhard Leibold führt fundiert und leicht verständlich in die Grundlagen dieser Heilmethode ein, von der Biochemie über die Theorie Schüßlers bis zur umfassenden Darstellung der Original-Schüßler-Salze und der umstrittenen Ergänzungsstoffe. Im praktischen Teil erläutert der Autor Krankheitsbilder wie Verdauungsbeschwerden, Herz-Kreislauf-Erkrankungen, Haut- und Gewichtsprobleme und die Therapie mit den verschiedenen Mineralstoffen. Eine Anleitung zur Gesichtsdiagnostik hilft dabei, latente Störungen im Körper festzustellen und selbst zu behandeln. Das Standardwerk zu den »12 Salzen des Lebens«!

Autor

Gerhard Leibold ist erfahrener Heilpraktiker und Autor zahlreicher Ratgeber zum Thema Gesundheit. Seit Jahren wendet er in seiner Praxis erfolgreich biologische und psychotherapeutische Heilverfahren an.

Von Gerhard Leibold außerdem bei Mosaik bei Goldmann

Bandscheiben- und Rückenschmerzen (16779)

Gerhard Leibold

Das große Handbuch Schüßler-Salze

Mineralsalze für Gesundheit und ein gutes Leben

Mosaik bei
GOLDMANN

FSC
Mix
Produktgruppe aus vorbildlich bewirtschafteten Wäldern und anderen kontrollierten Herkünften

Zert.-Nr. SGS-COC-1940
www.fsc.org
© 1996 Forest Stewardship Council

Verlagsgruppe Random House FSC-DEU-0100
Das für dieses Buch verwendete FSC-zertifizierte Papier *Munken Print* liefert Arctic Paper Munkedals AB, Schweden.

1. Auflage
Vollständige Taschenbuchausgabe Oktober 2009
Wilhelm Goldmann Verlag, München,
in der Verlagsgruppe Random House GmbH
Die Originalausgabe des Werks erschien 2007
im Oesch Verlag AG, Zürich, 2. verbesserte Auflage 2007

Umschlaggestaltung: Uno Werbeagentur, München
Umschlagmotiv: FinePic München; Mauritius images/urbanlip
Illustrationen: Brigitte Braun-Dähler
Satz: Buch-Werkstatt GmbH, Bad Aibling
Druck und Bindung: GGP Media GmbH, Pößneck
MV · Herstellung: IH
Printed in Germany
ISBN 978-3-442-17083-8

www.mosaik-goldmann.de

Inhalt

1. Teil: Schüßler-Salze

1. Teil

Schüßler-Salze

Vorwort

Die Medizin glaubte lange Zeit, Krankheiten allein durch Arzneimittel und andere Heilverfahren behandeln zu können. Das erwies sich häufig als Irrtum. Selbst starke Arzneimittel wirken meist nicht optimal, wenn die körpereigenen Abwehr- und Selbstheilungsregulationen nicht mitspielen.

Mit dieser Einsicht tut sich die klassische Medizin noch schwer. Ganz anders die moderne Biotechnologie, die sich der natürlichen Abwehrkräfte bedient und sie verändert, damit sie gezielter und stärker wirksam werden. In dieser Hinsicht steht die umstrittene Biotechnologie der Naturheilkunde näher als die übliche Medizin, denn sie befolgt einen Grundsatz der naturgemäßen Therapie: Letztlich muss der Organismus selbst mit einer Erkrankung fertig werden, die Behandlung kann ihn dabei nur unterstützen. Die Ärzte der Antike fassten das in dem Lehrsatz »Die Natur heilt, der Arzt hilft ihr dabei« zusammen.

Wenn Medikamente und andere Heilverfahren das Immunsystem nicht vollwertig ersetzen können, liegt es nahe, gleich Heilmethoden anzuwenden, die von vornherein die Abwehr- und Selbstheilungsregulationen des Körpers nutzen. Eines der wichtigsten Beispiele dafür ist sicher die

Homöopathie, ein seit nunmehr bald 200 Jahren bewährtes Therapiekonzept.

Auf den homöopathischen Grundregeln beruht auch die Schüßler-Therapie, die auch als »abgekürzte Homöopathie« bezeichnet wird. Während die klassische Homöopathie mehr als 2000 einzelne Wirkstoffe kennt, die zahlreiche individuelle Krankheitsbilder erfassen, kommt die klassische Biochemie nach Schüßler mit 11 bis 12, die erweiterte Variante mit 17 Wirkstoffen aus. Hinzu kommt, dass es nur 2 Potenzen verwendet. Das erleichtert die Behandlung erheblich.

Die Schüßler-Therapie eignet sich teilweise auch zur Selbsthilfe. Dieses Buch leitet gut verständlich dazu an. Vorgestellt wird eine aus praktischer Erfahrung ergänzte und erweiterte Behandlung, die besser als die strenge Originaltherapie auf individuelle Bedürfnisse eingehen kann.

Gewarnt werden muss vor der selbständigen Therapie bei ernsteren und unklaren Krankheiten. Zwar kann die Biochemie auch dann helfen, aber solche Erkrankungen erfordern stets fachliche Diagnose und Überwachung des Krankheitsverlaufs.

Wenn diese Einschränkung beachtet wird, steht mit der Schüßler-Therapie ein wirksames, gut verträgliches Heilverfahren mit breitem Anwendungsspektrum zur Verfügung, das problemlos zur Selbstbehandlung eingesetzt werden kann.

Biochemie nach Schüßler – die »abgekürzte Homöopathie«

Im Vergleich zur klassischen Homöopathie erscheint Schüßlers Heilverfahren sehr einfach. Darin liegt ihr Vorteil, denn man benötigt dazu kein längeres Studium. Sogar medizinische Laien können die Therapie zur Selbsthilfe nutzen.

Zugleich bedeutet die Vereinfachung aber auch eine Schwäche, denn mit den wenigen Wirkstoffen in nur 2 Potenzen kann die Behandlung nicht so fein auf die individuellen Besonderheiten jedes einzelnen Patienten abgestimmt werden, wie es bei der Homöopathie möglich ist. Schüßler-Therapie kann die Homöopathie also nicht überflüssig machen. Letztlich muss je nach Einzelfall beurteilt werden, welche der beiden Heilmethoden die besten therapeutischen Ergebnisse verspricht.

Einführung in die Biochemie

Es scheint nicht ganz korrekt, wenn Schüßler seine Therapie als Biochemie bezeichnete. Normalerweise versteht man Biochemie als eine Grundlagenwissenschaft mit Beziehungen zur Biologie, Chemie und Medizin, die mit Schüßlers Heilmethode nichts zu tun hat.

Vereinfachend kann man die »offizielle« Biochemie als Lehre von den chemischen Grundlagen des Lebens (griech. bios = Leben) definieren. Das bedeutet praktisch, dass die Biochemie erforscht, wie die lebende Substanz zusammengesetzt ist und welche biochemischen Prozesse für die Funktionen der Zellen, Gewebe und Organe erforderlich sind. Die dabei gewonnenen Erkenntnisse wirken sich auf Biologie, Chemie und Medizin aus.

In letzter Zeit nimmt die Gen-(Bio-)technologie immer mehr Raum in der Biochemie ein. Durch Manipulation an den Genen gelingt es immer häufiger, bestimmte Erbeigenschaften gezielt zu verändern, wobei auch in die biochemischen Lebensvorgänge eingegriffen wird. So ist es zum Beispiel bereits möglich, Gene in Bakterien einzuschleusen, damit diese das zur Regulation des Blutzuckers beim Menschen notwendige Hormon Insulin in großen Mengen preisgünstig herstellen.

Dieser neue Therapieansatz steckt aber noch in den Kinderschuhen, seine Möglichkeiten lassen sich bisher kaum erahnen. So wird es beispielsweise gelingen, körpereigene Zellen so zu manipulieren, dass sie Insulin außerhalb der Bauchspeicheldrüse herstellen, wenn das Organ geschädigt ist.

Aber auch zahlreiche andere Wirkstoffe lassen sich im Körper selbst durch entsprechende Genmanipulationen produzieren, sogar die Herstellung von Arzneistoffen ist vorstellbar.

Überdies bietet die Gentechnologie erstmals die Chance, anlagebedingte Erkrankungen zu verhüten, indem

Gendefekte rechtzeitig »repariert« werden. Bereits bestehende Krankheiten können gentechnisch geheilt werden. Das führt weit über die heutigen therapeutischen Möglichkeiten hinaus, die bei solchen Erkrankungen allenfalls die Symptomatik lindern können. Es führte zu weit, diesen vielversprechenden Therapieansatz der Zukunft noch ausführlicher darzustellen, er wird die Medizin in vielen Teilen revolutionieren.

Natürlich diskutieren Biochemiker und Gentechniker auch mögliche Risiken ihrer Manipulationen und damit verbundene ethische Probleme. Auch dazu wird es Antworten und Lösungen geben, zumal die von den Gegnern der Gentechnologie an die Wand gemalten Gefahren sich bislang als übertrieben erwiesen. Es wäre ethisch auch kaum vertretbar, den oft lebenslang an den Folgen von Gendefekten leidenden Menschen eine wirksame Behandlung vorzuenthalten oder sie davor zu schützen, dass eine solche Krankheit überhaupt eintritt.

Diese knappe Darstellung der naturwissenschaftlichen Biochemie veranschaulicht, dass Schüßlers Biochemie damit nichts zu tun hat. Dennoch ist es kein Etikettenschwindel, wenn diese Heilmethode als Biochemie bezeichnet wird. Die mineralischen Wirkstoffe, die dazu verabreicht werden, greifen ebenfalls in die biochemischen Lebensfunktionen ein. Während das bei der konventionellen Biochemie aber noch recht »grob« erfolgt, wirken die Schüßler-Salze subtiler. Die Biochemie des Lebens wird von ihnen nicht unmittelbar verändert, die Wirkung vollzieht sich zunächst auf einer feinstofflichen Ebene.

Anders ausgedrückt kann man auch sagen, dass sich Schüßlers Biochemie über die bloße materielle Wirkung erhebt und vornehmlich durch die Informationen wirkt, die den Salzen innewohnen.

Diese Erklärungen mögen unwissenschaftlich anmuten. In gewissem Sinne stimmt das auch, denn sie folgen nicht den Regeln und Lehren der Naturwissenschaften. Aber gerade die konventionelle Wissenschaft kann dazu beitragen, die Schüßler-Therapie theoretisch zu untermauern. So gibt es Untersuchungen der Physik, die bestätigen, dass die Schüßler-Salze im informationellen Bereich wirksam werden (das gilt übrigens auch für die klassische Homöopathie). Diese Erkenntnis der Naturwissenschaften, ergänzt durch die jahrhundertealten praktischen Erfahrungen mit Schüßlers Heilverfahren, belegen überzeugend, dass diese Methode Vertrauen verdient.

Homöopathie als Grundlage

Bei der Entwicklung der Biochemie stand die klassische Homöopathie Pate. Man kann Schüßlers Therapie nur dann verstehen, wenn man die homöopathischen Grundlagen kennt. Da sie teilweise sehr kompliziert sind, können sie hier nur vereinfacht dargestellt werden.

Begründet wurde die Homöopathie von dem deutschen

Arzt *Christian Friedrich Samuel Hahnemann* (1755–1843). Aus Enttäuschung über die zu seiner Zeit gebräuchlichen Heilverfahren, die den Patienten oft mehr schadeten als nutzten, entwickelte er in zahlreichen Selbstversuchen eine neue Behandlungsform, die krass von der üblichen Therapie abweicht.

Die Homöopathie beruht auf dem *biologischen Grundgesetz,* das von dem Psychologen *Rudolf Arndt* (1835–1900) und dem Pharmakologen *Hugo Schulz* (1853–1932) formuliert wurde. Nach seinen beiden Begründern bezeichnet man es auch als *Arndt-Schulz'sche Regel.* Sie besagt, dass schwache Reize die Körperfunktionen anregen, mittelstarke sie eher hemmen und starke zu Krankheiten führen.

Mit Hilfe dieser Regel wird verständlich, weshalb die Verdünnung homöopathischer Arzneistoffe keinen Wirkungsverlust nach sich zieht, sondern im Gegenteil die Wirkung verstärkt. Erkrankungen entstehen durch starke Reize, die Körperfunktionen stören, zum Teil auch schon durch mittelstarke Reize. Dem setzt die Homöopathie die schwachen Reize der verdünnten Wirkstoffe entgegen, um die gestörten Körperfunktionen wieder anzuregen und zu normalisieren. Da die Verdünnung die Wirksamkeit also nicht abschwächt, sondern eher verstärkt, bezeichnet man diesen wichtigen Schritt bei der Zubereitung homöopathischer Medikamente als Potenzierung (lat. potentia = Fähigkeit).

Aus dieser speziellen Sichtweise wird verständlich, weshalb sogar hohe Potenzen mit Verdünnung im Milliardstelbereich (oder noch niedriger) tatsächlich wirksam sind.

Nicht selten erzielt man mit den Hochpotenzen besonders gute therapeutische Ergebnisse.

Die Auswahl der individuell richtigen Potenz eines homöopathischen Arzneistoffs erfordert eine fundierte Ausbildung und praktische Erfahrung. Wählt man zur Therapie eine individuell falsche Potenz aus, kann der Wirkstoff völlig versagen, obwohl er in der korrekten Potenz sehr gut zu helfen scheint.

Die mühsame Auswahl der geeigneten Potenzen entfällt bei der Schüßler-Therapie, die nur die Potenzen D 6 und D 12 kennt, die genau den verschiedenen Salzen zugeordnet werden. Der Buchstabe D steht für die Dezimal-(Zehner-)potenz. Gebräuchlich ist, dass die unverdünnte Urtinktur als Grundlage für die Arzneimittel verwendet wird. Wenn 1 Teil davon mit 9 Teilen Verdünnungsmittel (Wasser, Alkohol, Milchzucker) potenziert wird, ergibt das die Potenz D 1. Potenziert man dann die D 1 wiederum mit 9 Teilen Verdünnungsmedium, entsteht die Potenz D 2 … und so fort.

Während die Schulmedizin der Potenzierung von arzneilich wirksamen Arzneistoffen immer noch kritisch bis ablehnend gegenüber steht, fand die moderne Physik für die Wirksamkeit der Potenzen bereits einige wissenschaftliche Erklärungen. Unter anderem wurde nachgewiesen, dass eine Substanz (z. B. ein Arzneistoff) deutlich stärker wirkt, wenn man ihre Oberfläche vergrößert oder sie aus einer unlöslichen in eine kolloidallösliche Form überführt. Genau das erreicht die Homöopathie bei der Zubereitung der Arzneimittel durch Verreiben oder Schütteln.

Das *Homöopathische Arzneibuch* schreibt genau vor, wie das Verreiben und Schütteln zu erfolgen hat, damit ein Arzneistoff optimal wirkt. Typisches Beispiel für die Bedeutung durch mechanische Einwirkung auf die Wirkstoffe ist die Kohle. Unverdünnt spielt sie keine therapeutische Rolle, erst nach der Zubereitung zum homöopathischen Heilmittel entfalten sich ihre Heilwirkungen.

Neben der Arndt-Schulz'schen Regel bildet die *Ähnlichkeitsregel* ein weiteres Kernstück der Homöopathie. Schon in der Antike wussten die Ärzte, dass Ähnliches mit Ähnlichem geheilt werden kann. Diese Theorie griff Hahnemann für seine Homöopathie wieder auf. Seine Ähnlichkeitsregel besagt, dass man »gegen die zu heilende Krankheit dasjenige Arzneimittel anwendet, welches eine andere, möglichst ähnliche Krankheit zu erregen imstande ist.«

Das bedeutet, dass ein Wirkstoff, der bei Gesunden körperliche Reaktionen provoziert, genau die Krankheit heilen kann, deren Symptomatik so genau wie möglich diesen Reaktionen gesunder Menschen ähnelt. Wenn dieser »maßgeschneiderte« Wirkstoff potenziert (verdünnt) wird, übt er einen schwachen Reiz aus, der sich gezielt gegen die Ursachen einer Erkrankung richtet. Dadurch werden die Abwehr- und Selbstheilungsregulationen aktiviert, damit die Krankheit aus eigener Kraft überwunden werden kann.

Die Homöopathie kennt heute an die 500 gut geprüfte Wirkstoffe und weit über 1500 andere, die noch nicht so genau überprüft wurden. Bei der Arzneimittelprüfung der Homöopathie ermittelt man zu jedem Arzneistoff, wie Gesunde darauf reagieren, wenn er unverdünnt verabreicht wird. Diese Reaktionen, ergänzt durch weitere Kenntnisse von einem Wirkstoff, werden im Arzneimittelbild zusammengefasst. Der Therapeut muss zur Behandlung die Substanz ermitteln, deren Arzneimittel bild mit der Symptomatik eines Patienten am meisten übereinstimmt.

Mineralische Wirkstoffe, wie Schüßler sie verwendet, sind auch in der klassischen Homöopathie gebräuchlich, allerdings weit mehr, als die Biochemie nach Schüßler kennt. Darüber hinaus werden in der Homöopathie noch zahlreiche pflanzliche und tierische Arzneistoffe gebraucht, die in der Schüßler-Therapie keine Rolle spielen.

Das alles scheint eher dafür zu sprechen, homöopathisch und nicht biochemisch zu behandeln. Aber dieser Eindruck täuscht. Trotz ihrer begrenzten Anzahl von Wirkstoffen erzielt man auch mit der Biochemie gute, zum Teil sehr schnell einsetzende therapeutische Erfolge.

Selbst wenn zuvor bereits vergeblich mit klassischer Homöopathie behandelt wurde, kann die Schüßler-Therapie noch wirksam sein. Beide Heilverfahren haben also ihre Berechtigung nebeneinander.

Die Theorie Schüßlers

Obwohl Hahnemann von seinen Nachfolgern verlangte, dass sie seine Homöopathie genau nachahmten, konnten sich im Lauf der Zeit doch einige alternative Behandlungsweisen etablieren. Allerdings gewann keine auch nur annähernd die gleiche Bedeutung wie Hahnemanns Heilverfahren. Es führte im Rahmen dieses Buchs zu weit, näher auf diese Therapien einzugehen. Hier interessiert lediglich die »abgekürzte Homöopathie«.

Der Begründer der Biochemie, der Oldenburger Arzt *Wilhelm Heinrich Schüßler* (1821–1898), war von der Schulmedizin seiner Zeit wohl ebenso enttäuscht wie Hahnemann. Er lernte die Homöopathie gründlich kennen, fand aber auch in ihr nicht genau das, was er sich als Therapie vorstellte. Durch die Beschäftigung mit der naturwissenschaftlichen Biochemie entwickelte er schließlich seine eigene Behandlungsweise, die zwar viele Ähnlichkeiten mit der klassischen Homöopathie aufweist, aber nicht mit ihr gleichgesetzt werden darf.

Aus dem Studium der naturwissenschaftlichen Biochemie gewann Schüßler eine Erkenntnis, die von grundlegender Bedeutung für seine Therapie wurde: Krankheiten entstehen nach dieser Theorie durch Störungen des Mineralstoffwechsels mit Verlust anorganischer Salze aus den Zellen. Nach allem, was die moderne Medizin mittlerweile von der Funktionsweise der Zellen weiß (die maßgeblich mit von den Mineralstoffen und Spurenelementen abhängt), ist Schüßlers Definition der Krankheitsursachen durchaus akzeptabel.

Leider beging auch er den Kardinalfehler vieler Außenseitertherapeuten, seine Biochemie als eine Art »Allheilmittel« zu propagieren. Das trug ihm naturgemäß heftige Kritik ein. Die Mehrzahl der Schulmediziner machte sich noch nicht einmal die Mühe, sich ernsthaft mit der Schüßler-Therapie zu befassen, obwohl sie erst danach qualifiziert beurteilt werden könnte.

Das Image eines nicht mit dem schulmedizinischen Wissen zu vereinbarenden Heilverfahrens haftet der Biochemie bis heute an. Es verhindert nach wie vor, dass Schüßlers Therapie unvoreingenommen geprüft wird. Demzufolge kann sie auch weder als falsch entlarvt noch als wirksam offiziell in die Medizin eingeführt werden.

Nur relativ wenige Mediziner kennen die Schüßler-Therapie genauer, ein Teil von ihnen wendet sie sicher auch in der Praxis an. Als Allheilmittel gilt sie heute nicht mehr, wie Schüßler überschwänglich gemeint hatte, vielmehr wird sie wie jedes andere Arzneimittel auch bei einer begrenzten Anzahl von Erkrankungen eingesetzt.

Wenn Krankheiten vornehmlich durch den Verlust von anorganischen Salzen aus den Zellen entstehen, läge es nahe, diese Mineralstoffe und Spurenelemente einfach in Form von Medikamenten oder Nahrungsergänzungsmitteln in ausreichender Dosierung zu verabreichen. Dazu bedürfte es keines neuen Heilverfahrens.

Aber es geht bei Schüßlers Biochemie nicht darum, den Organismus mit anorganischen Salzen zu versorgen, das wäre schon wegen der Verdünnung der Wirkstoffe nicht möglich. In der homöopathischen Zubereitung werden die insgesamt 11–17 anorganischen Arzneistoffe als Heilmittel eingesetzt, die dafür sorgen, dass die Selbstheilungsregulationen des Körpers den Verlust von Mineralstoffen und Spurenelementen in den Zellen wieder ausgleichen. Da nach Schüßlers Theorie die meisten Erkrankungen durch Verluste an anorganischen Salzen entstehen, lassen sich auf diese Weise die entsprechenden Krankheiten lindern oder ausheilen.

Die Ähnlichkeitsregel der Homöopathie spielt auch bei der Schüßler-Therapie eine Rolle, aber sie steht nicht so deutlich im Vordergrund. Die Biochemie orientiert sich nicht nur an den Arzneimittelbildern, sondern berücksichtigt vor allem, welche Wirkungen die einzelnen Salze im Körper entfalten.

Auch die Potenzierung erfolgt in Schüßlers Therapiekonzept nicht so individuell wie in der klassischen Homöopathie. Die praktische Erfahrung ergab, dass für die Biochemie lediglich die beiden Potenzen D 6 und D 12 notwendig sind. In der Homöopathie dagegen sind weit mehr Potenzen gebräuchlich, selbst bei den anorganischen Salzen, die von der Homöopathie und Schüßler-Therapie verwendet werden. Erklären lässt sich noch nicht genauer, weshalb nur diese beiden Potenzen zur Behandlung genügen, die Wirksamkeit wird dadurch jedenfalls nicht beeinträchtigt.

Original-Schüßler-Salze

Der menschliche Organismus benötigt viel mehr anorganische Salze, als Schüßler in seiner Biochemie verwendet. Fachleute schätzen, dass möglicherweise alle Elemente, die in der Erdkruste vorkommen (radioaktive ausgenommen) für die Lebensfunktionen notwendig sind, oftmals in verschwindend geringen Dosen.

Auch wenn Schüßlers Therapie alle bekannten Mineralstoffe und Spurenelemente als Heilmittel nutzte, wäre die Zahl der Arzneistoffe im Vergleich zur Homöopathie immer noch gering. Aber die Theorie der Biochemie geht davon aus, dass lediglich 12 Salze zur Behandlung erforderlich sind. Später reduzierte Schüßler die Arzneistoffe sogar auf 11. Seine Nachfolger führten noch 5 weitere ein, die jedoch von der klassischen Biochemie abgelehnt werden.

Kalziumverbindungen

Das chemische Element Kalzium (auch Calcium geschrieben) spielt in der Biochemie des Körpers eine herausragende Rolle. Allgemein bekannt ist wohl, dass dieser lebenswichtige Mineralstoff unentbehrlich für den Knochenaufbau ist. Darüber hinaus erfüllt er eine Reihe weiterer, nicht minder wichtiger biochemischer Funktionen. So wirkt Kalzium unter anderem noch bei verschiedenen Enzymreaktionen, bei der Blutgerinnung und bei der Nerven-Muskel-Erregbarkeit sowie beim Stoffwechsel des Herzmuskels maßgeblich mit.

Auch die Schüßler-Therapie setzt Kalziumverbindungen

für Aufbau und Erhaltung des Knochenskeletts ein, kennt aber auch noch einige andere Indikationen, die in keiner Beziehung zu den Knochen stehen.

Calcium fluoratum D 12

verabreicht die Biochemie vor allem bei Knochen- und Knochenhauterkrankungen, Fehlern bei der Zahnschmelzbildung und versuchsweise zur Kariesprophylaxe von innen her. Diese Anwendungsgebiete entsprechen weitgehend denen, die auch in der Schulmedizin mit dieser Kalziumverbindung gebräuchlich sind.

Eine weitere Indikation ist die Bindegewebsschwäche mit ihren Folgekrankheiten (wie Krampfadern, Hämorrhoiden). Zu erwähnen sind noch gute Erfahrungen bei der Verhärtung von Blutgefäßen und Geweben. Dabei zeigt sich der Umkehreffekt, den auch die Homöopathie kennt: Arteriosklerose mit Verhärtung der Blutgefäße, die unter anderem durch Kalziumeinlagerungen entsteht, kann wieder gebessert werden, wenn potenziertes Calcium fluoratum die Einlagerungen in den Gefäßwänden abbaut.

Calcium phosphoricum D 6

kommt vor allem bei gestörter Knochenbildung durch Kalkmangel in Betracht. Den Mangel an Kalzium kann man durch die biochemische Zubereitung in der 6. Potenz zwar nicht direkt kompensieren, aber sie verbessert die Aufnahme und Verwertung von Kalzium aus der Nahrung und geeigneten Mineralstoff-Diätmitteln.

Hinzu kommt die Indikation Blutarmut (Anämie), die

durch diesen Wirkstoff wieder ausgeglichen werden kann. Aus praktischer Erfahrung ist bekannt, dass sich diese Kalziumverbindung am besten für schlanke, lebhafte Menschen eignet.

Calcium sulfuricum D 6

nahm Schüßler zunächst in seine Therapie auf, später erklärte er den Wirkstoff aber für überflüssig. Das spricht aber nicht dagegen, bei den unten genannten Indikationen trotzdem einen Versuch damit durchzuführen, schaden wird es bestimmt nicht.

Diese Kalziumverbindung wirkt nicht auf das Skelett, sondern kann gegen alle Eiterungsprozesse eingesetzt werden. Dazu wird der Wirkstoff mit dem weiter unten genannten Silicea D 12 kombiniert. Die beiden Arzneimittel dürfen aber nicht zusammen verabreicht werden, sondern jeder für sich, wobei zwischen der Einnahme mindestens eine Pause von 1 Stunde eingelegt werden muss.

Ferrumverbindungen

Das chemische Element Ferrum, besser bekannt als Eisen, gehört zu den lebenswichtigen Spurenelementen, die nur in sehr geringen Dosen benötigt werden. Seine Hauptfunktion besteht darin, den aus den Lungenbläschen aufgenommenen Sauerstoff im Blut zu den Zellen und Geweben zu transportieren; dazu wird Eisen in die roten Blutkörperchen eingebaut. Als Folge des Eisenmangels (die am weitesten verbreitete Mangelerkrankung in allen Nationen der Erde) entsteht Blutarmut (Anämie).

Ferner kommt Eisen noch in verschiedenen Enzymen vor und trägt mit zu deren Funktionen bei. Während die klassische Homöopathie mehrere Ferrumverbindungen verwendet, beschränkt sich die Biochemie auf eine.

Ferrum phosphoricum D 12
wird in der Biochemie nicht bei Blutarmut eingesetzt, dagegen eignet sich das nicht potenzierte Eisen und/oder das weiter oben bereits genannte Calcium phosphoricum. Zu den wichtigsten Indikationen gehören Entzündungen im Stadium 1. Ferner kann das potenzierte Spurenelement noch bei Durchfall, Erbrechen, fieberhaften Erkrankungen und Blutungen verabreicht werden. Nach praktischer Erfahrung wirkt Ferrum phosphoricum am besten bei schwächlichen, zierlichen bis mageren Menschen.

Kaliumverbindungen

Das lebenswichtige chemische Element Kalium arbeitet bei vielen biochemischen Vorgängen im lebenden Organismus mit. So ist es zum Beispiel das wichtigste Kation (positiv geladenes Atom oder Molekül) innerhalb der Zellmembran, insbesondere in den Mitochondrien der Zellen, die für die Energiegewinnung aus der Nahrung zuständig sind.

Zu seinen Hauptfunktionen gehört es, bei den bioelektrischen Abläufen in erregbaren Geweben (Muskeln, Nerven) mitzuwirken, ferner beim Eiweißaufbau und im Kohlenhydratstoffwechsel. Größere bedenkliche Kaliumverluste drohen beispielsweise bei Durchfall oder Missbrauch von Abführmitteln.

Die Biochemie gibt Kaliumzubereitungen bei nervösen Störungen und Erschöpfungszuständen, denn sie wirken auch in potenzierter Form auf das Nervengewebe. Darüber hinaus sind weitere Wirkungen bekannt, die man durch das unverdünnte Kalium nicht erreichen kann.

Kalium chloratum D 6

bewährt sich vorwiegend bei Entzündungen im mittleren Stadium II, für die symptomatisch ist, dass es zu Absonderungen aus den entzündeten Regionen kommt. Versuchsweise kann der Arzneistoff auch bei Drüsen- und Schleimhauterkrankungen oder Schmerzzuständen verschiedener Ursachen angewendet werden.

Kalium phosphoricum D 6

wird besonders bei nervösen Störungen verabreicht, wie Schlafstörungen, Unruhe, Ermüdungs- und Erschöpfungszuständen ohne organische Ursachen sowie bei psychosomatischen Erkrankungen, insbesondere nervösen Herzbeschwerden.

Aus praktischer Erfahrung ist bekannt, dass der Wirkstoff sich auch zur »Blutreinigung« eignet, also zur Entgiftung und Entsäuerung des Bluts, die man traditionell im Frühjahr und/oder Herbst durchführt. Diese Zustände sind zwar noch nicht krankhaft, können aber die Voraussetzungen für Erkrankungen schaffen.

Kalium sulfuricum D 6

ist zunächst wieder ein Entzündungsmittel, das bei weiter fortgeschrittenen Entzündungen im Stadium III indiziert ist. Auch verschiedene Infektionskrankheiten (vor allem Masern, Scharlach) lassen sich dadurch beeinflussen, wobei eine Kombination mit Antibiotika durchaus möglich ist.

Chronische Erkrankungen der Oberhaut und der Schleimhaut sprechen ebenfalls gut darauf an, insbesondere dann, wenn sie nach innen »umzuschlagen« drohen, also Komplikationen an inneren Organen verursachen könnten. Nicht zuletzt kann ein Versuch bei Schmerzzuständen verschiedener Ursachen empfohlen werden.

Die bekannte Wirkung von Kalium auf das Nervensystem empfiehlt diesen biochemischen Wirkstoff besonders für nervenschwache, ängstliche Menschen.

Magnesiumverbindungen

Das chemische Element Magnesium trägt gemeinsam mit Kalzium zur Festigkeit der Knochen und des Zahnschmelzes bei. Darüber hinaus wirkt es bei zahlreichen Enzymprozessen mit, insbesondere bei jenen, an denen der körpereigene Stoff Adenosintriphosphat (ATP) als Energielieferant beteiligt ist. Auch die Nerven-Muskel-Erregbarkeit wird mit durch Magnesium bestimmt. Wegen seiner Wirkungen auf das Nervensystem und die Hormone der Nebennierenrinde kennt man den Mineralstoff auch als »Antistressmineral«, das vor Schäden durch Überforderung schützen kann.

Von besonderem Interesse ist Magnesium schließlich noch für das Herz und die Blutgefäße. Hier wirkt es vor allem bei der Regulierung der Blutfett- und Blutgerinnungswerte mit, so dass dem Herzinfarkt vorgebeugt werden kann. Indirekt schützt auch die Antistresswirkung das Herz-Gefäß-System vor ernsten Stressfolgen.

Magnesium phosphoricum D 6

wirkt in potenzierter Form vor allem auf die Nerven-Muskel-Erregbarkeit. Die oben genannten Schutzwirkungen für das Herz-Gefäß-System erzielt man damit aber nicht, sie sind nur vom unverdünnten Magnesium zu erwarten.

Zu den typischen Indikationen des biochemischen Wirkstoffs gehören Nervenschmerzen, Muskelkrämpfe, Koliken und Schmerzzustände unterschiedlicher Ursachen. Bei derartigen Gesundheitsstörungen wirkt es vornehmlich durch Entspannung der Muskulatur und Schutz vor überschießenden Stressreaktionen.

Ob biochemisch potenziertes Magnesium auch das Herz-Gefäß-System schützt, lässt sich noch nicht zuverlässig genug beantworten, besser verwendet man zu diesem Zweck das unverdünnte Magnesium.

Unerwünschte Nebenwirkungen wie dünnflüssige Stühle und/oder Magnesiumnarkose mit abnormer Schläfrigkeit treten durch den potenzierten Wirkstoff nicht auf, wohl aber bei zu hoch dosiertem unverdünntem Magnesium.

Natriumverbindungen

Dieses chemische Element gehört zu den wichtigsten im menschlichen Organismus, ausgeprägter Mangel kann schon nach kurzer Zeit zum Tod führen. In Verbindung mit Chlorsalzen entsteht Natriumchlorid (NaCl), das allgemein bekannte Kochsalz. Viele seiner Aufgaben erfüllt der Mineralstoff in dieser Form.

Natrium ist das wichtigste Kation (positiv geladenes Atom oder Molekül) im Raum außerhalb der Zellen. Seine Hauptfunktion besteht darin, den Wasserhaushalt des Körpers zu regulieren. Zwischen der Natriumkonzentration im Raum um die Zellen und der innerhalb der Zellmembran besteht ein ständiges Konzentrationsgefälle, das für die Zellfunktionen unverzichtbar ist. Ferner spielt Natrium eine wichtige Rolle für die Erregbarkeit der Nervenzellen und für die Herz-Kreislauf-Funktionen.

In der biochemischen Potenzierung sind die Natriumverbindungen für den Wasserhaushalt ohne Bedeutung, die Nervenfunktionen werden dadurch aber ebenfalls beeinflusst.

Natrium muriaticum D 6

wirkt hauptsächlich auf die Verdauungs- und Stoffwechselfunktionen, die durch den Arzneistoff angeregt und harmonisiert werden. Daraus erklärt sich auch unschwer, dass allgemeine Schwächezustände beseitigt werden können. Die günstige Wirkung bei Blutarmut kann gleichfalls zum Teil von den verbesserten Verdauungs- und Stoffwechselprozessen hergeleitet werden.

Weiter ist bekannt, dass die Natriumverbindung rheumatische Erkrankungen günstig beeinflussen kann. In diesem Zusammenhang ist interessant, dass die Naturmedizin eine Beziehung zwischen zu hoher Kochsalzzufuhr und Rheumatismus vermutet; die antirheumatische Wirkung des potenzierten Natriums könnte also wieder auf dem Umkehreffekt beruhen.

Natrium phosphoricum D 6

wird bei verschiedenen Störungen des Verdauungssystems eingesetzt. Dazu gehören Sodbrennen, Erbrechen, Durchfall, Fettunverträglichkeit und Koliken. Ein Versuch ist außerdem möglich bei ernährungsbedingter Übersäuerung des ganzen Körpers.

Die Natriumwirkung auf die Nervenfunktionen kann bei Nervosität, Unruhe und Schlafstörungen helfen.

Natrium sulfuricum D 6

hat seine Indikationen überwiegend bei Verdauungsstörungen, die bei Erkrankungen von Darm, Leber, Gallenblase und Bauchspeicheldrüse hervorgerufen werden. Auch eine bessere Verwertung der Nahrung lässt sich mit diesem Arzneistoff erreichen, das empfiehlt ihn auch bei ernährungsbedingten Schwächezuständen.

Aber auch das Gegenteil, die Überernährung mit Fettleibigkeit als Folge, wird von Natrium sulfuricum oft gut beeinflusst. Allerdings sind Dauererfolge nur möglich, wenn falsche Ernährungsgewohnheiten, die zu Übergewicht führten, konsequent umgestellt werden.

Nicht zuletzt kann man mit diesem Mineralstoff auch bei Bronchialasthma oft gute therapeutische Ergebnisse erzielen.

Silicea

Silizium ist nach dem Sauerstoff das zweithäufigste chemische Element auf der Erde. In Verbindung mit Sauerstoff kommt es in verschiedenen Formen vor. Vor allem Silicea (Kieselsäure, Kieselerde) benötigen alle Lebewesen als Spurenelement. Es kommt in allen Organen und Geweben des menschlichen Organismus vor, insbesondere im Bindegewebe, in den Knochen, Finger- und Zehennägeln, in Lungen, Nebennierenrinde, Milz und Lymphknoten.

Als »Urstoff des Lebens« waren Silicea und andere Siliziumverbindungen bereits bei der Entstehung der ersten Lebensformen auf der Erde beteiligt, ohne sie gäbe es kein Leben in der uns bekannten Form.

Das Spurenelement wirkt bei verschiedenen, zum Teil lebenswichtigen Körperfunktionen mit. Hauptsächlich ist es für die Funktionen des Bindegewebes sowie für die Elastizität und Festigkeit der Blutgefäße und anderer Gewebe zuständig. Auch die Hautfunktionen, das Haar- und Nagelwachstum, die Vernarbung von Knochenbrüchen und Wunden, die Aufnahme von Kalzium aus der Nahrung und wahrscheinlich auch die Abwehrfunktionen sind auf Silicea angewiesen.

Silicea D 12

gehört in der klassischen Homöopathie zu den Hauptmitteln und zeichnet sich durch ein breites Anwendungsspektrum aus. Auch in Schüßlers Biochemie spielt es eine wichtige Rolle, wenngleich nicht so herausragend wie in der Homöopathie.

Das wichtigste Anwendungsgebiet ist die Bindegewebsschwäche. Dieser meist anlagebedingte, vor allem bei Frauen häufiger vorkommende Zustand spricht auf Silicea gut an. Bei ausgeprägter Bindegewebsschwäche genügt die potenzierte Form von Silicea oft nicht, zumindest anfangs sollte dann die unverdünnte Kieselsäure verabreicht werden, damit rasch eine gute Wirkung eintritt.

Zu den weiteren Indikationen gehören chronische Entzündungen und Eiterungen, bei denen Silicea abwechselnd mit dem weiter vorne schon vorgestellten Calcium sulfuricum D 6 angewendet wird. Nicht zuletzt trägt dieser Urstoff dazu bei, die Folgen von Unterernährung zu bessern, beispielsweise bei chronischen Erschöpfungs- und Schwächezuständen.

Umstrittene Ergänzungsstoffe

Bis heute beschränkt sich die Original-Schüßler-Therapie auf die weiter oben bereits beschriebenen Wirkstoffe. Anfangs verwendete Schüßler noch 12 anorganische Wirkstoffe, später verzichtete er sogar wieder auf Calcium sulfuricum D 6, weil dieser Arzneistoff ihm nach seiner Erfahrung entbehrlich schien.

Diese Einschränkung trug Schüßler und seinen Anhängern viel Kritik ein, weil dadurch das Spektrum der therapeutischen Möglichkeiten unnötig eingeengt wurde.

Einige seiner Nachfolger stellten weitere Untersuchungen an und führten aufgrund dessen noch 5 weitere Arzneistoffe ein. Die orthodoxe Biochemie lehnt diese Abweichung von der ursprünglichen Biochemie bis heute strikt ab. Es gibt aber auch genügend Therapeuten, die diese neuen Wirkstoffe mit gutem Erfolg als Bereicherung der Biochemie verabreichen.

Es führte zu weit, an dieser Stelle weiter auf den Richtungsstreit in der Schüßler-Therapie einzugehen. Tatsache ist, dass die Ergänzungsstoffe ebenfalls wirken können. Deshalb erscheint es nicht wirklich wichtig, ob sie unverzichtbar sind oder nur als Alternativen zu den klassischen Arzneistoffen genutzt werden können. Wer sich mit den 11 oder 12 Originalsalzen begnügen will, wird auch damit Heilwirkungen erzeugen.

Obwohl der medizinische Laie nicht zuverlässig beurteilen kann, ob die 5 Ergänzungsstoffe ihm tatsächlich nützen könnten, spricht nichts dagegen, sie zur Selbsthilfe zu verwenden. Schlimmstenfalls bleibt die Wirkung aus, unerwünschte Nebenwirkungen sind aber mit Sicherheit ausgeschlossen.

Weitere Kaliumverbindungen

Die ursprüngliche Biochemie verwendete 3 Kaliumverbindungen, nämlich Kalium chloratum, phosphoricum und sulfuricum (s. S. 32 f.) in der Potenz D 6. Später erprobten Schüßlers Nachfolger noch Kalium arsenicosum, bromatum und jodatum mit guten therapeutischen Ergebnissen. Auch wenn sie sich nicht mit der Originaltherapie vereinbaren lassen, verdienen sie einen Platz in der Biochemie.

Kalium arsenicosum D 6

entsteht, wenn dem Kalium das giftige Arsentrioxid zugefügt wird. In der potenzierten Zubereitungsform wirkt Arsen nicht mehr toxisch, sondern trägt mit zur Heilwirkung des Kaliums bei.

Diese chemische Verbindung könnte zahlreichen Menschen helfen, denn sie beeinflusst körperliche Funktionsstörungen, die durch seelisch-nervöse Faktoren entstehen. Diese psychosomatischen Erkrankungen treten in den westlichen Industrienationen immer häufiger auf. Ob Kalium arsenicosum allein zur Therapie genügt oder weitere Heilverfahren (wie Psychotherapie, Entspannungstherapie) erforderlich sind, lässt sich nur im Einzelfall beurteilen.

Einige praktische Erfahrungen empfehlen den Arzneistoff auch bei Herzschwäche und Hauterkrankungen, insbesondere bei Ekzemen und Schuppenflechte. Hier zeigt sich einmal mehr, dass die Ähnlichkeitsregel in der Homöopathie und Biochemie richtig ist. Bei chronischer Arsenvergiftung kommt es unter anderem zu Hautveränderungen, der potenzierte Giftstoff dagegen kann Hautleiden heilen.

Kalium bromatum D 6

besteht aus Kalium und dem chemischen Element Brom in Form von Salzen der Bromsäure. In nicht potenzierter Form wurde Brom lange Zeit als Beruhigungsmittel verabreicht, zum Beispiel als *Mixtura nervina* mit gezielter Wirkung auf das Nervensystem. Heute stehen wirksamere und verträglichere Psychopharmaka zur Verfügung, deshalb gilt Brom als überholt.

In der Biochemie und Homöopathie wird Brom in potenzierter Form nach wie vor verwendet, die Verdünnung schließt Nebenwirkungen weitgehend aus. Indikationen sind allgemeine nervöse Störungen, versuchsweise sogar schwere seelische Krankheiten (Psychosen), ferner Asthma und Bronchitis.

Längere Anwendung des unverdünnten Wirkstoffs kann unter anderem zur Bromakne mit entsprechenden Symptomen der Haut führen, die potenzierte Form bewährt sich bei vermehrter Talgabsonderung (Seborrhö) mit Hautentzündungen und -eiterungen.

Kalium jodatum D 6

enthält das lebenswichtige Spurenelement Jod und kann daher unverdünnt zur Kropfvorsorge verwendet werden. Auch bei Bronchialkatarrhen kommt es als auswurfförderndes Mittel in Frage, bei Arteriosklerose ist die von manchen Autoren genannte Wirkung unsicher.

Auch die biochemische Zubereitung dieses Arzneistoffs wird gegen Erkrankungen der Bronchien angewendet. Als weitere Heilanzeigen sind Blutdruckstörungen und tuberkulöse Hautinfektionen bekannt.

Unverdünnt verursacht der Wirkstoff nicht selten Jodismus mit Schnupfen, Bronchitis, Bindehautentzündung, Jodakne, Magen-Darm-Entzündungen und Kopfschmerzen als Warnzeichen einer Jodvergiftung.

Bei der potenzierten Zubereitung ist diese Gefahr gering, aber vor allem bei längerem Gebrauch doch nicht ganz auszuschließen. Schwere Überempfindlichkeitsreaktionen mit Fieber und Schock sind bei biochemischen Mitteln praktisch nicht zu befürchten.

Da Jod die Funktionen der Schilddrüse beeinflusst, darf Kaliumjodatum nie bei Schilddrüsenüberfunktion angewendet werden. Zwar liegt das Risiko unerwünschter Reaktionen der Schilddrüse bei der potenzierten Form niedrig, aber es kann nicht mit der notwendigen Sicherheit ausgeschlossen werden. Nur in Ausnahmefällen wird der Therapeut den biochemischen Arzneistoff trotz Schilddrüsenüberfunktion verordnen.

Lithiumverbindungen

Dieses weiche, silbrig weiße Leichtmetall wird schulmedizinisch vorwiegend bei erhöhten Harnsäurewerten (Gicht) verabreicht, da es die Ausscheidung von Harnsäure und Harnstoff fördert. Seltener verwendet man es bei Überfunktion der Schilddrüse, wenn es zur akuten Krise kommt, sowie bei bestimmten Formen des Diabetes insipidus mit gestörter Harnausscheidung (nicht zu verwechseln mit Diabetes mellitus, der Psychopharmakon Zuckerkrankheit). Schließlich kann Lithium als Psychopharmakon zur Langzeittherapie der schweren manisch-depressiven Psychose angezeigt sein, eine zwar wirksame, aber umstrittene Therapie.

Lithium chloratum D 6

gebraucht man in der Biochemie ebenfalls bei erhöhten Harnsäurewerten und Gicht. Aber auch andere rheumatische Krankheiten, die aus der Sicht der Naturmedizin gleichfalls mit Übersäuerung in Beziehung stehen (wie Gelenkrheuma), sprechen gut darauf an.

Ein Versuch lohnt sich ferner bei Nierensteinen. In erster Linie kann Lithium in potenzierter Form dieser Nierenerkrankung vorbeugen. Unter Umständen gelingt es aber auch, die Symptomatik bestehender Nierensteine zu lindern, die weitere Vergrößerung der Steine zu hemmen, zuweilen sogar vorhandene Steine zu verkleinern. Es gibt sogar Berichte, wonach Lithium chloratum Nierensteine auflöst und/oder dafür sorgt, dass sie auf natürlichem Weg mit dem Urin ausgeschieden werden. Diese Angaben sind skeptisch zu beurteilen, völlig ausschließen lässt sich eine so tiefgreifende Wirkung aber nicht.

Manganverbindungen

Dieser Wirkstoff kommt in der Erdkruste als zweithäufigstes Schwermetall vor. Er gehört zu den lebenswichtigen Spurenelementen und muss ständig mit der Nahrung zugeführt werden. Seine Wirkungen im lebenden Organismus sind allerdings erst teilweise bekannt.

Hauptsächlich wirkt Mangan bei zahlreichen Enzymprozessen mit, die zum Beispiel für Wachstum, Knochen, Fettstoffwechsel, Immun- und Sexualfunktionen zuständig sind. Eine weitere wichtige Aufgabe betrifft die Entgiftungsarbeit der Leber, die durch Mangan angeregt wird. Vor allem

Schadstoffe der Umwelt werden mit Hilfe von Mangan vermehrt in der Leber zu ausscheidungsfähigen Substanzen umgebaut. Nicht zuletzt beeinflusst das Spurenelement die Bildung des roten Blutfarbstoffs Hämoglobin.

Wenn Manganstaub in Bergwerken eingeatmet wird oder Arzneimittel mit diesem Spurenelement zu hoch dosiert verabreicht werden, kann es zur Vergiftung kommen. Symptomatisch sind Störungen der Gehirnfunktionen mit Schüttellähmung (ähnlich wie bei Parkinson-Krankheit), kloßiger Sprache, zwanghaftem Lachen und Weinen ohne äußeren Anlass. Das potenzierte Mangan, das in der Biochemie und Homöopathie verwendet wird, wirkt in der Regel nicht toxisch.

Manganum sulfuricum D 6

verabreicht die Biochemie zur Vorbeugung und Therapie von Erkältungen und grippalen Infekten. Der Arzneistoff regt das Immunsystem an und sorgt so dafür, dass der Organismus die Infektion aus eigener Kraft überwindet.

Auch bei der nicht infektiösen Heiserkeit der Redner kann Mangan gute Dienste leisten.

Die entgiftende Wirkung des Arzneistoffs empfiehlt ihn bei Gicht, probeweise auch bei Leber-Gallenblasen-Erkrankungen. Nach der homöopathischen Ähnlichkeitsregel kann Mangan mit zum Teil recht günstigen Aussichten auch bei der Parkinson-Krankheit verabreicht werden. Diese Erkrankung geht mit Schüttellähmung einher, die in ähnlicher Form bei Manganvergiftung auftritt.

Praktische Anwendung der Biochemie

Anders als die klassische Homöopathie mit ihren zahlreichen Arzneistoffen und Potenzen eignet sich die gut überschaubare Schüßler-Therapie auch zur Selbsthilfe. Die dazu verwendeten potenzierten Wirkstoffe sind in der Regel gut verträglich. Trotzdem müssen auch bei dieser Behandlungsweise Vorsichtsmaßnahmen beachtet werden, damit die Selbsthilfe nicht zum Gesundheitsrisiko wird.

Möglichkeiten und Grenzen der Therapie

Die Suche nach einem Allheilmittel, das jede Krankheit besiegt, ist wohl so alt wie die Medizin selbst. Auch Schüßler ging davon aus, dass die von ihm entwickelte Biochemie ein so breites Wirkungsspektrum aufweist, dass sie fast schon als Allheilmittel einzustufen ist.

Die moderne Medizin weiß, dass es keine Allheilmittel geben kann. Jede Erkrankung, jeder Patient benötigt eine individuelle Therapie. *Zwar:* gibt es Arzneimittel, die vielseitig eingesetzt werden können, aber auch die sind noch weit von einem Allheilmittel entfernt. Das gilt auch für Schüßlers »abgekürzte Homöopathie«.

Wie die klassische Homöopathie kann auch die Schüßler-Therapie als Regulationstherapie verstanden werden. Das bedeutet, die dabei verwendeten Arzneistoffe richten sich nicht unmittelbar gegen Krankheiten und ihre Ursachen, sondern sprechen die körpereigenen Abwehr- und Selbstheilungsregulationen an. Die Biochemie beinhaltet also die Möglichkeit, Erkrankungen vollständig zu heilen, nicht nur Symptome zu unterdrücken, weil die körpereigenen Regulationen die Krankheitsursachen direkt angehen.

Theoretisch lassen sich auf diese Weise nahezu alle Krankheiten erfolgreich behandeln. In der Praxis stößt die Regulationstherapie allerdings nicht selten an ihre Grenzen. Wenn zum Beispiel chronische Abwehrschwäche besteht, wäre das Risiko zu groß, sich bei der Therapie nur auf die körpereigenen Heilungsmechanismen zu verlassen. Besonders bei ernsteren oder chronischen Erkrankungen wird es dann notwendig sein, auch schulmedizinische Arzneimittel zu verabreichen. Die Biochemie kann aber unterstützend angewendet werden, um die noch verbliebenen Abwehr- und Selbstheilungskräfte zu nutzen und so gut wie möglich wieder zu stärken.

Eine Regulationstherapie wie Biochemie und Homöopathie setzt voraus, dass die körpereigenen Heilungskräfte auf die Arzneistoffe reagieren. Schon bei der oben genannten chronischen Abwehrschwäche gelingt das nur noch unvollständig. Es gibt aber auch Patienten, deren körpereigene Regulationen derart daniederliegen, dass sie auf die Arzneireize überhaupt nicht mehr reagieren können. In solchen Fällen muss schulmedizinisch behandelt werden,

Ein Hinweis auf eine Reaktionsschwäche der Abwehr- und Selbstheilungsregulationen kann es sein, wenn die eingeleitete Regulationstherapie praktisch wirkungslos bleibt, das Krankheitsbild sich unter Umständen sogar noch verschlimmert.

eine biochemische Begleittherapie kann die Behandlung nicht ergänzen.

Erst nach Besserung des Krankheitsbilds kann versucht werden, die Abwehr- und Selbstheilungsregulationen wieder zu aktivieren, damit sie zukünftig wieder aus eigener Kraft mit Krankheitsursachen fertig werden können. Bei der bereits bestehenden akuten Erkrankung wird das allerdings kaum noch helfen, denn es dauert einige Zeit, bis die körpereigenen Regulationen wieder funktionieren. Das gelingt nicht immer, insbesondere bei mangelernährten, chronisch kranken und hochbetagten Menschen (um nur einige Beispiele zu nennen) lassen sich die körpereigenen Schutzmechanismen nicht mehr aktivieren. Dann können selbst banale Krankheiten lebensbedrohlich verlaufen.

Diese Einschränkungen bei der Wirksamkeit setzen der Biochemie Grenzen, die nicht überwunden werden können. Es ist ungemein wichtig, solche Beschränkungen bereits im Frühstadium einer Krankheit zu erkennen, damit die notwendige Therapie eingeleitet werden kann, ehe es zum akut lebensbedrohlichen Krankheitsverlauf kommt. Der Patient wird das häufig nicht zuverlässig genug beurteilen können, im Zweifel sollte möglichst bald ein mit Regulationstherapien vertrauter Naturmediziner zugezogen werden. Nur dieser kann den Fortgang der Therapie individuell richtig bestimmen.

Dosierung und Einnahme der Wirkstoffe

Die Wirksamkeit der Biochemie hängt maßgeblich mit von der richtigen Dosierung und Einnahme ab. Anders als die klassische Homöopathie, die mehrere Zubereitungsformen verwendet, gibt es in der Schüßler-Therapie nur Verreibungen und die daraus hergestellten Tabletten. Für andere Zubereitungen eignen sich die anorganischen Salze nicht, denn in der biochemischen Standardpotenz D 6 oder D 12 sind sie häufig nicht ausreichend löslich.

Alle Schüßler-Salze sind rezeptfrei in Apotheken erhältlich. Das dortige Fachpersonal kann auch bei Fragen zur individuellen Therapie beraten.

Zur Dosierung der pulverartigen Verreibung kennt die Biochemie das Quantum. In der Regel wird bei jeder Einnahme einer Verreibung ein etwa erbsengroßes Quantum verabreicht. Eine genau definierte Dosierung ist so naturgemäß nicht möglich. Aber es genügt auch, annähernd diese Dosis zu verabreichen.

Bei Überdosierung sind keine Nebenwirkungen zu befürchten. In diesem Buch wird zur Vereinfachung für Tabletten und Verreibungen die Bezeichnung 1 Dosis verwendet.

Zur genauen Dosierung unterscheidet man grob akute

und subakute Erkrankungen von den chronischen Krankheiten. Folgende grundsätzliche Empfehlungen zur Dosierung sollten beachtet werden:

- Akute und subakute (nicht mehr ganz akute) Krankheiten erfordern im Allgemeinen alle 1–2 Stunden 1 Tablette oder 1 erbsengroßes Quantum der biochemischen Arzneistoffe. Nach Besserung des Krankheitsbilds kann auf 3- bis 4-mal täglich verringert werden.
- Chronische Krankheiten behandelt man von Anfang an mit 3- bis 4-mal täglich 1 Tablette oder 1 erbsengroßen Quantum des biochemischen Wirkstoffs. Auch seltenere Einnahme kommt bei chronischen Krankheiten in Frage, manchmal erzielt man damit sogar besonders gute therapeutische Ergebnisse.

Die Einnahme biochemischer Arzneistoffe darf nie kurz vor oder nach einer Mahlzeit oder Getränkeaufnahme erfolgen, sonst verschlechtert sich die Wirkung oft erheblich oder bleibt sogar ganz aus. Als optimal gilt, die einzelnen Dosen etwa ½–1 Stunde vor den Mahlzeiten zu verabreichen. Wenn in akuten Fällen eine häufigere Einnahme erforderlich ist, gibt man die einzelnen Dosen auch noch zwischen den Mahlzeiten, wobei wiederum der zeitliche Abstand von ½–1 Stunde eingehalten werden muss.

Ein einziger biochemischer Wirkstoff genügt nicht immer zur Therapie. Wenn mehrere notwendig sind, dürfen sie nie gemeinsam oder zu kurz hintereinander verabreicht werden, das könnte die Wirkung ebenfalls deutlich beeinträchtigen. Zwischen der Einnahme der einzelnen

Arzneistoffe soll gleichfalls ein zeitlicher Abstand von ½–1 Stunde liegen.

Bei den meisten Krankheiten werden in diesem Buch mehrere Schüßler-Salze genannt. Wenn nicht anders angegeben, verwendet man nur eines davon zur Therapie. Bei der Auswahl hilft die Beschreibung der Original-Schüßler-Salze (ab S. 28).

Es kann aber notwendig sein, mehrere Wirkstoffe auszuprobieren, bis der individuell am besten zur Selbsthilfe geeignete gefunden wird.

Viele Medikamente werden mit Flüssigkeit eingenommen. Das wäre bei den biochemischen und homöopathischen Wirkstoffen völlig verkehrt und könnte bis zur Wirkungslosigkeit führen. Vielmehr sollen Tabletten und Verreibungen auf oder unter der Zunge zergehen, das gewährleistet eine optimale Wirkung. Überdies erreicht man damit, dass ein Teil der Arzneistoffe rasch bereits über die Mundschleimhaut aufgenommen wird.

Wann ist Selbsthilfe erlaubt?

Aus gutem Grund stehen viele schulmedizinische Arzneimittel unter Rezeptpflicht. Sie können zu erheblichen Nebenwirkungen führen, deshalb müssen Nutzen und Risiken sorgfältig gegeneinander abgewogen werden. Das ist nur dem Mediziner zuverlässig genug möglich.

Biochemische Arzneistoffe erzeugen keine unerwünschten Nebenwirkungen und stehen deshalb auch nicht unter Rezeptpflicht. Trotzdem eignen sie sich nicht uneingeschränkt zur Selbsthilfe. Die selbständige Behandlung von Krankheiten beinhaltet nämlich immer ein gewisses Risiko, gleichgültig ob schulmedizinisch oder biochemisch behandelt wird. Das ergibt sich vornehmlich daraus, dass der Patient selbst keine sichere Diagnose stellen kann, sondern immer nur »auf Verdacht« behandeln kann. Sogar ein scheinbar banaler Schnupfen kann zur ernsteren Krankheit werden, wenn man ihn falsch behandelt und dadurch unnötig lang verschleppt.

Allerdings belegen praktische Erfahrungen, dass die Mehrzahl der Patienten ein recht gutes Gespür dafür besitzt, wann Selbsthilfe möglich ist und wann der Therapeut zugezogen werden muss. Nur bei etwa 5 bis 10 % aller Fälle kommt es durch unsachgemäße Selbsthilfe zur Gefährdung. Aber auch diese Quote liegt noch zu hoch. Einige Vorsichtsmaßnahmen können die Risiken falscher Selbstbehandlung weiter verringern.

Dazu gehört die Beachtung der folgenden Merkmale des Krankheitsverlaufs:

- unklare Beschwerden, deren Ursachen nicht genau diagnostiziert werden können,
- von Beginn der Krankheit an stärker beeinträchtigtes Befinden,
- allmähliche Verschlimmerung der Symptomatik trotz der Selbsthilfe,
- häufig wiederkehrende oder chronische Symptome.

Diese kurze Auflistung bedeutet aber nicht pauschal, dass eine schwere Krankheit besteht. Im Einzelfall kann das aber zutreffen. Klarheit verschafft immer nur die baldige fachliche Untersuchung, nach deren Befund sich die Behandlung richten muss.

Die seit 1. Januar 2004 geltenden neuen Bestimmungen in den deutschen Krankenversicherungen haben vermutlich zur Folge, dass Selbsthilfe noch häufiger versucht wird. Unser Gesundheitssystem wäre längst nicht mehr finanzierbar und zusammengebrochen, wenn die Selbsthilfe nicht zu erheblichen Einsparungen führte. Die höhere Kostenbelastung nach der neuen Gesetzeslage darf aber keinesfalls dazu verleiten, auch ernstere oder unklare Erkrankungen selbst zu behandeln. Schlimmstenfalls kann dadurch eine Krankheit so lange verschleppt werden, bis überhaupt keine wirksame Hilfe mehr möglich ist.

Die wichtigsten Heilanzeigen

Im Rahmen eines Buchs ist es unmöglich, alle Heilanzeigen der vielseitigen Schüßler-Therapie vorzustellen. Die hier getroffene Auswahl orientiert sich vor allem an der Häufigkeit einer Erkrankung und der Möglichkeit zur Selbsthilfe. Bei manchen Krankheiten kommt die Behandlung nach Schüßler nur ergänzend in Frage, um die fachlich verordneten anderen Heilmittel zu unterstützen.

Die klassische Biochemie, wie sie von Schüßler eingeführt wurde, hat sich im Lauf der Zeit durch neue Erkenntnisse und praktische Erfahrungen teilweise verändert. Dem wird im Rahmen dieses Buchs Rechnung getragen.

Herz-Gefäß-Erkrankungen

Die Krankheiten des Herz-Kreislauf-Systems stehen trotz aller Vorsorge- und Aufklärungsprogramme nach wie vor an erster Stelle der Todesursachen in allen westlichen Industrienationen. Nach neuesten Erkenntnissen spielt bei vielen dieser Erkrankungen die ungünstige Anlage eine weit wichtigere Rolle, als bisher angenommen wurde.

Eine Veranlagung kann zwar nicht verändert werden,

aber sie allein führt auch nicht zwangsläufig zur akuten Krankheit. Die Anlagen können ein Leben lang »stumm« bleiben, wenn die Risikofaktoren für Herz-Gefäß-Erkrankungen ausgeschaltet werden: Fehlernährung mit zu viel Fleisch und tierischen Fetten, Übergewicht, Nikotin-, Alkoholmissbrauch, Mangel an Bewegung und hoher Dauerstress. Es führt also kein Weg daran vorbei, die Fehler der Ernährungs- und Lebensweise konsequent abzustellen, die bequeme Einnahme von Arzneimitteln genügt nie zur Prophylaxe.

Angina pectoris

Das anfallsweise auftretende Enge- und Schmerzgefühl in der Herzgegend erklärt sich meistens aus einer Durchblutungsstörung des Herzmuskels. Dazu kommt es vor allem bei Arteriosklerose der Herzkranzgefäße, unter Umständen aber auch durch Gefäßverkrampfungen bei seelisch-nervöser Fehlsteuerung der Gefäße.

Die Ursachen müssen durch fachliche Untersuchung abgeklärt werden. Wenn Angina-pectoris-Anfälle immer häufiger und schwerer auftreten, besteht akute Infarktgefahr. Dann muss sofort der Arzt/Notarzt gerufen werden, die rasche Behandlung kann über Leben und Tod entscheiden. Bei rechtzeitiger Therapie lässt sich der Infarkt oft noch verhüten.

Zur Vorsorge und Basistherapie müssen alle Risikofaktoren ausgeschlossen werden. Dazu ist die Veränderung falscher Ernährungs- und Lebensgewohnheiten, Verzicht auf Nikotin, ausreichend Bewegung und Abbau von zu hohem

Dauerstress erforderlich. Nur unter diesen Voraussetzungen kann sich das Infarktrisiko nachhaltig verringern.

Die medikamentöse Behandlung muss fachlich verordnet werden, Biochemie kann nur unterstützend wirken. Beim akuten Anfall werden die fachlich verordneten Medikamente verabreicht, bei schwerem Verlauf ist der Notarzt zu rufen.

Die Biochemie empfiehlt bei Angina pectoris *Calcium phosphoricum, Kalium phosphoricum* oder *Magnesium phosphoricum,* alle in der Potenz D 6.

Magnesium phosphoricum eignet sich hauptsächlich bei seelisch-nervösen Einflüssen, die anderen beiden Arzneistoffe bevorzugt man bei organischen Ursachen der Angina pectoris. Die sichere Unterscheidung zwischen seelisch-nervös und organisch verursachter Angina pectoris ist erst nach fachlicher Untersuchung möglich, davon hängt dann die Therapie ab.

Beim akuten Anfall gibt man zunächst in kurzen Abständen (alle 15–20 Minuten) 2- bis 4-mal hintereinander 1 Dosis, nach Besserung alle 1–2 Stunden 1 Dosis. Zur Langzeittherapie genügt täglich 3-mal 1 Dosis.

Es ist möglich, bei Angina pectoris zwei der oben genannten Schüßler-Salze anzuwenden, beispielsweise Calcium phosphoricum oder Kalium phosphoricum mit Magnesium phosphoricum, damit seelisch-nervöse und organische Ursachen gleichzeitig beeinflusst werden.

Ergänzend empfiehlt die Naturheilkunde bei Angina pectoris noch homöopathische Einzelmittel nach Verordnung, beim akuten Anfall warme Auflagen auf die Herzgegend.

Arteriosklerose

Diese häufigste Gefäßkrankheit in allen westlichen Industrienationen galt lange als Alterserkrankung, an der ab dem 60. Lebensjahr fast jeder leidet, ohne dass es zu nennenswerten Beschwerden kommen muss. Inzwischen tritt Arterienverkalkung schon wesentlich früher auf, sogar Kinder und Jugendliche können bereits daran erkranken.

Diese Zunahme der Krankheitsfälle steht in enger Beziehung mit der üblichen falschen Ernährungs- und Lebensweise. Als wichtigste Risikofaktoren gelten Fehlernährung, Übergewicht, Bewegungsmangel, Nikotin, zu viel Alkohol (in kleinen Mengen schützt Alkohol die Gefäße), zu hohe Blutfett-/Cholesterinwerte, schlecht eingestellter Blutzucker, unzulänglich behandelter Bluthochdruck und zu hoher Dauerstress. Die Ursachen entsprechen also weitgehend denen bei Angina pectoris, der ja meist Arteriosklerose zugrunde liegt. Immer müssen mehrere Faktoren zusammenwirken, ehe die Arterienverkalkung beginnt.

Zuerst verändern sich die Gefäßinnenwände, dann lagern sich Kalzium und Cholesterin ab. Im weiteren Verlauf verengen und verhärten sich die Gefäße und können nicht mehr genügend Blut und Sauerstoff zu den Geweben und Organen bringen. In diesem fortgeschrittenen Stadium können die Arterienveränderungen nicht mehr zurückgebildet werden.

Die Symptome richten sich danach, welche Gefäßregionen besonders betroffen sind. Häufig kommt es zu chronisch kalten, bläulichen oder weißlichen Händen und/oder Füßen, Wadenschmerzen beim Gehen und Angina pectoris. Bei Arteriosklerose im Gehirn treten Gedächtnis- und Konzentrationsschwäche, Unruhe, Stimmungsschwankungen, Gereiztheit, Misstrauen, Schlafstörungen und rasche Ermüdung auf, in schweren Fällen Veränderungen der gesamten Persönlichkeit.

Vorsorge und Basistherapie entsprechen jenen bei Angina pectoris. Der Krankheitsverlauf muss immer fachlich überwacht werden, um Herzinfarkt und Schlaganfall als Komplikationen zu verhüten. Die notwendigen Arzneimittel müssen verordnet werden.

Biochemisch behandelt man Arteriosklerose mit den bei Angina pectoris angegebenen Schüßler-Salzen. Bei einem Teil der Patienten eignet sich auch *Calcium fluoratum D 12*, das muss bei Bedarf ausprobiert werden, wenn die anderen Schüßler-Salze nicht ausreichend wirken.

Der chronische Verlauf der Arteriosklerose erfordert auch eine chronische Therapie, oft lebenslang. Die Tagesmenge bei dieser Langzeitbehandlung beträgt 3-mal 1 Dosis der geeigneten Schüßler-Salze.

Unterstützen kann man die Biochemie noch durch bewährte Heilpflanzen, vor allem Knoblauch, Mistel und Weißdorn, die oft als Kombination erhältlich sind. Ferner empfehlen sich Arm-, Fußbäder, Knie- und Schenkelgüsse zur besseren Durchblutung. Da solche Wasseranwendungen das Herz-Kreislauf-System belasten, sollen sie nie ohne Rat des Therapeuten verabreicht werden.

Bluthochdruck

Von Hypertonie spricht man heute, wenn der Blutdruck dauerhaft über 140/90 mmHg liegt. Im Grenzbereich zwischen 140/90–160/95 soll schonend behandelt werden, obwohl noch kein hohes Gesundheitsrisiko besteht. Blutdruckwerte darüber erfordern fachliche Therapie und Verlaufskontrolle, damit Komplikationen wie Infarkt und Schlaganfall möglichst verhindert werden können.

Zu hoher Blutdruck verläuft schleichend und wird deshalb oft lange Zeit nicht erkannt. In dieser Phase kann es bereits zu Herz-, Gefäß- und Nierenschäden kommen. Daher ist es notwendig, den Blutdruck in regelmäßigen Abständen zu kontrollieren und bei Abweichungen von der Norm alsbald den Therapeuten aufzusuchen.

Mögliche unklare Warnzeichen der Hypertonie sind Kopfschmerzen, Schwindel, Kurzatmigkeit, später Gedächtnisschwäche, rasche Ermüdung und Ohrgeräusche. Diese Symptomatik kann aber auch durch andere Erkrankungen entstehen, Klarheit schafft immer erst die fachliche Untersuchung.

Die Ursachen der Hypertonie lassen sich oft nicht eindeutig feststellen. Ungünstige Veranlagung, Nikotin- und Alkoholmissbrauch, Übergewicht, Bewegungsmangel und zu hoher Dauerstress können eine ursächliche Rolle spielen.

Auch Arteriosklerose geht meist mit Bluthochdruck einher, aber ob er durch die Arterienverengung entsteht oder erst zur Gefäßschädigung führt, lässt sich kaum zuverlässig klären.

Als weitere Ursachen kommen zum Beispiel noch Allergien, hormonelle Faktoren, chronische Krankheitsherde (vor allem an Zähnen, Mandeln), Nierenentzündungen und Vergiftungen in Betracht.

Nach Möglichkeit sollen die ursächlichen Faktoren ausgeschlossen werden, um der Hypertonie und ihren Folgekrankheiten vorzubeugen. Allerdings ist das meist nicht vollständig möglich. Nikotinverzicht, weniger Alkohol, Gewichtsabnahme, mehr Bewegung, Entspannungstraining und gesündere Kost lassen sich aber immer durchführen.

Ein erheblicher Bluthochdruck muss zunächst meist schulmedizinisch behandelt werden, um die Risiken für das Herz-Gefäß-System rasch zu senken. Da oft eine lebenslange Therapie erforderlich ist, sollte nach Besserung aber versucht werden, teilweise oder vollständig auf Naturheilverfahren umzustellen, die auch bei langer Anwendung gut verträglich bleiben. Diese Änderung der Behandlung darf nur unter fachlicher Verlaufskontrolle erfolgen, damit ein möglicher starker Anstieg des Blutdrucks sofort beeinflusst werden kann.

Die Schüßler-Therapie gibt bei Hypertonie *Kalium jodatum D 6,* bei seelisch-nervösen Ursachen auch *Magnesium phosphoricum D 6.*

Die Tagesdosis beträgt 3- bis 4-mal 1 Dosis.

Ergänzend eignen sich oft noch die bei Arteriosklerose genannten pflanzlichen Heilmittel, vor allem Mistelzubereitungen. Nach Zustimmung des Therapeuten können zusätzlich Arm-, Fuß-, Sitzbäder, Lendenwickel, Arm- und Kniegüsse angewendet werden.

Herzjagen – Extrasystolen

Herzjagen bedeutet die anfallsweise oder dauernde Beschleunigung der Herzfrequenz auf 150–250 Schläge pro Minute. Davon unterscheidet man Extrasystolen mit Herzschlägen außer der Reihe, die oft nur zufällig diagnostiziert werden. Wenn diese Probleme überwiegend aus seelisch-nervöser Ursache entstehen, bezeichnet man sie mit dem Oberbegriff *Herzneurose.* Aber auch organische Herzkrankheiten können zum beschleunigten und unregelmäßigen Herzschlag führen. Nur durch fachliche Untersuchung kann diagnostiziert werden, ob es sich um seelisch-nervöse Faktoren oder Herzleiden handelt. Danach richtet sich auch die Therapie.

Zur biochemischen Behandlung gibt man bevorzugt *Kalium phosphoricum D 6.* Wenn seelisch-nervöse Ursachen darauf nicht genügend ansprechen, kann *Kalium bromatum D 6* oder *Natrium phosphoricum D 6* verabreicht werden.

Bei längerer Therapiedauer beträgt die Tagesdosis 3- bis 4-mal 1 Dosis. Bei anfallsweise auftretenden Symptomen gibt man einen der oben genannten Wirkstoffe zunächst in Abständen von 1–2 Stunden, bei Bedarf einleitend auch häufiger (etwa alle 15–20 Minuten), nach Besserung geht man zur obigen Dosierung für längere Therapien über.

Die Schüßler-Therapie kann noch durch pflanzliche Arzneimittel und Wasseranwendungen unterstützt werden. Klassische Beruhigungsmittel enthalten Baldrian und/oder Hopfen, zum Teil auch noch Johanniskraut oder Melisse. Sie werden nach Verordnung verabreicht, unter Umständen auch über längere Zeit, zur Prophylaxe.

Kühle Herzauflagen, kalte Pulswickel oder eine Kältekompresse um den Hals bewähren sich meist gut zur Soforthilfe. Unter Umständen hilft es schlagartig, wenn man bei beginnendem Herzjagen sofort zum Erbrechen reizt.

Herzschwäche

Häufig erklärt sich die Schwäche des Herzmuskels aus normaler Alterung und hat dann keinen Krankheitswert. Außerdem können die meisten organischen Erkrankungen des Herzens (wie Infarkt, Entzündung) zur mehr oder minder schweren Herzinsuffizienz führen.

Die Krankheit verläuft schleichend, Schmerzen verursacht sie im Allgemeinen nicht. Deshalb wird sie häufig erst im fortgeschrittenen Stadium diagnostiziert und behandelt.

Als unklare Warnzeichen gelten nachlassende Leistungsfähigkeit, Schlafstörungen, Magen-Darm-Beschwerden, Ohrgeräusche, Kopfschmerzen, Knöchelschwellungen vor allem abends und vermehrte Harnausscheidung in der Nacht. Zudem kehrt der beschleunigte Puls nach Anstrengungen zu langsam zur Norm zurück.

Bei fortgeschrittener Herzschwäche fallen die bläulichen Lippen und die asthmaartige Atemnot auf, die sich aus Blutstau im Lungenkreislauf erklärt. Auch in anderen inneren Organen kommt es zum Blutstau mit Funktionsstörungen.

Die zuverlässige Diagnose ist nur durch fachliche Untersuchung möglich, die bei den oben genannten Symptomen bald veranlasst werden muss.

Die fortgeschrittene Herzschwäche erfordert einleitend immer stärker wirksame Arzneimittel, angefangen bei der giftigen Heilpflanze Fingerhut bis zu den verschiedenen synthetischen Medikamenten. Diese Therapie kann lebenslang notwendig sein. Naturheilverfahren sind oft nicht wirksam genug und kommen deshalb allenfalls zur unterstützenden Behandlung in Betracht.

Bei leichter Altersherzschwäche kann die Biochemie ausreichen, und zwar *Kalium sulfuricum D 6* in einer Tagesdosis von 3-mal 1 Dosis.

Ergänzt wird das bei Bedarf noch durch Weißdorn, ein mildes, gut verträgliches pflanzliches Medikament, das in fertiger Zubereitung nach Gebrauchsanweisung verabreicht wird.

Mit Zustimmung des Therapeuten sind Armbäder, Arm- und Schultergüsse oder Wassertreten zum milden Training des Herzmuskels erlaubt.

Zur Basistherapie wird eine salz-, flüssigkeits- und kalorienknappe Kost verzehrt, bei Übergewicht wird zuerst eine Reduktionsdiät notwendig. Entlastet wird das Herz überdies durch regelmäßige Apfel-Reis- oder Saftfastentage.

Krampfadern

Als Grundursache dieser verbreiteten Venenkrankheit liegt oftmals eine anlagebedingte Bindegewebsschwäche vor, die aber noch nicht zu Krampfadern führen muss. Erst durch weitere Faktoren geht die Venenschwäche schließlich in Krampfadern über, insbesondere durch langes Stehen und Sitzen (oft berufsbedingt), Bewegungsmangel, Übergewicht und häufige Stuhlverstopfung, nicht selten auch durch Blutstau im Becken während der Schwangerschaft.

Symptomatisch sind zunächst schwere Beine mit Schwellung der Knöchel vor allem abends. Im weiteren Verlauf erweitern sich die Venen und treten deutlicher hervor. Die Mangeldurchblutung führt zur typischen blauvioletten Verfärbung der Krampfadern und zum Hautschwund mit Juckreiz. Im fortgeschrittenen Stadium kann sich ein hartnäckiges Geschwür (offenes Bein) entwickeln. Als Komplikationen drohen schon früh Venenentzündungen, Thrombosen und Embolien.

Zur Vorsorge und Basistherapie eignet sich *Silicea D 12* sehr gut, weil damit die Bindegewebsschwäche gebessert wird.

Darüber hinaus muss der Stuhlgang reguliert, Übergewicht reduziert und für genügend Bewegung gesorgt werden, um die wichtigsten Grundursachen der Krampfadern zu beseitigen. Regelmäßige Beingymnastik und Hochlagerung der Beine mehrmals am Tag sorgen dafür, dass sich das in den Beinvenen gestaute Blut immer wieder entleert.

Die Schüßler-Biochemie gibt außer Silicea meist noch *Calcium fluoratum D 12*. Eine Kombination dieser beiden Wirkstoffe kann Ursachen und Symptome der Krampfadern gleichermaßen beeinflussen.

Ferner empfehlen sich ergänzend Salben mit Rosskastanie und/oder Heparin, Blutegel, kalte Wickel und Lehmwickel auf die Unterschenkel.

Notfalls müssen Krampfadern chirurgisch behandelt werden, um ernste Komplikationen zu verhüten. Wenn eine Krampfader blutet, legt man einen Druckverband an (das kennen alle Autofahrer noch aus der Erste-Hilfe-Schulung), der die Blutung meist rasch stillt. Die verschiedenen Komplikationen müssen stets unter fachlicher Verlaufskontrolle therapiert werden.

Kreislaufstörungen

Unter diesem Oberbegriff fasst man verschiedene Störungen der Herz-Kreislauf-Funktionen zusammen. Teils treten sie anfallsweise auf, teils bestehen sie chronisch. Organische Ursachen lassen sich oft nicht feststellen, dann muss in der Regel von psychosomatischen Faktoren ausgegangen werden.

Als körperliche Ursachen kommen angeborene Störungen des Kreislaufs, Schwächezustände, Unterernährung, schwere fieberhafte Erkrankungen, Vergiftungen mit Schädigung des Kreislaufzentrums im Gehirn, chronische Infektionsherde (vor allem an Zähnen und Mandeln), Blutdruckstörungen, Gefäßerkrankungen und hormonelle Einflüsse vor allem während der Pubertät, Schwangerschaft und Wechseljahre in Betracht.

Die Symptomatik fällt individuell sehr Unterschiedlich aus. Zu den häufigsten Beschwerden gehören Schwindel, Druck- und Beklemmungsgefühl in der Herzgegend, Herzjagen, Kribbeln und ähnliche Missempfindungen in den Gliedmaßen, Übelkeit, Atembeschwerden und Kollapsneigung. Da diese Anzeichen mehrdeutig sind, kann nur die fachliche Untersuchung feststellen, ob Kreislaufstörungen dahinter stehen.

Die Therapie richtet sich grundsätzlich nach den Ursachen und muss individuell verordnet werden. Wenn keine körperlichen Ursachen nachweisbar sind (s. a. psychosomatische Krankheiten) empfiehlt die Biochemie als Hauptmittel *Ferrum phosphoricum D 12*. Unterstützend können dazu noch die Schüßler-Salze verabreicht werden, die bei Arteriosklerose und Bluthochdruck genannt wurden, und zwar *Calcium phosphoricum, Kalium jodatum, Kalium phosphoricum* oder *Magnesium phosphoricum*, alle in D 6, davon 3- bis 4-mal täglich 1 Dosis.

Bei Bedarf ergänzt man die Biochemie durch kreislaufstabilisierende Heilpflanzen, beispielsweise Mistel und Weißdorn. Außerdem sind Wasseranwendungen meist nützlich, wie Wassertreten, Arm-, Fußbäder und Wechselduschen. Da die Wassertherapie aber nicht immer gut vertragen wird, muss vorher der Therapeut befragt werden. Nicht zuletzt trägt auch regelmäßige Bewegung dazu bei, die Kreislauffunktionen zu verbessern.

Erkrankungen der Atemwege

An Infektionen der oberen Atemwege leidet wohl jeder ab und zu, oft sogar ein- bis mehrmals jährlich. Meist heilen sie bald ohne Komplikationen aus. Allerdings beobachtet man seit einiger Zeit, dass die akute Bronchitis immer häufiger ins chronische Stadium übergeht. Das allergische Asthma verläuft ohnehin von vornherein chronisch. Alle ernsteren und chronischen Erkrankungen der Atmungsorgane dürfen nicht selbständig behandelt werden, notwendige Heilverfahren werden fachlich verordnet.

Die Biochemie kann die anderen Heilmittel oft wirksam unterstützen. Selbsthilfe mit den Schüßler-Salzen ist bei den meist banalen Erkältungen mit Schnupfen, Husten und Heiserkeit möglich. Dabei kann es aber auch zu Komplikationen kommen, die fachliche Behandlung erfordern. Wenn die geeigneten biochemischen Wirkstoffe bei den ersten Anzeichen einer Erkältung verabreicht werden, gelingt es oft noch, sie rasch auszuheilen, zum Teil sogar ohne nennenswerte Beschwerden.

Asthma

Das Bronchialasthma gehört inzwischen zu den häufigsten allergischen Krankheiten. Es entsteht, weil das Immunsystem auf harmlose Stoffe (wie Blütenpollen, Staub), gegen die überhaupt keine Abwehr notwendig ist, überschießend reagiert. Daneben spielen oft noch seelisch-nervöse Einflüsse und Erbanlagen eine Rolle. Viele Asthmatiker litten vorher schon an Heuschnupfen, Ekzemen und Neurodermitis.

Die allergische Reaktion führt dazu, dass sich die Bronchien beim Kontakt mit einem allergieauslösenden Stoff verkrampfen und verengen. Dabei wird vor allem die Ausatmung stark behindert, Luft staut sich in den Lungen an und kann kaum noch abgeatmet werden.

Symptomatisch sind starke Atemnot, krampfhaftziehende Einatmung, oft pfeifende Ausatmung, bläuliche Lippen, kalte Hände und Füße als Folge des Sauerstoffmangels, gegen Ende des akuten Anfalls heftiger Husten mit zäh-glasigem Auswurf.

Dauert ein Asthmaanfall länger, nimmt die Atemnot drastisch zu, die Zellen und Gewebe erhalten kaum noch Sauerstoff. Dieser Zustand kann lebensgefährlich werden, wenn er längere Zeit dauert. Zwischen den Anfällen kann völlige Beschwerdefreiheit bestehen, häufig bleibt aber eine chronische Bronchitis zurück. Nach längerem Krankheitsverlauf drohen Lungenblähung (-emphysem) und Herzschäden.

Wenn die allergieauslösenden Stoffe nachweisbar sind, können sie zum Teil in hoher Verdünnung zur Hyposensibilisierung verabreicht werden. Allmählich wird die Konzentration der Allergene bei den Injektionen höher, bis sich der Organismus so gut an sie gewöhnt hat, dass keine Reaktionen mehr provoziert werden. Das ist allerdings nicht immer möglich oder führt oft nicht zum vollen Erfolg, wenn die Methode nicht gar vollkommen versagt. Dann ist eine andere Therapie erforderlich.

Die Biochemie gibt bei Bronchialasthma bevorzugt *Kalium bromatum D 6* und *Natrium sulfuricum D 6*. Damit können die Symptome gelindert und die Fehlreaktionen des Immunsystems gebessert werden.

Zusätzlich empfiehlt sich eine rohkostreiche, fett-, fleisch- und salzarme Kost, die eine umstimmende Wirkung auf das Immunsystem ausübt.

Diese Langzeittherapie hat zum Ziel, das Immunsystem dauerhaft zu normalisieren und überschießende Reaktionen zu vermeiden.

Zur Soforthilfe beim akuten Asthmaanfall verordnet der Therapeut die notwendigen Medikamente. Dadurch wird der Anfall rasch gelindert und das Risiko gesenkt, dass er in den lebensbedrohlichen Status asthmaticus übergeht, ein Zustand, in dem fast nicht mehr eingeatmet werden kann.

Überdies sollten die Asthmatiker Atem- und Entspannungsübungen erlernen und regelmäßig trainieren, damit sie sich beim akuten Anfall rasch selbst helfen können.

Ausreichend Bewegung trägt ebenfalls zur Besserung bei, aber es muss berücksichtigt werden, dass körperliche Anstrengungen einen Anfall erst auslösen können. Deshalb muss ein individuell passendes Trainingsprogramm zusammengestellt werden.

Die Pflanzenheilkunde ergänzt die anderen Heilverfahren vor allem mit Eibisch, Lungenkraut, Spitzwegerich und Thymian, die auch dazu beitragen, die Anfallshäufigkeit zu verringern.

Bei ausgeprägter Bronchitis nach dem Anfall kann Huflattich oder Isländisches Moos angezeigt sein. Die pflanzlichen Heilmittel werden in fertiger Zubereitung aus der Apotheke verabreicht, damit sie einen stets gleichbleibenden Wirkstoffgehalt gewährleisten.

Bronchitis

Eine leichtere Entzündung der Bronchien wird auch als *Bronchialkatarrh* bezeichnet, Bronchitis deutet immer auf eine ernstere Verlaufsform hin.

Die häufigsten Ursachen sind Infektionen mit Bakterien und Viren (Erkältung, Grippe), zu denken ist aber auch an Reizung der Bronchien durch trockene Luft, Rauch, Staub und chemische Reizstoffe. Wenn die akute Entzündung nicht richtig behandelt wird oder die ursächlichen Reizstoffe dauernd einwirken, kann sie chronisch werden.

Husten mit weißlich-zähem Auswurf, der vor allem morgens nur schwer abgehustet werden kann, Schmerzen hinter dem Brustbein und Rasselgeräusche beim Atmen sind symptomatisch für den akuten Bronchialkatarrh. Bei einer akuten Bronchitis steigt das Fieber meist deutlich, der heftige Husten lässt sich kaum unterdrücken, der Auswurf ist häufig gelblich bis grünlich (Verdacht auf Eiterung), beim Atmen und Husten tritt Brust- und Seitenstechen auf.

Beim chronischen Bronchialkatarrh, an dem vorwiegend Raucher leiden, schwächen sich die genannten Symptome ab, lassen sich aber nur noch schwer therapeutisch beeinflussen, ein Übergang in die Bronchitis ist möglich.

Eine chronische Bronchitis verursacht allgemeines Krankheitsgefühl, geringes Fieber und krampfartige Hustenanfälle. Wenn sie nicht konsequent ausgeheilt wird, entsteht meist ein Lungenemphysem mit Aufblähung der feinen Lungenbläschen und schwerer Atemnot.

Einfache Katarrhe dürfen versuchsweise selbst behandelt werden, die ernstere Bronchitis und alle chronischen Verlaufsformen erfordern stets fachliche Hilfe. Zum Teil können auch Antibiotika erforderlich sein, insbesondere bei den eitrigen Entzündungen.

Die Biochemie gibt bei diesen Krankheitsbildern *Ferrum phosphoricum D 12*, am besten abwechselnd mit *Silicea D 12*. Dadurch kann sogar eine eitrige Bronchitis geheilt werden, dabei ist aber fachliche Verlaufskontrolle erforderlich.

Ferner sind im Einzelfall noch *Kalium bromatum D 6* oder

Kalium sulfuricum D 6 indiziert. Nach spätestens 14 Tagen müsste diese Behandlung die Bronchitis deutlich gebessert haben, sonst ist eine andere Therapie erforderlich.

Ergänzend empfehlen sich fertige Arzneimittel mit Eibisch, Huflattich, Isländisch Moos, Spitzwegerich und Thymian sowie Inhalationen mit Kamillen-Thymian-Mischungen. Auch Brustwickel eignen sich gut zur Begleittherapie.

Bei hartnäckiger eitriger Bronchitis kann die antibiotische Wirkung des Knoblauchs genutzt werden, wenn die Erreger gegen die gängigen Antibiotika bereits resistent geworden sind.

Erkältung – Grippe

Die Erkältung gilt gemeinhin als lästig, aber ungefährlich. Das stimmt meist, es kann aber auch zu ernsteren Folgekrankheiten (vor allem bakterielle Zusatzinfektionen) kommen. Die echte Grippe (Influenza) hingegen ist stets eine ernste Krankheit, auch wenn sie mild verläuft, das Risiko von Komplikationen liegt immer sehr hoch.

Zur Erkältung kommt es durch Virusinfektion, Ursachen wenn das Immunsystem die Erreger nicht vor dem Ausbruch der akuten Krankheit vernichtet. Es gibt mehr als 200 Erkältungsviren, deshalb kann man dagegen nicht impfen und keine Immunität entwickeln.

Auch Influenza entsteht durch Virusinfektion, allerdings gibt es nur 3 Influenzavirustypen. Theoretisch ist Immunität gegen diese Viren möglich, aber sie verändern häufig einzelne Teile ihrer Hülle und werden dann von den maßgeschneiderten Antikörpern nicht mehr erkannt. Daher wirkt auch die Schutzimpfung nicht dauerhaft, sondern muss jedes Jahr mit den dann gerade aktuellen Virusvarianten wiederholt werden.

Typische Symptome banaler Erkältungen sind leichtes Fieber, Abgeschlagenheit, Kopfschmerz, Schnupfen, Husten, Heiserkeit und Halsschmerzen, das Allgemeinbefinden wird nicht stärker beeinträchtigt.

Bis zu einem gewissen Grad kann der Erkältung vorgebeugt werden. Dazu werden die Immunfunktionen durch gesunde Kost, Bewegung, Abhärtung durch Wassertreten und Wechselduschen aktiviert. In Zeiten erhöhter Infektionsgefahr stärkt man das Immunsystem zusätzlich durch Immunmodulatoren, z.B. die Heilpflanze Echinacea aus der Apotheke.

Influenza verläuft zum Teil ähnlich wie die Erkältung. Ferner gibt es die *Darmgrippe* mit Durchfall, Erbrechen und Übelkeit, die *rheumatische Form* mit Muskel-, Gelenk- und Gliederschmerzen, die *Kopfgrippe* mit Kopfschmerz, Schwindel, Benommenheit und Erbrechen sowie die *toxische Grippe* mit besonders hohem Fieber, starken Kopf- und Gliederschmerzen und allgemeiner Hinfälligkeit.

Die Symptome der einzelnen Verlaufsformen können kombiniert auftreten. Eine sichere Unterscheidung zwischen Erkältung und Influenza ist nur labordiagnostisch möglich.

Häufig führt Influenza auch zu Komplikationen, Komplikationen insbesondere an den Nasennebenhöhlen, Ohren, am Gehirn und Herz-Kreislauf-System. In schweren Fällen kann die Infektion tödlich enden.

Auch bei Influenza kann die bei Erkältung bereits beschriebene Prophylaxe versucht werden. Außerdem gibt es die Schutzimpfung gegen den gerade aktuellen Erregertyp, die jährlich wiederholt werden muss. Empfehlenswert ist sie vor allem für Risikogruppen, wie alte und kranke Menschen oder Kleinkinder; wegen möglicher Nebenwirkungen ist sie aber umstritten.

Zur Basistherapie von Erkältung und Influenza gibt die Biochemie *Ferrum phosphoricum D 12*, am besten ergänzt durch *Manganum sulfuricum D 6* zur Aktivierung des Immunsystems.

Darüber hinaus können bei Bedarf gezielt die einzelnen Symptome biochemisch therapiert werden (s. Bronchitis, Husten, Schnupfen, Heiserkeit, Rachenkatarrh).

Bei akuter Infektion gibt man die oben genannten biochemischen Wirkstoffe alle 1–2 Stunden bis zur Besserung, danach 3- bis 4-mal täglich bis zur Ausheilung; und zwar nicht zusammen, sondern mit jeweils 30–60 Minuten Abstand dazwischen.

Bei höherem Fieber, das vor allem bei Influenza auftritt, muss bis zur deutlichen Besserung Bettruhe eingehalten werden. Das Fieber kann mit feuchtkühlen (nicht kalten) Wadenwickeln schonend reduziert werden. Massiv darf man es in der Regel aber nicht unterdrücken, denn es trägt mit zur Abwehr der Erreger bei.

Wer über die Möglichkeit verfügt, kann bei den ersten Anzeichen einer Infektion die Sauna aufsuchen, um das Immunsystem kräftig anzuregen und Krankheitsstoffe auszuscheiden. Alternativ ist eine Schwitzpackung im Bett mit

Holunder- und Lindenblütentee möglich. Besteht bereits Fieber, sind diese Anwendungen aber verboten, sie könnten zusammen mit der erhöhten Körpertemperatur vor allem das Herz-Kreislauf-System ernsthaft gefährden.

Nach überstandener Influenza besteht häufig noch wochenlang ein Gefühl allgemeiner Schwäche, meist verbunden mit niedrigem Blutdruck und depressiven Verstimmungen. Der Verlauf der allmählichen Erholung muss fachlich überwacht werden, bei Bedarf empfiehlt sich ein Stärkungsmittel wie Ginseng.

Heiserkeit

Häufig entsteht Heiserkeit bei infektiös bedingter Kehlkopfentzündung. Weitere mögliche Ursachen sind Überanstrengung der Stimme, Nervenkrankheiten, gut- und bösartige Geschwülste.

Die Stimme wirkt rau oder belegt und klanglos, manchmal kommt es zur Stimmlosigkeit. Im Hals kann es brennen und kitzeln, beim Sprechen treten oft Schmerzen auf. Wenn leichtere Heiserkeit dauernd mit Räusper- und Hustenzwang besteht, liegt eine chronische Kehlkopfentzündung vor.

Dauert Heiserkeit länger als 7–10 Tage, kehrt sie oft wieder oder besteht sie dauernd, kann das auf Kehlkopfkrebs hinweisen, insbesondere bei Rauchern und den Menschen, die regelmäßig Alkohol trinken. Eine Untersuchung muss sofort erfolgen, denn nur im Frühstadium sind die Heilungschancen noch günstig.

Zur Selbsthilfe bei Heiserkeit durch Infektion muss auf

Alkohol und Nikotin strikt verzichtet und die Stimme einige Tage geschont werden. Die meist zu trockene Luft in beheizten Räumen soll angefeuchtet werden, alle anderen Reizungen sind möglichst auszuschließen.

Die Biochemie gibt *Ferrum phosphoricum D 12.* oder *Kalium jodatum D 6,* am besten ergänzt durch *Manganum sulfuricum D 6* zur Abwehrsteigerung.

Überdies empfehlen sich noch Gurgeln und Inhalationen mit Kamille, Salbei und Thymian sowie kalte Halswickel mehrmals täglich.

Heuschnupfen

Neben Asthma ist die zweite weitverbreitete allergische Krankheit. In ihrem Verlauf entwickelt sich nicht selten Asthma als Komplikation.

Als Grundursache besteht wieder eine Fehlfunktion der Abwehrregulationen, die auf harmlose Stoffe, die überhaupt keine Immunreaktion erfordern (vor allem Blütenpollen), mit überschießenden Reaktionen antworten. Das kann sich oftmals aus Erbanlagen ergeben, außerdem scheint nach neuem Kenntnisstand übertriebene Hygiene häufig eine wichtige Rolle zu spielen, denn das Immunsystem »langweilt« sich in einer sterilen Umgebung und reagiert sich an unbedenklichen Substanzen ab.

Heuschnupfen ist nicht nur subjektiv unangenehm, als möglicher Vorläufer von Bronchialasthma stellt er ein ernsthaftes Gesundheitsproblem dar. Wenn die allergieauslösenden Stoffe (Allergene) genau identifizierbar sind, kann eine gezielte Hyposensibilisierung (s. Asthma) durchgeführt werden. Sie dauert allerdings längere Zeit und führt nicht immer zum Erfolg. Im Idealfall ist Heuschnupfen nach dieser Behandlung aber ausgeheilt.

Biochemisch behandelt man Heuschnupfen mit *Ferrum phosphoricum D 12,* unter Umständen kombiniert mit *Silicea D 12.*

Die Dosis beträgt 3- bis 4-mal täglich je einen der beiden Wirkstoffe, wobei zwischen den einzelnen Anwendungen immer 60 Minuten Abstand eingehalten werden sollen.

Rohkostreiche, flüssigkeitsarme Diät, Nasenspülungen mit Ackerschachtelhalmtee und 2- bis 4-mal täglich Wassertreten oder Schenkelgüsse ergänzen wirksam die Therapie. In schwereren Fällen können einleitend Antihistaminika, notfalls sogar Kortikoide (Kortison) gegen die Symptomatik verabreicht werden. Das erspart dem Patienten unnötige Beschwerden, bis die Biochemie wirksam wird.

Husten

Der Husten entsteht durch Reizung der Bronchial- und/oder Kehlkopfschleimhaut, insbesondere durch Entzündung, Verschleimung, Fremdkörper und Reizstoffe. Nach dem Einatmen wird die Stimmritze verschlossen, die Bauchmuskulatur angespannt und die Stimmritze wieder teilweise geöffnet, so dass die Luft explosionsartig entweicht. Der Vorgang kann willentlich oder unwillkürlich ablaufen. Er ist nützlich, um den Schleim oder Fremdkörper aus den Atemwegen zu befördern, als Reizhusten oder nervöser Husten erfüllt er keinen Zweck.

Die Therapie richtet sich nach den Ursachen (s. Bronchitis, Erkältung, Heiserkeit, Rachenkatarrh). Selbsthilfe ist bei leichterem Husten möglich, dauert er aber länger als 7–10 Tage, besteht höheres Fieber oder wird chronisch gehustet, muss fachlich behandelt werden.

Die Biochemie gibt *Ferrum phosphoricum D 12.* im Wechsel mit *Silicea D 12,* und zwar jeden der beiden Wirkstoffe 3-mal täglich; zwischen den einzelnen Gaben ist ein Abstand von 60 Minuten erforderlich; bei chronischem Husten nur 3-mal am Tag.

Ferner werden bei Bedarf die bei Bronchitis und anderen ursächlichen Krankheiten genannten Schüßler-Salze verabreicht.

Bei schweren Infektionen können Antibiotika erforderlich sein, bei Reizhusten und nervösem Husten auch Codein oder ein anderer Hustenblocker, denn der Hustenreiz provoziert immer neue Hustenstöße und soll unterdrückt werden.

Nasennebenhöhlenentzündung

Die Entzündung der der Nase angeschlossenen Stirn- und Kieferhöhlen entsteht meist im Verlauf eines Schnupfens durch bakterielle Zusatzinfektion. Seltener bricht die Entzündung eines vereiterten Zahns im Oberkiefer in die Kieferhöhlen durch. Eine verschleppte Entzündung geht ins chronische Stadium über.

Warnzeichen sind Klopfen und Schmerzen über der Nasenwurzel und über den Wangenknochen, die sich beim Bücken verschlimmern, und meist nur mäßiges Fieber.

Bei der chronischen Form schwächt sich die Symptomatik

ab, Heiserkeit und Mundgeruch kommen dazu. Schlimmstenfalls kann eine Nebenhöhlenentzündung in die Augen oder ins Gehirn durchbrechen. Chronische Entzündungen bilden Krankheitsherde mit Fernwirkungen auf Herz, Nieren und Gelenke. Wegen dieser möglichen Komplikationen ist Selbsthilfe versuchsweise nur in offensichtlich leichteren Fällen erlaubt, alle anderen Verlaufsformen behandelt der Therapeut.

Die Biochemie wendet vor allem *Kalium chloratum D 6* und *Silicea D 12* an, die abwechselnd verabreicht werden können, und zwar alle 2 Stunden je 1 Dosis eines der beiden Wirkstoffe, insgesamt von jedem bis zu 4-mal täglich, in chronischen Fällen genügen 2–3 Dosen von jedem Wirkstoff am Tag.

Unterstützt wird diese Therapie durch Inhalation mit Kamillen-Thymian-Tee oder fertige Lösungen aus der Apotheke und warme Heublumenkompressen über den Nebenhöhlen 2- bis 4-mal täglich.

Antibiotika können bei Eiterungen angezeigt sein. Bei hartnäckigem Verlauf wird es oft nötig, die Nebenhöhlen zu spülen oder chirurgisch zu behandeln. Wenn kranke Zahnwurzeln die Entzündung verursachen, müssen die betroffenen Zähne saniert oder gezogen werden.

Rachenkatarrh

Die akute Entzündung der Rachenschleimhaut entsteht meist durch Infektion (Erkältung, Grippe), im Einzelfall auch bei Nikotin- und Alkoholmissbrauch oder durch Reizstoffe und Staub. Das führt zu Kratzen und Brennen, Trockenheits- und Wundgefühl im Hals, Schluckschmerzen und Hustenreiz. Bei ungenügender Therapie und/oder Nasenkrankheiten, insbesondere bei Atmung durch den Mund, wird der Rachenkatarrh chronisch.

Meist verläuft die Entzündung der Rachenschleimhaut gutartig und darf selbständig behandelt werden.

Die Biochemie gibt *Kalium chloratum D 6* oder *Silicea D 12*, zum Teil auch beide Mittel abwechselnd. Wird nur ein Wirkstoff verabreicht, gibt man davon bis zu 6mal täglich 1 Dosis, wenn beide eingenommen werden, gibt man von jedem 3-mal 1 Dosis.

Zur Steigerung der Abwehrkräfte gibt man zusätzlich oft *Manganum sulfuricum D 6*, und zwar mit 3-mal 1 Dosis.

Im akuten Stadium sind täglich bis zu 6 Dosen notwendig, bei chronischem Katarrh genügen 2–3 Dosen über längere Zeit.

Ergänzend legt man kalte Halswickel an und gurgelt mit fertiger Lösung aus der Apotheke oder mit Ackerschachtelhalm-, Kamillen- und Salbeitee. Chronische Katarrhe müssen immer fachlich behandelt werden.

Schnupfen

Akuter Schnupfen tritt überwiegend bei Erkältung und Grippe auf. Möglich sind aber auch Reizstoffe, die von außen auf die Nasenschleimhaut gelangen. Der chronische Schnupfen kann aus einem verschleppten akuten Schnupfen hervorgehen, unter Umständen stehen auch chronische Nebenhöhlenentzündungen, Wucherungen der Rachenmandeln, dauernde Reizungen oder nervöse Einflüsse dahinter. Das muss im Einzelfall fachlich abgeklärt werden.

Symptomatisch sind Brennen und Kitzeln in der Nase, Niesreiz, behinderte Nasenatmung, wässrige oder schleimig-eitrige Absonderungen aus der Nase, Kopfdruck, zum Teil leichtes Fieber.

Beim chronischen Schnupfen wird die Atmung ständig behindert, die Schleimhaut schwindet und neigt zu Blutungen, Trockenheit der Nase wechselt mit reichlich Absonderungen; Nebenhöhlenentzündungen sowie Nasenpolypen können sich als Komplikation entwickeln.

Der banale Erkältungsschnupfen heilt in der Regel binnen 7–10 Tagen aus.

Selbsthilfe mit Schüßler-Salzen ist möglich, gut bewähren sich *Calcium phosphoricum D 6, Kalium chloratum D 6, Natrium muriaticum D 6* und *Silicea D 12*.

Ein Mittel davon wird ausgewählt; einleitend nimmt man alle 2–3 Stunden 1 Dosis, nach Besserung 4-mal täglich.

Unterstützt wird die Behandlung durch Inhalationen mit fertiger Lösung aus der Apotheke oder Kamillen-Thymian-Tee. Bei stark verlegter Nase können vorübergehend Schnupfensprays mit abschwellender Wirkung angewendet werden, längerer Gebrauch ist nicht zu empfehlen, weil dadurch die Schleimhaut bald geschädigt wird. Länger dauernder Schnupfen muss bald fachlich untersucht und gezielt je nach Ursachen behandelt werden.

Erkrankungen des Verdauungssystems

Störungen der Verdauungsfunktionen kommen heute vor allem als Folge falscher Ernährungsgewohnheiten häufig vor. Ferner können Infektionen, die verbreiteten allergischen Reaktionen und Vergiftungen zu Beschwerden am Verdauungssystem führen. Da Leber und Gallenblase maßgeblich an der Verdauung beteiligt sind, werden sie oft durch Erkrankungen des Magen-Darm-Kanals in Mitleidenschaft gezogen. Unabhängig davon können Leber-Gallenblasen-Leiden zum Beispiel durch Infektionen oder Gallensteinbildung erkranken.

Selbsthilfe bei Verdauungsstörungen ist bei leichteren Beschwerden begrenzt möglich, etwa bei Appetitmangel, Blähungen, Sodbrennen und Stuhlverstopfung. Alle unklaren, stärkeren und/oder chronischen Symptome erfordern rasche fachliche Abklärung, damit gezielt behandelt werden kann.

Appetitmangel

Verminderte oder fehlende Esslust, teils mit Widerwillen gegen bestimmte oder alle Speisen verbunden, kennzeichnen den Appetitmangel. Vielfältige Ursachen können dahinter stehen, zu denken ist vor allem an Erkrankungen des Magens, fieberhafte Infektionen und seelisch-nervöse Einflüsse, die den Appetit »verschlagen« können.

Dauert Appetitmangel längere Zeit, deutet das auf chronische Magenleiden, Blutarmut oder Krebs hin. Die chronische Appetitlosigkeit führt schon bald zu den ersten

Mangelzuständen, die das Allgemeinbefinden beeinträchtigen.

Gelegentlicher Appetitmangel kann versuchsweise selbständig behandelt werden. Die Biochemie gibt *Kalium sulfuricum D 6* oder *Natrium phosphoricum D 6,* bei seelisch-nervösen Ursachen besser *Kalium phosphoricum D 6* oder *Magnesium phosphoricum D 6.*

Die Tagesdosis beträgt 3- bis 4-mal 1 Dosis eines der Wirkstoffe.

Bei Bedarf ergänzt man durch appetitanregende pflanzliche Heilmittel, wie Enzian, Schafgarbe, Tausendgüldenkraut oder Wermut.

Da chronischer Appetitmangel auf ernstere Krankheiten hinweisen kann, ist baldige Untersuchung notwendig, nach deren Befund sich die Therapie richtet.

Blähungen

Die Ansammlung von Gasen im Leib erzeugt oft kolikartige Schmerzen, Kloßgefühl im Hals, unter Umständen sogar Atem- und Herzbeschwerden, wenn das Gas das Zwerchfell nach oben drängt.

Zu den häufigen Ursachen gehört das unwillkürliche nervöse Luftschlucken. Normal sind Blähungen nach dem Verzehr bestimmter Speisen (Hülsenfrüchte). Zu den krankhaften Ursachen zählen Darmträgheit, Verkrampfungen im Bauch, die das Entweichen der Gase behindern, Gärungs- und Fäulnisprozesse als Folge von Verdauungsstörungen, schlimmstenfalls ein akut lebensbedrohlicher Darmverschluss.

Gelegentliche Blähungen können selbst mit *Natrium sulfuricum D 6* und/oder *Silicea D 12* behandelt werden, bei nervösem Luftschlucken bevorzugt man *Magnesium phosphoricum D 6.*

Von einem dieser Wirkstoffe gibt man täglich 3-mal 1 Dosis, bei akuten starken Blähungen zunächst alle 1–2 Stunden bis zur Besserung je 1 Dosis.

Wenn Natrium und Silicea verabreicht werden, gibt man abwechselnd von jedem 2-mal täglich 1 Dosis; bei akuten starken Beschwerden kann bis zur Besserung jede Stunde einer der beiden Wirkstoffe gegeben werden (jede Stunde wechseln). Magnesium als Einzelmittel gibt man 3-mal täglich mit 1 Dosis, bei starken Blähungen zunächst bis zu 6-mal 1 Dosis.

Chronische Blähungen können ebenso behandelt werden, allerdings ist baldige Untersuchung erforderlich.

Unterstützt werden die Schüßler-Salze bei Bedarf durch blähungswidrige Heilpflanzen, wie Kamille, Pfefferminze, Schafgarbe, Tausendgüldenkraut und Wermut, bei Kindern auch Fenchel.

Warme Auflagen auf dem Leib tragen durch ihre entkrampfende Wirkung zur raschen Besserung akuter Symptome bei.

Nicht selten wird eine Sanierung der Darmflora mit Milchzucker oder Arzneimitteln nach Verordnung notwendig.

Die Ernährung soll leicht verdaulich sein, blähende Speisen vermeiden und genügend Ballaststoffe für regelmäßige Stuhlentleerung zuführen.

Durchfall

Die zu häufige Entleerung dünner bis flüssiger Stühle wird oft von Übelkeit, Bauchschmerzen, allgemeiner Mattigkeit, bei Infektionen auch von Fieber begleitet.

Bei schwerem Verlauf kann es innerhalb weniger Tage zum lebensbedrohlichen Verlust an Flüssigkeit und Mineralstoffen kommen. Deshalb darf nie länger als 2–3 Tage selbst behandelt werden, danach muss unbedingt der Therapeut zugezogen werden. Bei höherem Fieber oder chronischem Durchfall verzichtet man auf Selbsthilfe.

Häufig entsteht Durchfall bei Entzündung der Darmschleimhaut durch Infektionen oder allergische Reaktionen (meist gegen Lebensmittel). Auch seelischnervöse Reize, falsche Ernährung und kalte Getränke können Durchfall provozieren.

Als weitere Ursachen kommen noch Missbrauch von Abführmitteln, Magensäuremangel, Störungen der Bauchspeicheldrüse, veränderte Darmflora, Gallenblasenleiden, Überfunktion der Schilddrüse oder Krebs in Betracht.

Die Behandlung richtet sich nach den Ursachen. Biochemisch sind *Calcium phosphoricum D 6, Ferrum phosphoricum D 12, Natrium phosphoricum D 6* oder *Natrium sulfuricum D 6* angezeigt. Ein Wirkstoff davon wird ausgewählt. Bei akutem Durchfall gibt man zunächst alle 1–2 Stunden bis zur Besserung je 1 Dosis, später dann 3- bis 4-mal täglich, bis alle Beschwerden ausgeheilt sind.

Wenn die Schüßler-Salze nicht zur Therapie genügen, ergänzt man durch gerbstoffreiche Heilpflanzen, wie Eichenrinde und Tormentill.

Besonders zu empfehlen sind auch 2–3 Fastentage, an denen man nur Kräuter- und Schwarztee zu sich nimmt, oder 2–3 Apfeltage mit 1 kg rohen Äpfeln am Tag, die portionsweise frisch gerieben werden. Danach muss die gewohnte Kost langsam wieder aufgenommen werden, sonst kann es zu Rückfällen kommen.

Nicht zuletzt sind noch die bewährten Kohletabletten zu nennen, die Durchfall bald zum Stehen bringen und Krankheitsstoffe im Darm binden.

Ernstere Infektionen erfordern häufig zunächst Antibiotika. Die Biochemie wird dann zusätzlich angewendet, um den Darm vollends in Ordnung zu bringen.

Erbrechen

Die krampfartige Magenentleerung durch die Speiseröhre geht oft mit Übelkeit, Blässe und kalten Schweißausbrüchen einher.

Als typische Ursachen gelten Entzündungen und Infektionen des Magen-Darm-Kanals, Bauchkrämpfe und -koliken, Reisekrankheit, Ekel und ähnliche psychische Einflüsse.

Zum Kotbrechen kommt es beim Darmverschluss. Schwangerschaftserbrechen kann seelisch-nervös, hormonell oder durch eine Schwangerschaftsvergiftung entstehen.

Da Erbrechen keine eigenständige Krankheit, sondern nur ein Symptom ist, muss immer nach den Ursachen geforscht werden, insbesondere bei häufigem Erbrechen.

Längeres akutes Erbrechen kann bald lebensbedrohlich werden, weil zu viel Flüssigkeit und Mineralstoffe verlorengehen. Als erstes mögliches Warnzeichen treten oft Wadenkrämpfe auf, die sofortige ärztliche Behandlung erfordern.

Der Darmverschluss muss in der Regel sofort durch Infusionen in der Klinik behandelt werden.

Selbsthilfe kommt nur beim vorübergehenden leichten Erbrechen ohne stärker beeinträchtigtes Allgemeinbefinden in Frage, alle anderen Formen erfordern fachliche Hilfe.

Die Biochemie gebraucht *Ferrum phosphoricum D 12* oder *Natrium phosphoricum D 6.* Wenn seelisch nervöse Einflüsse eine Rolle spielen, kann zusätzlich *Magnesium phosphoricum D 6* verabreicht werden.

Einleitend nimmt man alle 1–2 Stunden 1 Dosis eines der beiden genannten Mittel ein, bis sich der Zustand deutlich bessert. Zur Nachbehandlung genügt dann 3- bis 4-mal am Tag 1 Dosis.

Wird zusätzlich Magnesium angewendet, nimmt man das 3-mal täglich ein, wobei jeweils ein Abstand von 1 Stunde zur vorhergegangenen und nachfolgenden Dosis des anderen Mittels beachtet werden muss.

Bei Bedarf unterstützt man die Biochemie durch Fertigarzneimittel mit Kamille, Melisse oder Tausendgüldenkraut. Auf Nahrung wird verzichtet, bis das Erbrechen vorüber ist. Flüssigkeit muss aber reichlich aufgenommen werden, um die Verluste durch Erbrechen auszugleichen.

Grundsätzlich kann auch Schwangerschaftserbrechen durch die oben genannten Schüßler-Salze behandelt werden, eine Gefahr für Mutter und Kind besteht dabei nicht. Trotzdem soll der Arzt dieser Behandlung zustimmen, denn nur er kann beurteilen, ob die biochemischen Arzneistoffe genügen oder durch andere Heilmittel ergänzt werden müssen.

Gelbsucht

Bei typischem Verlauf verfärbt sich die Haut am ganzen Körper gelblich, der Urin kann dunkelbraun, der Stuhl weißlich grau werden. Unter Umständen wird die Gelbsucht aber nur an der Verfärbung der Lederhaut der Augen erkennbar. Juckreiz kann die Gelbsucht begleiten.

Verursacht wird die Verfärbung, wenn Gallenfarbstoffe ins Blut gelangen, vor allem bei Leber-Gallenblasen-Leiden (s. d.), Vergiftungen, Durchblutungsstörungen oder durch zu raschen Abbau der roten Blutkörperchen.

Die Therapie hängt von der fachlich diagnostizierten Ursache ab, die Selbsthilfe empfiehlt sich nicht, damit keine ernstere Krankheit verschleppt wird.

Zur biochemischen Basistherapie gibt man *Natrium sulfuricum D 6* bis zu 4-mal täglich mit je 1 Dosis. Zusätzlich können weitere Schüßler-Salze verwendet werden, um gezielt die verschiedenen Ursachen zu beeinflussen (s. Leber-Gallenblasen-Leiden S. 88).

Gegen Juckreiz helfen Abwaschungen mit kaltem Essigwasser. Wenn Leber-Gallenblasen-Leiden ursächlich sind, kann auch noch 2- bis 4-mal täglich eine warme Auflage auf den rechten Oberbauch gelegt werden.

Hämorrhoiden

Als Grundursache der Hämorrhoiden liegt häufig anlagebedingte Bindegewebsschwäche vor, die allein aber noch nicht zur Krankheit führen muss. Weitere Ursachen sind chronische Stuhlverstopfung, Schwangerschaft, häufiges und langes Sitzen, Übergewicht, zum Teil auch Leberleiden und Alkoholmissbrauch.

Zur typischen Symptomatik gehören knotige, bis kirschkerngroße Erweiterungen der Mastdarmvenen innerhalb des Afters oder auch außerhalb. Sie werden von Brennen, Juckreiz und Fremdkörpergefühl begleitet.

Wenn als Komplikation eine Entzündung entsteht, treten Schmerzen, Rötungen und Blutungen auf. Bei chronischem Verlauf kann es als Folgekrankheit der Blutverluste zur Blutarmut kommen.

Als Reaktion auf die Schmerzen beim Stuhlgang entwickelt sich oft chronische Verstopfung. Wenn der Stuhl zu stark eingedickt wird, kann bei der Entleerung ein Afterriss entstehen, eine sehr schmerzhafte und langwierige Komplikation.

Zunächst werden Hämorrhoiden wohl immer selbständig mit den üblichen Salben und Zäpfchen aus der Apotheke behandelt. Erst wenn die Beschwerden deutlich schlimmer werden, suchen viele Patienten den Therapeuten auf. Die Untersuchung ist immer notwendig, denn hinter scheinbar harmlosen Hämorrhoiden kann sich auch eine Krebskrankheit am After verbergen.

Die Ausheilung der Hämorrhoiden gelingt nicht immer. Am besten ist eine Therapie von innen und außen.

Die Biochemie gibt innerlich 3- bis 4-mal täglich 1 Dosis *Calcium fluoratum D 12*, das unter anderem die Bindegewebsschwäche bessert.

Äußerlich wendet man eine schmerz- und entzündungshemmende Salbe oder ein entsprechendes Zäpfchen an, z. B. mit Hamamelis, Kamille und Rosskastanie. Überdies sind auch noch Sitzbäder mit Eichenrinde oder Kamille hilfreich.

Unverzichtbar ist vollwertige Ernährung mit ausreichend Ballaststoffen (wie Kleie, Leinsamen), um Verstopfung vorzubeugen und den Stuhl weich zu halten.

Sprechen die Hämorrhoiden auf die konservative Therapie nicht gut genug an, darf die chirurgische Behandlung nicht unnötig lang aufgeschoben werden.

Leber-Gallenblasen-Leiden

Erkrankungen des Leber-Gallenblasen-Systems kommen heute infolge falscher Ernährung und des Alkoholmissbrauchs gehäuft vor. Entzündungen und Steine der Gallenblase betreffen Frauen weit häufiger als Männer.

Verdacht auf eine Gallenblasenkrankheit besteht bei Druckgefühl unter dem rechten Rippenbogen, zum Teil auch bei leichtem Fieber und Gelbsucht. Bei Gallensteinen können nur dumpfe Schmerzen in der Gallenblase auftreten, aber auch heftige Koliken. Allgemeine Warnzeichen sind noch Übelkeit, Blähungen und Fettunverträglichkeit.

Leberleiden führen zu Appetitmangel, Blähungen, Abneigung gegen Fett, Übelkeit und abnormer Ermüdung, teilweise auch Gelbsucht und bei Leberzirrhose Krampfadern auf der Bauchdecke.

Häufigste Ursachen sind Virusentzündungen und Leberschrumpfung (Zirrhose) durch nicht ausgeheilte andere Leberkrankheiten, falsche Ernährung, Vergiftungen, Alkohol- und Arzneimittelmissbrauch.

Gallenblasen- und Leberleiden erfordern stets fachliche Diagnose und Therapie.

Die Schüßler-Salze eignen sich vor allem zur ergänzenden Behandlung. Empfohlen werden als Hauptmittel *Natrium phosphoricum D 6* und *Natrium sulfuricum D 6,* bei Bedarf ergänzt durch die bei Blähungen, Koliken, Appetitmangel und Erschöpfung (s. d.) genannten Wirkstoffe.

Der Tagesbedarf beträgt 3- bis 4-mal 1 Dosis eines der oben genannten Mittel. Die ergänzenden Wirkstoffe (nur noch 1–2 zusätzlich) gibt man mit jeweils 2-mal 1 Dosis am Tag.

Gallenkoliken erfordern zunächst meist starke krampf- und schmerzlindernde Arzneimittel, ferner kann *Magnesium phosphoricum D 6* helfen.

Auf die Gallengegend legt man heiße Auflagen, die alle 15 Minuten erneuert werden müssen.

Die Pflanzenheilkunde empfiehlt bei Leber-Gallenblasen-Leiden unterstützend Kamille, Löwenzahn, Pfefferminze und Schöllkraut, speziell für die Leber auch Mariendistel. Die Heilpflanzen werden in fertiger Zubereitung aus der Apotheke verwendet.

Wenn es nicht gelingt, eine Erkrankung der Gallenblase zu heilen, sollte die chirurgische Behandlung nicht unnötig verzögert werden, um das Risiko von Gallenblasenkrebs auszuschließen.

Magenschleimhautentzündung

Eine akute Gastritis, auch als »verdorbener Magen« bezeichnet, entsteht oft, wenn zu schnell und ungenügend gekaut, zu stark gewürzt, zu kalt oder zu heiß gegessen wird. Ferner können Alkohol, Nikotin, Infektionen, Stress und andere seelisch-nervöse Einflüsse eine ursächliche Rolle spielen.

Wenn die Krankheit nicht ausgeheilt wird, geht sie bald ins chronische Stadium über. Dann lassen zwar die Beschwerden nach, aber es drohen Mangelkrankheiten (vor allem Blutarmut), Magengeschwüre und Magenkrebs.

Symptomatisch für die akute Form sind Magendruck, Aufstoßen, Sodbrennen, Widerwillen gegen Nahrung, zum Teil auch noch Schluckauf, Magenkrämpfe, Mundgeruch, belegte Zunge und Brechreiz. Bei der chronischen Form stehen unklare Verdauungsbeschwerden im Vordergrund.

Bei akuter leichter Gastritis, die in der Regel in 1–3 Tagen heilt, ist Selbsthilfe möglich.

Die Biochemie gibt *Natrium phosphoricum D 6* oder *Natrium sulfuricum D 6,* bei ausgeprägten seelisch-nervösen Faktoren oder Magenkrämpfen oft zusätzlich *Magnesium phosphoricum D 6.*

Die Tagesdosis beträgt 3- bis 4-mal 1 Dosis eines der Dosis oben genannten Mittel. Magnesium kann zusätzlich mit 2- bis 3-mal 1 Dosis verabreicht werden.

In den ersten 1–2 Tagen ist Teefasten mit Kamille, Pfefferminze und Schafgarbe (ungesüßt) angezeigt, nach deutlicher Besserung darf allmählich wieder die Normalkost aufgebaut werden.

Wenn am dritten Tag noch keine Besserung oder Heilung erzielt wurde, muss fachlich behandelt werden. Die chronische Gastritis erfordert von Anfang an ärztliche Therapie.

Schluckauf

Dazu kommt es, wenn das Zwerchfell sich unwillkürlich schnell zusammenzieht und sich dann die von den beiden Stimmbändern gebildete Stimmritze plötzlich mit dem typischen »Schlucksen« hörbar schließt. In den meisten Fällen lassen sich die Ursachen nicht feststellen.

Vorübergehender Schluckauf ist im Allgemeinen nicht krankhaft und endet von selbst wieder.

Zur Soforthilfe legt man eine heiße Auflage auf den Leib, hält den Atem kurz an und/oder trinkt 1–2 Tassen warmen Pfefferminztee.

Wenn der Schluckauf länger dauert, gibt man in Abständen von 1–2 Stunden jeweils 1 Dosis *Magnesium phosphoricum D 6,* bis er endet.

Dauert Schluckauf ungewöhnlich lang und/oder kehrt er häufig zurück, soll die fachliche Untersuchung bald klären, ob eine krankhafte Ursache besteht. Zu denken ist an Baucherkrankungen, wie Zwerchfellbruch, Bauchfellentzündung oder Magenkrebs, zentralnervöse Ursachen, wie Gehirnentzündung oder -verletzung oder Reizung des Zwerchfells nach einem chirurgischen Eingriff im Bauchraum. Solche organischen Ursachen müssen gezielt nach

Verordnung behandelt werden. Nur selten kann eine chirurgische Nervenblockade erforderlich werden.

Sodbrennen

Das Brennen in der Speiseröhre, oft bis hinauf zur Kehle, ist nicht nur unangenehm, dahinter kann eine organische Krankheit stehen. Häufig liegt eine Fehlfunktion am Übergang vom Magen in die Speiseröhre vor, die dazu führt, dass Magensaft und Magensäure zurückfließen.

Nicht immer muss eine vermehrte Produktion von Magensäure vorhanden sein, auch der säurearme enzymreiche Magensaft kann brennen.

Fehler der Ernährung (vor allem zu viele Süßigkeiten), Magenkrankheiten oder seelisch-nervöse Faktoren sind die wichtigsten Ursachen.

Häufiges oder chronisches Sodbrennen darf nie auf die leichte Schulter genommen werden, die ständige Reizung erhöht deutlich das Risiko, an Krebs der Speiseröhre zu erkranken.

Zur Soforthilfe kann schon 1 Glas kaltes Wasser oder kalte Milch, 1 Tasse Tausendgüldenkraut- oder Wermuttee oder in Wasser aufgeschwemmte Heilerde genügen.

Das alte Hausmittel Natron gilt heute als überholt, denn es bindet die Säure unter erheblicher Gasbildung, so dass es zu starken Blähungen kommen kann; außerdem verstärkt sich als Reaktion die Magensäureproduktion bald wieder.

Vorsicht ist aber auch mit den neueren Aluminium- und Magnesiumverbindungen geboten, die erst dann verabreicht werden dürfen, wenn die Untersuchung tatsächlich eine Übersäuerung des Magens ergibt.

Zur längeren Therapie bei hartnäckigem Sodbrennen gibt die Schüßler-Therapie *Magnesium phosphoricum D 6* oder *Natrium phosphoricum D 6* mit 3- bis 4-mal täglich 1 Dosis.

Ergänzend muss die falsche Ernährungsweise umgestellt werden.

Seelisch-nervöse Einflüsse können durch eine Entspannungstechnik (wie autogenes Training) ausgeschaltet werden, Magenkrankheiten erfordern eine gezielte Zusatztherapie nach fachlicher Verordnung.

Stuhlverstopfung

Die zu seltene Darmentleerung ist in allen westlichen Industrienationen ein verbreitetes Problem, weil die übliche Kost zu wenig Ballaststoffe enthält, die Menschen sich zu wenig bewegen und Stress den Darm verkrampft.

Symptomatisch sind zu harte Stühle, die oft nur mit großer Mühe abgesetzt werden können, außerdem Blähungen, Völlegefühl, Appetitmangel sowie Kopfschmerzen. Bei einer chronischen Verstopfung drohen Darmschäden, Hämorrhoiden, Krampfadern, Venenentzündungen und aus noch nicht genau bekannter Ursache auch Nierenleiden.

Unverzichtbar zur regelmäßigen Stuhlentleerung ist eine Ernährung mit reichlich Vollkornprodukten, Obst und Gemüse. Bei Bedarf ergänzt man sie durch ballaststoffreiche Diätmittel, insbesondere Kleie und Leinsamen. Überdies muss auf ausreichende Flüssigkeitszufuhr geachtet werden, damit der Stuhl im Darm nicht zu stark eindickt.

Nicht zuletzt soll ein regelmäßiges Bewegungsprogramm zur Darmanregung beitragen und Entspannungstraining den Stressfolgen entgegenwirken.

Unter diesen Voraussetzungen entsteht im Allgemeinen keine Verstopfung, bereits bestehende Darmträgheit kann allein durch diese Maßnahmen normalisiert werden.

Genügt das nicht, darf nicht gleich ein Abführmittel oder Einlauf verabreicht werden. Über kurz oder lang schädigt jedes den Darm und verschlimmert die Verstopfung noch, das gilt auch für die rein pflanzlichen Präparate. Allenfalls hartnäckige akute Verstopfung darf einmal für kurze Zeit mit Abführmitteln behandelt werden. Chronische Verstopfung erfordert zuerst fachliche Untersuchung, nach deren Befund sich die Therapie richtet.

Die Biochemie als Alternative zu Abführmitteln gibt *Calcium phosphoricum D 6, Natrium muriaticum D 6,* versuchsweise auch *Silicea D 12.*

Bei akuter Obstipation beträgt die Tagesdosis des einen ausgewählten Wirkstoffs bis zu 4-mal 1 Dosis, bei chronischem Verlauf können 2 Dosen täglich genügen.

Wenn die Verstopfung aus seelisch-nervöser Ursache entsteht, empfiehlt sich oft *Magnesium phosphoricum D 6,* davon 3-mal täglich 1 Dosis.

Da die Schüßler-Salze den Darm nicht reizen, eignen sie sich auch zur Langzeittherapie.

Übergewicht – Untergewicht

Es gibt mehrere Regeln, nach denen das Körpergewicht beurteilt werden kann. Die einfachste, die für die Selbsteinschätzung vollauf genügt, geht von der Formel aus: *Körpergröße in cm minus 100 = Normalgewicht in kg.* Genauer muss das meist nicht errechnet werden, es kommt nicht auf etwas mehr oder wenige Gewicht an.

Übergewicht beginnt, wenn das nach obiger Formel errechnete Normalgewicht um 10 % überschritten wird, ab 20 % mehr spricht man von der Fettsucht, die ein hohes Gesundheitsrisiko darstellt und unbedingt rasch behandelt werden muss. Untergewicht liegt vor, wenn das Normalgewicht um mehr als 10 % unterschritten wird (lange galt das als Idealgewicht, aber das erwies sich als falsch), bei mehr als 20 % besteht bereits eine erhebliche Gefährdung der Gesundheit.

Die Ursachen der beiden Gewichtsabweichungen von der Norm sind vielfältig. Zum Teil liegen krankhafte organische Prozesse vor, die erst durch gründliche Untersuchung diagnostiziert werden können.

Nach neuen Erkenntnissen aus der Genforschung gibt es tatsächlich auch ungünstige Veranlagung zu Gewichtsstörungen (das galt lange als faule Ausrede der Übergewichtigen). Häufig bestehen aber seelische Einflüsse auf das Essverhalten, die zu suchtartigen Symptomen führen können, z. B. die Ess-, Brech- oder Magersucht. Von den Ursachen hängt die Therapie ab.

Grundsätzlich gilt bei Über- und Untergewicht, dass eine schonende, konsequente Diättherapie erforderlich ist. Das erreichte Normalgewicht muss dann aber auch dauerhaft gehalten werden, was nur durch eine Umstellung der gewohnten Fehlernährung gelingt.

Ergänzt wird das durch ein regelmäßiges, dem individuellen Leistungsvermögen angepasstes Bewegungsprogramm. Zwar liegt der Kalorienverbrauch durch Bewegung niedriger, als häufig erhofft wird, wichtig ist jedoch auch die Anregung des Stoffwechsels durch das Training. Bei Untergewicht kann ein Bewegungsprogramm ebenfalls sinnvoll sein, allerdings nicht, um Kalorien zu verbrauchen, sondern durch Aktivierung der Stoffwechselfunktionen dafür zu sorgen, dass die Nahrung besser verwertet wird.

Nur wenn diese Grundbedingungen geschaffen werden, ist eine ergänzende biochemische Therapie sinnvoll.

Wenn kein hohes Gesundheitsrisiko besteht, ist es auch bei starkem Über- oder Untergewicht grundsätzlich nicht angezeigt, das Gewicht durch strenge Diät rasch abzubauen oder durch kalorienreiche Kost schnell wieder aufzubauen. Das könnte zu erheblichen Gesundheitsstörungen führen.

Bei Übergewicht eignen sich *Natrium sulfuricum D 6* oder *Silicea D 12,* bei Abmagerung *Natrium muriaticum D 6.* Bei Bedarf können zusätzlich die bei Appetitmangel bereits genannten Schüßler-Salze verabreicht werden.

Da in der Regel eine längere Behandlung erforderlich ist, genügt eine Tagesmenge von 3-mal 1 Dosis.

Bei starkem Übergewicht oder erheblichem Untergewicht mit akuter Gesundheitsgefährdung kann es dringend erforderlich sein, das Gewicht rasch wieder zu normalisieren. Eine solche Intensivtherapie muss fachlich überwacht werden, am besten in einer Klinik oder im Sanatorium.

Seelisch bedingte Gewichtsprobleme sprechen allein auf eine Diät nicht genügend an. Notwendig ist vor allem eine Psychotherapie gegen die Ursachen. Nur Psychotherapie dann kann eine ergänzende Ernährungstherapie optimal wirken.

Erkrankungen der Ausscheidungsorgane

Krankheiten des Ausscheidungssystems treten bei Frauen häufiger als bei Männern auf. Das erklärt sich teilweise aus der kürzeren Harnröhre der Frau, durch die Krankheitserreger leichter vordringen. Da das Ausscheidungssystem lebenswichtig ist, dürfen auch vermeintlich banale Erkrankungen nie auf die leichte Schulter genommen werden, schlimmstenfalls könnten die Nieren durch eine verschleppte Krankheit dauerhaft versagen. Fachliche Diagnose und Verlaufskontrolle sind also immer zu empfehlen.

Bettnässen

Etwa ab dem 3. Lebensjahr sollte ein Kind die Harnausscheidung willentlich beherrschen können. Wenn das nicht der Fall ist oder zunächst gelingt, dann aber wieder unkontrollierte Harnausscheidung auftritt, erklärte man das lange überwiegend aus Erziehungsfehlern, familiären Problemen und ähnlichen seelischen Belastungen. Nach neueren Erkenntnissen scheint jedoch, dass organische Ursachen, wie angeborene Missbildungen der Harnorgane oder Blasenentzündungen, häufig zum Einnässen in der Nacht, zum Teil auch noch am Tag führen.

Bei Erwachsenen erklärt sich das Unvermögen, die Harnentleerung willentlich zu kontrollieren, oft aus altersbedingter Schwäche des Schließmuskels, bei Frauen häufig auch noch durch die hormonellen Veränderungen bald nach den Wechseljahren. Ferner ist zu denken an Blasen- und Prostataentzündungen oder Störungen im Nervensystem, psychische Faktoren spielen bei Erwachsenen kaum eine Rolle.

Zur Therapie ist zunächst eine gründliche fachliche Untersuchung notwendig, von deren Befund die Behandlung abhängt. Organische Ursachen werden gezielt medikamentös oder chirurgisch behandelt. Stehen seelisch-nervöse Faktoren im Vordergrund, kann Entspannungs- und Meditationstraining angezeigt sein, in schwereren Fällen auch eine Psychotherapie und/oder Erziehungsberatung.

Die Schüßler-Salze bewähren sich oft gut zur Basistherapie. Angezeigt sind *Calcium phosphoricum D 6, Kalium phosphoricum D 6* oder *Silicea D 12*. Daraus wählt man ein Mittel aus und gibt davon 3-mal täglich 1 Dosis.

Während sich diese Wirkstoffe vor allem bei organischen Ursachen empfehlen, gibt man bei seelisch-nervösen Einflüssen versuchsweise zusätzlich *Magnesium phosphoricum D 6* in der gleichen Dosierung.

Blasenentzündung

Die Entzündung der Harnblase erklärt sich häufig aus einer bakteriellen oder Pilzinfektion, die von außen über die Harnröhre in die Blase aufsteigt. Zugluft, Durchnässung und zu leichte Bekleidung begünstigen die Erkrankung, weil dadurch die lokalen Immunreaktionen geschwächt werden.

Symptomatisch ist vermehrter Harndrang, Brennen in der Harnröhre, Schmerzen beim Wasserlassen, trüber bis blutiger Urin, manchmal auch Bettnässen.

Als unspezifische Beschwerden kommen zum Teil allgemeines Krankheitsgefühl, Appetitmangel, Übelkeit, belegte Zunge und/oder Fieber hinzu.

Bei chronischer Entzündung bildet sich die Symptomatik deutlich zurück, aber schon ein geringer Reiz (wie Abkühlung der Blasengegend) überführt die Krankheit erneut ins akute Stadium mit verstärkten Beschwerden.

Wenn im Verlauf einer Blasenentzündung noch Kreuzschmerzen eintreten, hat sich die Entzündung meist ins Nierenbecken fortgesetzt. Diese ernste Komplikation muss rasch fachlich behandelt werden.

Selbsthilfe ist unbedenklich bei leichten Erkältungskatarrhen der Blase, ansonsten muss stets der Therapeut zugezogen werden. Nicht selten ist zunächst ein Antibiotikum erforderlich, das ausreichend hoch und lange genug verabreicht werden muss, damit alle Erreger vernichtet werden. In jedem Fall können die Schüßler-Salze aber andere Therapien ergänzen und bessere Voraussetzung für die völlige Ausheilung schaffen. Um Rückfälle oder chronischen Verlauf zu vermeiden, empfiehlt es sich, die biochemischen Mittel noch einige Zeit nach dem Absetzen des Antibiotikums einzunehmen.

Geeignet sind *Ferrum phosphoricum D 12, Magnesium phosphoricum D 6* oder *Silicea D 12,* bei Bedarf auch Ferrum phosphoricum kombiniert mit Silicea.

Bei akuter Blasenentzündung gibt man davon 3- bis 4-mal am Tag 1 Dosis eines der genannten Mittel, bei chronischem Verlauf zur Langzeittherapie 2-mal täglich eine Dosis.

Zusätzlich sollte eine reiz- und gewürzarme Diät eingehalten werden, damit die Blasenschleimhaut nicht gereizt wird.

Einleitend können auch 2–3 Saftfastentage zur allgemeinen Umstimmung mit Aktivierung der Selbstheilungsregulationen angezeigt sein.

Heiße Kompressen auf die Blasengegend lindern vor allem Schmerzen und Verkrampfungen, kalte Auflagen wirken ebenfalls schmerzlindernd und dämmen die Entzündung der Blase ein.

Bei Bedarf gibt man neben den Schüßler-Salzen noch fertige pflanzliche Arzneimittel, z. B. mit Bärentraube, Goldrute und Kamille, die oft miteinander kombiniert werden. Vor allem bei chronischen Entzündungen kann die Goldrute unverzichtbar sein, um auch die Nieren zu schützen.

Harnentleerungsstörungen

Dazu gehören verschiedene Beschwerden beim Urinieren, vor allem zu früher und häufiger Harndrang ohne entsprechende Blasenfüllung, Harnstottern mit Unvermögen, den Urin kontinuierlich abzugeben, Harnträufeln mit unwillkürlichem, oft unbemerktem tropfenweisen Harnabgang oder die Harnverhaltung mit Unfähigkeit, die gefüllte Harnblase spontan zu entleeren. Begleitet werden die Beschwerden zum Teil von schmerzhaftem Harndrang.

Diese funktionellen Störungen treten durch vielfältige Ursachen auf, die nur durch fachliche Untersuchung genau abgeklärt werden können. Unter anderem kommen Blasenentzündungen, Blasensteine und andere Blasenkrankheiten, Inkontinenz älterer Menschen, Verletzungen, Operationen, schwere Geburten, Bandscheibenvorfall oder multiple Sklerose in Betracht.

Zur Ausheilung müssen diese Ursachen gezielt nach Verordnung behandelt werden, ehe sie ins chronische Stadium übergehen.

Die Biochemie gibt bei Störungen der Harnentleerung *Ferrum phosphoricum D 12* oder *Magnesium phosphoricum D 6*, vor allem bei Blasensteinen versuchsweise auch *Lithium chloratum D 6*.

Bei akuten Beschwerden gibt man täglich bis zu Dosis 6 Dosen eines der genannten Wirkstoffe, nach Besserung und bei chronischem Verlauf genügt 3- bis 4-mal am Tag 1 Dosis.

Auch die bei Bettnässen und Blasenentzündung genannten Schüßler-Salze können in derselben Dosierung verabreicht werden.

Die individuelle ergänzende Therapie erfordert bei Infektionen oft Antibiotika, ehe die Erreger ins Nierenbecken aufsteigen. Gut bewährt sich zum Teil auch Kürbissamen (Reformhaus), der die Blasenmuskulatur günstig beeinflusst.

Im Einzelfall kann eine Operation erforderlich sein, um beispielsweise Verwachsungen zu entfernen oder den Verschluss der Harnblase wieder zu normalisieren.

Ferner gibt es im Sanitätsfachhandel spezielle Geräte, die durch schwache elektrische Reize auf die Blase die Harnentleerung wieder normalisieren können.

Nierenleiden

Alle Nierenkrankheiten können akut lebensbedrohlich werden, wenn nicht rechtzeitig und korrekt behandelt wird. Deshalb muss Selbsthilfe auch bei leichten Beschwerden unterlassen werden, das Risiko liegt zu hoch. Entzündungen der Nieren, des Nierenbeckens und Nierensteine kommen am häufigsten vor.

Die *Nierenbeckenentzündung* entsteht oft durch Erreger, die aus der entzündeten Blase aufsteigen, aber auch auf dem Blutweg gelangen sie zum Teil ins Nierenbecken. Erkältungen, chronische Darmträgheit und/oder Schwangerschaft begünstigen diese Krankheit.

Symptomatisch sind allgemeines Krankheitsgefühl, unterschiedlich hohes Fieber, zum Teil Schüttelfrost, Schmerzen in der Lendengegend und trüber Urin.

Eine *Nierenentzündung* entwickelt sich nicht selten aus einer nicht frühzeitig genug behandelten Nierenbeckenentzündung. Häufig beginnt sie aber auch 1–3 Wochen nach einer anderen Infektionskrankheit (oft Masern, Scharlach, Mandelentzündung) oder durch chronische Krankheitsherde vor allem an Mandeln und Zahnwurzeln. Sie tritt plötzlich oder schleichend auf und führt zu allgemeiner

Abgeschlagenheit, Fieber, Rücken-, Kopfschmerzen, Appetitmangel, Bluthochdruck, Schwellungen im Gesicht vor allem an den Augenlidern, in schweren Fällen auch Anschwellung der Gliedmaßen und Atemnot, der Urin ist trübblutig.

Nierensteine bilden sich durch Ausfällung von Harnbestandteilen, oft nach einer Nierenentzündung. Feinste Ablagerungen nennt man *Nierengrieß* und *Nierensand.* Die Steine selbst werden unterschiedlich groß, kantig oder weicher und sind unterschiedlich zusammengesetzt. Nierensteine, die den Harnabgang nicht blockieren, führen lediglich zu erträglichen, dumpfen Rücken- und Unterbauchschmerzen, ab und zu finden sich Nierengrieß oder Nierensand und Blut im Urin. Wird ein kleiner Stein im Harnleiter eingeklemmt, kommt es zur heftigen Kolik. Wenn größere Steine den Harnabfluss behindern, staut sich der Urin und bläht die Nieren so auf, dass das Gewebe zugrunde geht.

Es versteht sich von selbst, dass derart ernste Erkrankungen nicht selbständig behandelt werden dürfen, auch wenn nur geringe Beschwerden bestehen. Als Folge einer unzulänglichen Behandlung könnten die Nieren so schwer geschädigt werden, dass regelmäßige Dialyse (Blutwäsche) oder eine Nierentransplantation erforderlich werden, wenn der Nierenschaden nicht sogar tödlich endet. Aber es spricht nichts dagegen, die fachlich verordnete Therapie durch Naturheilverfahren zu ergänzen.

Die Biochemie empfiehlt bei Nierenleiden *Ferrum phosphoricum D 12, Lithium chloratum D 6* oder *Kalium arsenicosum D 6.*

Akute Erkrankungen können bis zu 6-mal täglich 1 Dosis eines der genannten Mittel erfordern, nach Besserung und bei chronischem Verlauf genügt in der Regel 3-mal 1 Dosis am Tag.

Zusätzlich kann ein pflanzliches Arzneimittel mit Goldrute als Hauptbestandteil verabreicht werden, weil diese Heilpflanze besonders gut auf die Nieren wirkt. Zusammen mit der harndesinfizierenden Bärentraube kann sie sogar eine leichtere Nierenbeckenentzündung ausheilen, fachliche Verlaufskontrolle ist dann aber unerlässlich. Vielfach ist bei Nierenleiden auch noch eine salz- und reizarme Diät notwendig.

Bei Steinleiden sind harntreibende Heilpflanzen angezeigt, um Nierensand und Nierengrieß auf natürlichem Weg auszuschwemmen. Gut eignen sich dazu Brennnessel- und Löwenzahntee (auch gemischt). Selbst kleinere Nierensteinchen können auf diese Weise ausgeschwemmt werden, allerdings muss zuvor der Therapeut zustimmen. Da es dabei zu Koliken kommen kann, wird er ein geeignetes Arzneimittel für den Notfall verordnen.

Wenn keine konservative Therapie hilft, werden die Nierensteine heutzutage meist durch Schallwellen zertrümmert und die Reste auf natürlichem Weg mit dem Urin ausgeschieden, die übliche Operation hat dadurch viel an Bedeutung verloren.

Zur Vorbeugung von Nierensteinen soll ausreichend getrunken werden, damit der Harn nicht zu stark konzentriert wird. Bewährt hat sich dazu der Hagebuttentee, der auch längere Zeit unbedenklich getrunken werden kann.

Erkrankungen des Bewegungsapparats

An den Bewegungsorganen treten im Verlauf des Lebens fast immer Beschwerden auf. Vielfach entstehen sie aus banaler Ursachen (Überanstrengung, Zugluft) und heilen dann rasch wieder aus. Nicht selten verlaufen sie aber chronisch, schränken die Beweglichkeit immer stärker ein und enden schließlich mit der Frühinvalidität.

Bei akuten Schmerzzuständen am Bewegungsapparat sind häufig die üblichen Schmerzmittel und Antirheumatika indiziert, um rasch eine Linderung zu erzielen.

Schüßler-Salze und andere Naturheilverfahren eignen sich vornehmlich bei chronischem Krankheitsverlauf zur gut verträglichen Langzeittherapie. Ob Selbsthilfe möglich ist oder der Therapeut zugezogen werden muss, sollte im Einzelfall beurteilt werden.

Bandscheibenschäden

Die elastischen Puffer zwischen den Wirbeln nutzen sich im Lauf des Lebens ab, werden spröde und können auf Nerven drücken, die aus dem Rückenmark austreten. Diese normale Abnutzung muss kaum Beschwerden verursachen. Auch die vorzeitige Abnutzung durch Fehl-, Überbelastungen oder anlagebedingte Bindegewebsschwäche muss keine nennenswerten Symptome hervorrufen.

Bei manchen Patienten sind die Bandscheiben regelrecht verschlissen, trotzdem treten kaum Beschwerden auf, während bei anderen schon eine geringfügige Abnutzung der Bandscheiben zu starken Symptomen führen kann.

Da der Schmerz nach der Diagnose des Bandscheibenschadens seine Funktion als Warnzeichen erfüllt hat, kann er durch schmerz- und krampflindernde Arzneimittel nach Verordnung unterdrückt werden. Das trägt allerdings nichts zur Regeneration der Bandscheiben bei.

Die Biochemie gibt zur Symptomlinderung und teilweise möglichen Regeneration die Kombination von *Calcium phosphoricum D 6* mit *Silicea D 12*.

Bei akuten Symptomen werden täglich 3–4 Dosen Calcium und 1–2 Dosen Silicea verabreicht, nach Besserung genügen 2–3 Dosen Calcium und 1 Dosis Silicea. Die beiden Wirkstoffe dürfen nicht zusammen eingenommen werden, mindestens 1 Stunde Abstand zur vorhergehenden und nachfolgenden Einnahme ist notwendig. Wenn der akute Zustand ausgeheilt ist, kann Silicea zur Langzeittherapie mit 2 Dosen am Tag verwendet werden.

Ergänzend muss unbedingt auf gute Körperhaltung und spezielle Gymnastik für die Rückenmuskulatur geachtet werden. Beginnt man damit bereits in jungen Jahren, lassen sich Bandscheibenschäden verhüten oder verzögern.

Massagen, Kälte-, Wärmetherapie, Chirotherapie und Neuraltherapie runden die medikamentöse Behandlung ab.

Wenn dauernd Schmerzmittel eingenommen werden müssen und/oder eine vorgefallene Bandscheibe durch Druck auf Nerven zur Lähmung führt, führt an der chirurgischen Behandlung meist kein Weg vorbei. Heute kann oft ambulant operiert werden.

Gelenkabnutzung

Ähnlich wie Bandscheibenschäden kommt auch diese Erkrankung häufig vor. Besonders unter älteren Menschen gibt es nur wenige, bei denen nicht an einzelnen oder mehreren Gelenken eine mehr oder minder schwere Arthrose besteht. Als Grundursachen spielen angeborene Minderwertigkeit des Gelenkknorpels, Bewegungsmangel und/oder Übergewicht eine wichtige Rolle. Ferner ist zu denken an häufige Fehl- und Überbelastungen, Gelenkentzündungen, Gelenkverletzungen und andere Gelenkschäden.

Die Arthrose beginnt unmerklich mit gelegentlichen leichten, ziehenden Gelenkschmerzen. Im Lauf von Monaten bis Jahren werden sie stärker und bestehen dauernd. Die betroffenen Gelenke schwellen an, und es können wiederholt akute Gelenkentzündungen aufflammen. In fortgeschrittenen Fällen klingen die Schmerzen auch bei unbelasteten Gelenken nicht mehr ab, sie versteifen allmählich bis zur Gebrauchsunfähigkeit.

Mit den heute zur Verfügung stehenden therapeutischen Maßnahmen kann eine Arthrose noch nicht geheilt werden, lediglich eine Besserung und Erhaltung der Beweglichkeit darf man realistisch erwarten. Deshalb sollte es möglichst überhaupt nicht zur vorzeitigen Gelenkabnutzung kommen. Das setzt voraus, dass die Gelenke regelmäßig durch Gymnastik und Sport trainiert werden, wobei aber keine Fehl- und Überbelastungen auftreten dürfen. Alle anderen möglichen Ursachen der Arthrose, die oben genannt wurden, müssen frühzeitig behandelt und vollständig ausgeheilt werden.

Wenn eine Arthrose bereits besteht, hängt die Therapie von den Ursachen ab. Erkrankungen der Gelenke werden nach Verordnung behandelt, Fehl- und Überlastungen vermieden. Regelmäßiges Training ist ebenfalls erforderlich, nur dann wird genügend Gleitflüssigkeit im Gelenk produziert und die Beweglichkeit so gut wie möglich erhalten. Anfangs ist oft Krankengymnastik angezeigt, nach Besserung kann selbständig weiter trainiert werden.

Schmerzen sollen medikamentös so weit wie möglich unterdrückt werden, sonst wird die Bewegungstherapie zur Qual.

Während die üblichen Rheuma- und Schmerzmittel lediglich Symptome lindern, kann die Biochemie bei längerer Anwendung zur Regeneration beitragen. Geeignet sind *Calcium fluoratum D 12*, das sogar die angeborene Minderwertigkeit des Gelenkknorpels günstig beeinflusst, und *Lithium chloratum D 6*. Beide Wirkstoffe können auch abwechselnd verabreicht werden, aber immer im zeitlichen Abstand von 1 Stunde zum jeweils anderen Wirkstoff.

Zur Langzeittherapie genügt es, täglich 3-mal 1 Dosis Calcium und/oder Lithium einzunehmen, bei akut verschlimmerten Beschwerden ist 4- bis 6-mal am Tag je 1 Dosis Calcium und Lithium angezeigt. Ergänzend kann die afrikanische Heilpflanze Teufelskralle eingesetzt werden, die in fertiger Zubereitung auch bei uns in Apotheken erhältlich ist.

Darüber hinaus empfehlen sich physiotherapeutische Maßnahmen, beispielsweise Massagen, Wärmetherapie, Fango-, Moorpackungen, Gelenkgüsse und Lehmwickel um kranke Gelenke.

Von außen können die zahlreichen Rheumagels und Rheumasalben angewendet werden, um die innerliche Behandlung zu unterstützen. Erst diese kombinierte Therapie bietet die besten Chancen auf spürbare Besserung.

Gelenkrheuma

Arthrose gehört zwar auch zu den Erkrankungen des rheumatischen Formenkreises, im engeren Sinn versteht man unter Gelenkrheuma aber entzündliche Erkrankungen. Sie können sich schleichend mit zunehmenden Schmerzen und Bewegungseinschränkungen entwickeln und verlaufen dann häufig chronisch.

Die akute Arthritis beginnt plötzlich mit schmerzhafter Rötung und Schwellung der betroffenen Gelenke, Hitzegefühl in den Gelenken, zum Teil auch Fieber.

Akute Arthritis entsteht oft durch Infektion, dauernde Gelenkreizungen, Verletzungen und Vereiterungen von Gelenken, zum Teil auch durch Fernwirkung chronischer Krankheitsherde vor allem an den Zahnwurzeln und Mandeln. Als Komplikationen drohen Herz- und Nierenschäden.

Die chronische Form lässt sich meist aus rheumatischen Ursachen erklären, die wiederum durch Autoimmunvorgänge entstehen. Dabei greift das körpereigene Immunsystem das Gewebe der Knochen und Gelenke an, was zu Entzündungen führt.

Da Autoimmunreaktionen noch nicht heilbar sind, beschränkt sich die Therapie darauf, die Symptomatik zu lindern. Nur selten gelingt es, auch die überschießenden Reaktionen des Immunsystems befriedigend einzudämmen.

Da bedenkliche Herz- und Nierenkomplikationen sowie vorzeitige Gelenkabnutzung drohen, erfordert die Krankheit immer fachliche Hilfe. Schmerz- und entzündungshemmende Arzneimittel stehen am Anfang der Therapie.

Die Biochemie empfiehlt hauptsächlich *Kalium jodatum, Lithium chloratum, Natrium muriaticum* oder *Natrium sulfuricum,* alle in D 6.

Die akuten Gelenkbeschwerden behandelt man mit 4- bis 6-mal täglich 1 Dosis eines der genannten Wirkstoffe, bei chronischem Verlauf genügt 3mal am Tag 1 Dosis.

Im Einzelfall kann die Kombination von Lithium chloratum mit einem der anderen genannten Schüßler-Salze empfohlen werden, das verbessert die Wirkung oft deutlich. In diesem Fall gibt man von beiden Wirkstoffen täglich 2-mal 1 Dosis, beim akuten stärkeren Krankheitsbild 3-mal 1 Dosis am Tag.

Alle weiteren Maßnahmen richten sich nach den Ursachen. Chronische Krankheitsherde und Eiterungen müssen notfalls chirurgisch saniert werden, die Autoimmunvorgänge lassen sich durch eine individuell verordnete Reizkörpertherapie beeinflussen.

Unabhängig von den Ursachen sind meist noch pflanzliche Heilmittel zur Ergänzung angezeigt, und zwar Brennnessel, Löwenzahn, Teufelskralle, Wacholder oder die schmerz- und entzündungshemmende Weidenrinde, die Salizylsäure enthält. Am besten verwendet man die fertigen pflanzlichen Medikamente (Tropfen, Dragees oder Tabletten aus der Apotheke), ein Tee kann nicht so genau dosiert werden.

Äußerlich sind pflanzliche Rheumagels und -salben Rheumamittel angezeigt. Die Physiotherapie wird wie bei Gelenkabnutzung durchgeführt.

Bei akutem schwerem Gelenkrheuma sind chemische Rheumamittel, zum Teil auch Antibiotika und Kortison, oft nicht zu vermeiden, um Komplikationen zu verhindern. So bald wie möglich sollen sie aber durch die besser verträglichen Naturheilverfahren ersetzt werden.

Knochenfraktur

Eine Knochenfraktur entsteht durch äußere Gewalteinwirkung, nicht selten aber auch spontan bei Knochenkrankheiten.

Symptomatisch sind abnorme Lage und Beweglichkeit des gebrochenen Knochens, Schwellungen und Schmerzen an der Bruchstelle, zum Teil auch eine offene Wunde.

Die Erstversorgung von Knochenbrüchen erlernt man im Erste-Hilfe-Kurs, alle weiteren Maßnahmen werden dann in der Klinik oder ambulant durchgeführt.

Der Bruch eines Knochens kann natürlich nicht allein durch Schüßler-Salze und andere Naturheilverfahren behandelt werden. Zunächst muss die Fraktur wieder eingerichtet und dann mit einem Gipsverband bis zur Heilung fixiert werden.

Die Vernarbung der Bruchstelle lässt sich aber durch *Calcium phosphoricum D 6* verbessern und beschleunigen. Dazu gibt man täglich 3- bis 4-mal 1 Dosis bis zur vollständigen Verheilung.

Kreuzschmerzen – Hexenschuss

Der *Hexenschuss* beginnt mit plötzlich einschießenden Schmerzen, oft ausgelöst durch ungeschickte Bewegungen oder Anheben zu schwerer Lasten. Das deutet auf einen Bandscheibenschaden hin.

Kreuzschmerzen können ebenfalls spontan einsetzen, sich aber auch schleichend entwickeln und immer stärker werden. Husten, Niesen und Lachen können die Schmerzen akut verschlimmern. Häufig kommt es in immer kürzer werdenden Abständen zu Rückfällen.

Auch den Kreuzschmerzen liegt oft ein Bandscheibenschaden zugrunde. Zu denken ist aber auch an rheumatische Ursachen, Übergewicht mit Bauchansatz, der die Lendenwirbelsäule statisch ungünstig belastet, bei Frauen noch Menstruationsbeschwerden oder Erkrankungen im Unterleib. Das muss durch Untersuchung sorgfältig geklärt werden, damit gezielte Therapie und Vorbeugung von Rückfällen möglich wird.

Zur Soforthilfe bei akuten Schmerzen können die üblichen Schmerzmittel (wie Acetylsalizylsäure, Ibuprofen) angezeigt sein, ergänzt durch die Schüßler-Salze *Calcium phosphoricum D 6* oder *Natrium muriaticum D 6*.

Bei akuten Beschwerden wird 4- bis 6-mal täglich 1 Dosis eines der genannten Mittel verabreicht, bei chronischem Verlauf genügt 3mal täglich 1 Dosis.

Zusätzlich kann von außen durch pflanzliche Rheumasalben oder Arnikatinktur nach Gebrauchsanweisung behandelt werden.

Beim akuten Bandscheibenvorfall als Ursache der Schmerzen empfiehlt sich zur Basisbehandlung die Chirotherapie zur »Einrenkung« der betroffenen Wirbel und Bandscheiben. Wenn akute Gefahr einer Lähmung besteht, führt an der Operation in der Regel kein Weg vorbei.

Muskelrheuma

Muskel- oder Weichteilrheumatismus betrifft Muskeln, Sehnen, Schleimbeutel, zum Teil auch Nerven. Meist handelt es sich dabei um keine »echte« rheumatische Erkrankung, sondern um Folgen von Zugluft, Fehl-, Überbelastungen und ähnliche äußere Reize.

Das einfache Weichteilrheuma kann versuchsweise selbständig behandelt werden.

Die Biochemie verwendet dazu *Ferrum phosphoricum D 12* im Wechsel mit *Silicea D 12,* von beiden täglich 2- bis 3-mal 1 Dosis, bei chronischem Verlauf 1- bis 2-mal täglich 1 Dosis. Zum Teil wirken *Kalium jodatum D 6* oder *Natrium muriaticum D 6* mit 4- bis 6-mal täglich 1 Dosis, bei chronischem Rheuma 3-mal täglich 1 Dosis, allerdings besser. Das muss ausprobiert oder vom Therapeuten beurteilt werden.

Ergänzend können örtlich Rheumagels und -salben, heiße Kompressen, nach Besserung auch kalte Waschungen und Güsse (wenn verträglich) angewendet werden. Bei starken Beschwerden sind einleitend auch die fachlich verordneten Rheuma- und Schmerzmittel indiziert.

Osteoporose

Die verbreitete Entkalkung von Knochen kommt heutzutage recht häufig vor. Hauptsächlich betroffen sind Frauen nach der Lebensmitte, aber auch bei Männern beobachtet man das Krankheitsbild inzwischen vermehrt.

Die Ursachen sind noch unbekannt, diskutiert wird unter anderem eine Störung des Kalziumhaushalts durch den Ausfall der Sexualhormone ab dem Klimakterium. Ferner gibt es Hinweise darauf, dass bereits die Kalziumversorgung im Kindes- und Jugendalter maßgeblich mit über eine spätere Osteoporose entscheidet. Unabhängig vom Alter können Kalziummangel, Störungen der Kalziumverwertung und Mangel an Bewegung die Osteoporose begünstigen. Der mögliche Einfluss von Erbanlagen lässt sich noch nicht endgültig beurteilen, im Einzelfall ist die ungünstige Veranlagung sicher nicht auszuschließen.

Als mögliche Warnzeichen einer Osteoporose treten zunächst unklare Knochenschmerzen auf, die bald durch fachliche Untersuchung abgeklärt werden müssen. Bei fortgeschrittener Knochenentkalkung kommt es zur Verkrümmung der Wirbelsäule mit Bildung eines Buckels, deutlich verringerter Körpergröße und Spontanfrakturen der Knochen bereits bei normaler Beanspruchung, die hauptsächlich die Wirbel betreffen.

Seit geraumer Zeit werden Frauen routinemäßig bereits vorbeugend Sexualhormone verabreicht. Das beginnt schon vor dem Klimakterium und wird oft lebenslang beibehalten. Auch in der Therapie standen die Hormone im Vordergrund. Eine gewisse Wirkung dieser Hormonersatzbehandlung in der Prophylaxe und Therapie ist nicht zu bestreiten, obwohl sie längst nicht so deutlich ausfallen, wie oft angenommen wird.

Nach den neuesten Erkenntnissen aus großen internationalen Studien steht mittlerweile jedoch zweifelsfrei fest, dass die Hormontherapie schwerwiegende Folgen beinhaltet, insbesondere Brustkrebs und Herz-Gefäß-Schäden. Deshalb ist diese Behandlung nur noch ausnahmsweise im begründeten Einzelfall indiziert, keinesfalls routinemäßig und lebenslang.

Leider weisen viele Ärzte ihre Patientinnen immer noch nicht auf die neu erkannten Risiken der Hormonersatztherapie hin, sondern kritisieren zum Teil unsachlich die Studien. Jede Frau kann und muss letztlich selbstverantwortlich entscheiden, welche Risiken sie in Kauf nehmen will. Das setzt voraus, dass sie darüber vom Arzt aufgeklärt wird.

Die Vorbeugung der Osteoporose muss bereits im Kindesalter beginnen. Sie besteht aus vollwertiger Kost mit ausreichend Kalzium, ergänzt durch genügend Bewegung an der frischen Luft, die dafür sorgt, dass Kalzium vermehrt in die Knochen eingebaut wird. Überdies regt der Aufenthalt im Freien auch die Bildung von Vitamin D an, das für die Kalziumverwertung unverzichtbar ist. Auf diese Weise entsteht ein starkes Knochengerüst, das alterstypische Abbauvorgänge am Knochen ohne Gefahr verkraftet.

Auch die Therapie der Osteoporose setzt Vollwertkost und Bewegung voraus. Zusätzlich muss der erhöhte Kalziumbedarf aber durch entsprechende Arzneimittel gedeckt werden. Oft gibt man heute gleich noch Vitamin D hinzu, um zu gewährleisten, dass die erhöhte Kalziumzufuhr auch richtig verwertet wird. Allein durch diese Maßnahmen kann die Osteoporose oft in Schach gehalten werden.

Ergänzend empfehlen sich die Schüßler-Salze *Calcium fluoratum D 12* oder *Calcium phosphoricum D 6,* die mit zur Normalisierung des Kalziumstoffwechsels und zur Kalziumverwertung beitragen.

Schulter-Arm-Syndrom

Diese nicht seltene Erkrankung führt zu Störungen der Empfindungs- und Bewegungsnerven und vegetativen Nervenstörungen im Bereich von Hals, Schultern und Oberarmen.

Als Ursache besteht eine Reizung der örtlichen Nerven oder eine Durchblutungsstörung im betroffenen Gebiet. Auch psychische Einflüsse scheinen oft eine Rolle zu spielen, sind aber noch nicht hinreichend geklärt.

Die Diagnose der Grundkrankheit, die zu Nervenreizungen und Durchblutungsstörungen führt, fällt oft schwer und gelingt nicht immer. Zu denken ist an Erkrankungen des Schultergelenks, Bandscheibenvorfall mit ausstrahlenden Schmerzen, Nervenschmerzen oder Krankheiten innerer Organe, deren Symptome in den Schulter-Hals-Bereich ausstrahlen, bevorzugt an Herz und Lunge sowie an der Körperhauptschlagader. Das muss so genau wie möglich festgestellt werden, damit eine gezielte Therapie möglich wird. Lassen sich keine organischen Grundkrankheiten diagnostizieren, liegen vermutlich psychische Faktoren zugrunde.

Die örtliche Therapie entspricht weitgehend der bei Gelenk- und Muskelrheuma (s. d.).

Unabhängig von den Ursachen gibt die Biochemie *Ferrum phosphoricum D 12* mit 4- bis 6-mal 1 Dosis täglich, bei chronischem Verlauf nur 2- bis 3-mal 1 Dosis zur Langzeittherapie.

Das kann zur Ausheilung genügen, oft werden aber noch andere Heilverfahren eingesetzt, vor allem schmerz- und entzündungslindernde Medikamente, Neuraltherapie, Chirotherapie und Vitamine der B-Gruppe nach Verordnung. Wenn es gelingt, die Ursachen genauer zu ermitteln, wird der Therapeut eine spezifische Behandlung einleiten.

Psychische Faktoren können durch Entspannungs- und Meditationsübungen beeinflusst werden, bei Bedarf wird auch einmal fachliche Psychotherapie notwendig.

Da die Krankheit leicht chronisch wird, muss frühzeitig und konsequent behandelt werden, sonst kann sie den Patienten das ganze Leben lang begleiten.

Erkrankungen der Haut

Hautleiden verlaufen oft chronisch und neigen zu Rückfällen. Inzwischen sind gut 18 % der Bevölkerung in irgendeiner Weise davon betroffen. Die Symptomatik beeinträchtigt nicht nur das äußere Erscheinungsbild (was indirekt zu psychischen Problemen führen kann), sondern kann auch auf innere, verborgene Krankheiten hindeuten, beispielsweise Leberleiden, Verdauungs- und Stoffwechselstörungen. Klarheit kann nur die fachliche Untersuchung schaffen, die auch bei leichteren Hautkrankheiten empfohlen wird.

Es gibt heute gut wirksame chemische Arzneimittel, die Hautkrankheiten meist bald unterdrücken, aber oft nicht heilen. Das kann sich ungünstig auf innere Organe auswirken und viele Körperfunktionen stören. Deshalb darf man sich nicht mit kosmetischen Anwendungen begnügen, nur die fachlich überwachte Therapie gegen Ursachen und Symptome heilt die Hautleiden aus und verhindert Rückfälle so gut wie möglich.

Akne

Die typische Akne entsteht durch die hormonellen Veränderungen in der Pubertät, die sich ungünstig auf die Hautfunktionen auswirken. Insbesondere die Talgdrüsen funktionieren stärker, Talg kann sich stauen und Entzündungen und Eiterungen provozieren. Die Krankheit betrifft überwiegend Gesicht, Brust und oberen Rücken.

Sonderformen der Akne außerhalb der Pubertät können zum Beispiel durch Kontakt mit Staub, Teer, Brom und Jod und anderen schädlichen Reizen entstehen. Dann beschränkt sich die Symptomatik nicht auf die bei Pubertätsakne betroffenen Hautgebiete.

Die Therapie aller Akneformen erweist sich oft als schwierig, zum Teil auch sehr langwierig. Am schnellsten zu heilen sind meist die Sonderformen, denn wenn es gelingt, die Ursache auszuschalten, bilden sich die Hautsymptome meist bald zurück.

Speziell gegen Jodakne kann das Schüßler-Salz *Kalium jodatum D 6,* gegen Bromakne *Kalium bromatum D 6* verabreicht werden, davon täglich 3- bis 4-mal 1 Dosis bis zur Heilung.

Da die Ursachen der Pubertätsakne viel komplexer sind, lassen sie sich nicht so einfach ausschalten. Notwendig ist vielmehr eine ganzheitliche Therapie, die sich nicht auf die Haut beschränkt.

Die Biochemie gibt dazu *Kalium bromatum D 6, Kalium jodatum D 6* (beide sind nicht nur bei Brom- und Jodakne angezeigt) oder *Natrium muriaticum D 6.*

Bei akut auftretender Akne nimmt man 4- bis 6-mal täglich 1 Dosis eines der Wirkstoffe, zur Langzeittherapie 3-mal am Tag 1 Dosis bis zur Heilung.

Es kann Monate oder gar Jahre dauern, bis die Pubertätsakne ausheilt, selbst bei Erwachsenen können noch Symptome auftreten.

Ergänzt wird die Biochemie durch sorgfältige Hautreinigung mit seifenfreien Produkten (Syndets), die den zur Abwehr wichtigen Säureschutz der Haut nicht zerstören. Ferner verwendet man desinfizierende Gesichtswässer, die auch die übermäßige Talgproduktion einschränken, und führt 3- bis 4-mal wöchentlich Gesichtsdampfbäder mit Kamillen durch.

Oft unterstützt auch eine rohkostreiche, fett- und gewürzarme Kost die Heilung.

In schweren Fällen mit größeren Eiterungen sind zur Soforthilfe oft Antibiotika erforderlich, zur Langzeittherapie eignen sie sich jedoch nicht. Wenn die Akne Narben hinterlässt, können diese chirurgisch behandelt werden.

Ekzem

Wir kennen verschiedene Ekzemformen, auf deren Unterschiede hier aber nicht näher eingegangen werden muss. Erwähnt sei nur das atopische Ekzem, besser bekannt als *Neurodermitis,* weil es seit geraumer Zeit immer häufiger vorkommt.

Ekzeme entstehen aus verschiedenen Ursachen, die Ursachen nicht immer genau diagnostiziert werden können. Vielfach liegt eine allergische Überempfindlichkeit durch Fehlfunktionen des Immunsystems zugrunde, das auf Reize reagiert, die überhaupt keine Immunantwort erfordern. Typisches Beispiel dafür ist das Kontaktekzem durch Berührung unverträglicher Materialien.

Zum Teil besteht eine angeborene Neigung zu Ekzemen, die unter anderem bei Neurodermitis eine Rolle spielt.

Auch Infektionen mit Hautpilzen sind nicht selten für Ekzeme verantwortlich. In vielen Fällen muss überdies an seelische Einflüsse gedacht werden, die insbesondere bei Neurodermitis von einiger Bedeutung zu sein scheinen.

Nur durch fachliche Untersuchung lassen sich die Ursachen ermitteln, die allerdings nicht immer gezielt behandelt werden können.

Allen Ekzemen gemeinsam ist die brennende Hautrötung, verbunden mit Juckreiz, der so quälend sein kann, dass die Betroffenen die Haut blutig aufkratzen. Im weiteren Verlauf kommen Bläschen, Schuppen, Krusten und Flechten dazu, teilweise nässen Ekzeme auch.

Bei chronischem Verlauf nimmt die Flechtenbildung und Verhornung der Haut zu und feine Einrisse entstehen. Kompliziert werden kann ein Ekzem durch Infektionen der betroffenen Hautareale.

Die Therapie eines Ekzems ist schwierig, nimmt meist viel Zeit in Anspruch und ist nicht immer erfolgreich, zum Teil lassen sich nur die Symptome lindern.

Bei stärkeren hartnäckigen Beschwerden ist es vertretbar, vorübergehend äußerlich chemische Arzneimittel (wie Kortison) anzuwenden. Heilen können sie Kortison allerdings nicht, besonders bei längerem Gebrauch treten oft erhebliche Nebenwirkungen auf.

Eine tiefgreifendere ursächliche Behandlung wird innerlich durchgeführt, wobei sich die Schüßler-Salze zum Teil gut bewähren. Geeignet sind *Kalium arsenicosum D 6, Kalium sulfuricum D 6* oder *Natrium muriaticum D 6.* Das Letztgenannte kann auch zur Basistherapie verabreicht werden, ergänzt durch einen der anderen beiden Wirkstoffe.

Da auch akute Ekzeme im Allgemeinen längere Zeit behandelt werden müssen, genügt eine Dosierung von 3- bis 4-mal täglich 1 Dosis eines der angegebenen Mittel, beim chronischen Ekzem sogar nur 2-mal täglich 1 Dosis.

Allein durch Biochemie heilt das Ekzem oft nicht vollständig aus, individuell sind noch weitere Maßnahmen nach fachlicher Verordnung notwendig. Da die erkrankte Haut seifenempfindlich ist, durfte sie früher häufig wochenlang nicht gewaschen werden. Heute stehen dazu die modernen

Syndets zur Verfügung, die der kranken Haut nicht weiter schaden und ihren Säureschutz nicht zerstören.

Nach der Reinigung wird die kranke Haut mit pflanzlichen Hautwässern nachbehandelt, die zum Beispiel Extrakte von Ackerschachtelhalm, Eichenrinde und Walnussblättern enthalten.

Schließlich gehört zur Therapie eine reiz- und gewürzarme, rohkostreiche Diät, die alle unverträglichen Nahrungsmittel strikt meiden muss.

Rückfälle nach scheinbar völliger Heilung dürfen nicht entmutigen, man nimmt die Therapie einfach wieder auf. Das ist auch deshalb notwendig, weil Ekzeme mit Bronchialasthma und Heuschnupfen in Beziehung stehen. Diese allergischen Krankheiten lassen sich möglicherweise verhüten, wenn das Ekzem konsequent behandelt wird.

Fistel

Als Fistel bezeichnet man eine abnorme, röhrenförmige Verbindung zwischen Körperhöhlen oder Hohlorganen untereinander oder mit der Körperoberfläche. Das kann angeboren sein oder erst im Lauf des Lebens entstehen, z. B. durch Verletzungen, Operationen, Entzündungen, Tumore oder Strahlentherapie. Zu den häufigsten gehören Anal-, Blasen- und Darmfisteln.

Die Therapie hängt davon ab, wo die Fistel lokalisiert ist und ob sie Beschwerden verursacht. In der Regel wird eine chirurgische Behandlung erforderlich sein. Zum Teil gelingt es aber auch, die Rückbildung ohne Operation zu erreichen.

Dazu empfiehlt die Biochemie als Hauptmittel *Silicea D 12* mit 3- bis 4-mal täglich 1 Dosis über längere Dosis Zeit. Alternativ oder ergänzend kann *Calcium fluoratum D 12* in der gleichen Dosierung verabreicht werden. Wenn diese beiden Salze abwechselnd angewendet werden, gibt man von jedem täglich 2- bis 3-mal 1 Dosis.

Der Erfolg dieser konservaten Fisteltherapie muss fachlich beurteilt werden. Wenn die Fistel sich nicht vollständig zurückbildet, führt an der Operation in der Operation Regel kein Weg mehr vorbei.

Furunkel

Durch bakterielle Infektion eines Haarbalgs und seiner Talgdrüse entsteht eine akute eitrige Entzündung.

Symptomatisch ist die bis einige Zentimeter große, harte, schmerzende Rötung und Schwellung, auf deren Gipfel ein Eiterpunkt sitzt. Eine besonders große Schwellung mit mehreren Eiterpunkten nennt man auch *Karbunkel*.

Manchmal tritt ein Furunkel über längere Zeit hinweg immer wieder an der gleichen Stelle auf, oder es kommt gleichzeitig in mehreren Hautregionen zu Furunkeln (Furunkulose).

Begünstigt werden Furunkel durch geschwächte Immunfunktionen, chronische Infektionskrankheiten und Stoffwechselstörungen wie die Zuckerkrankheit.

Diese Eiterung darf man nicht auf die leichte Schulter nehmen, obwohl sie in der Regel gut heilt. Als Komplikation kann sie nämlich in die Blutbahn einbrechen und dann eine akut lebensbedrohliche Blutvergiftung verursachen.

Bei Nasen- und Oberlippenfurunkeln besteht die Gefahr, dass Erreger auf dem Blutweg zum Gehirn verschleppt werden und eine eitrige Gehirn- oder Hirnhautentzündung hervorrufen.

Bei Menschen mit geschwächtem Immunsystem und bei Zuckerkranken sollen Furunkel immer fachlich behandelt werden.

Große Furunkel und Karbunkel erfordern bei allen Patienten fachliche Hilfe, lediglich bei kleineren Eiterungen dürfen Gesunde eine Selbstbehandlung versuchen.

Die Biochemie empfiehlt dazu *Calcium sulfuricum D 6* abwechselnd mit *Silicea D 12*. Anfangs verabreicht man von jedem der beiden Wirkstoffe 3-mal täglich 1 Dosis, wobei zum jeweils anderen Mittel immer ein zeitlicher Abstand von mindestens 1 Stunde eingehalten werden muss, nach Besserung genügt 2-mal am Tag 1 Dosis bis zur Heilung.

Bei chronisch wiederkehrenden Furunkeln kann diese Therapie längere Zeit fortgeführt werden, also auch dann, wenn kein Furunkel besteht. Dadurch lässt sich die Neigung zu Rückfällen oft allmählich abbauen.

Äußerlich ergänzt man die Therapie durch kalte Lehmauflagen, die den Heilungsprozess gut unterstützen können. Auch warme Auflagen könnten hilfreich sein, sind aber nur nach fachlicher Verordnung erlaubt. Die Wärme könnte nämlich auch die Ausbreitung des Eiters im Gewebe begünstigen.

In schweren Fällen wird man einleitend zum Schutz vor Komplikationen auf Antibiotika oft nicht verzichten können, unter Umständen ist eine chirurgische Sanierung des

Entzündungsherds erforderlich. Die Schüßler-Salze können mit Antibiotika kombiniert werden und nach einer Operation die Heilung fördern.

Haarausfall

Abnorm vermehrtes Ausfallen der Haare betrifft vor allem Männer, bei denen nicht selten eine Glatze entsteht. Völliger Haarausfall kommt relativ selten vor, zum Teil gehen die Haare auch kreisförmig aus.

Erbanlagen und hormonelle Einflüsse spielen bei Männern die Hauptrolle, während bei Frauen neben hormonellen Faktoren häufig noch falsche Haarpflege den Haarausfall begünstigt. Bei Frauen und Männern gleichermaßen können Infektionen und Pilzbefall der Kopfhaut oder übermäßige Talgproduktion zum Ausgehen der Haare führen.

Die Ursachen des kreisrunden Haarausfalls sind noch nicht ausreichend geklärt.

Anlagebedingte und hormonell verursachte Glatzenbildung bei Männern lässt sich allenfalls verzögern, aber nicht heilen. Die dagegen angepriesenen Produkte sind oft ihr Geld nicht wert. Im Einzelfall kann der Hautarzt durch individuell verordnete Arzneimittel den durch Krankheiten verursachten Haarausfall günstig beeinflussen.

Die Therapie von außen hilft meist nur dann, wenn lokale Kopfhauterkrankungen zum Haarausfall führen. Dann eignen sich vor allem medizinische Haarwässer, die teils gegen Kopfhauterkrankungen, teils gegen Infektionen und Pilzerkrankungen wirken.

Eine tiefgreifendere Wirkung erzielt man mit dem biochemischen Wirkstoff *Silicea D 12,* das mit einer Tagesgabe von 3- bis 4-mal 1 Dosis verabreicht wird. Meist ist eine Langzeittherapie erforderlich, um die Ursachen des Haarverlusts so gut wie möglich zu erfassen.

Der kreisrunde Haarausfall kann nur verzögert werden, eine Heilung ist derzeit noch nicht möglich. Bei starkem Haarausfall muss an eine innere Krankheit oder an Nebenwirkungen einer Strahlentherapie gedacht werden. Zum Teil kann der Haarausfall in diesen Fällen spontan beendet werden.

Juckreiz

Ein Juckreiz kommt durch das komplexe Zusammenspiel von vegetativem Nervensystem, Schmerzrezeptoren, hormonartigen Substanzen wie Histamin, Hautgefäße, Hirnrinde und Psyche zustande. Er kann so quälend sein, dass die Betroffenen sich zwanghaft blutig kratzen. Dann besteht die Gefahr von Infektionen der Kratzwunden.

Bei chronischem und häufig wiederkehrendem Juckreiz treten Hauteiterungen, strichförmige Rötungen, Krusten, übermäßige Pigmentierung und Flechten auf.

Verursacht wird das Hautjucken oft durch eine Erkrankung der Haut, vor allem Ekzeme, Neurodermitis, Nesselsucht und Pilzinfektionen. Unabhängig davon kann der Juckreiz durch Erkrankungen innerer Organe und Funktionen auftreten, häufig bei Zuckerkrankheit, Nierenschwäche, Leberleiden mit/ohne Gelbsucht, Leukämie, Lymphdrüsengeschwülsten und anderen Tumoren. Bei etwa der Hälfte der Patienten lässt sich keine Ursache nachweisen, man muss dann von psychisch-nervösen Faktoren ausgehen.

Sofern die Ursachen zu ermitteln sind, richtet sich die fachlich verordnete Therapie gezielt dagegen (s. a. Ekzeme, Leber-, Nierenleiden). Selbsthilfe ist dann möglich, wenn der Juckreiz vorübergehend besteht und keine Symptome einer Krankheit erkennbar sind.

Die Biochemie empfiehlt dann *Kalium arsenicosum D 6* oder *Manganum sulfuricum D 6* mit täglich 3- bis 4-mal 1 Dosis von einem der beiden Mittel bis zur Abheilung. Bei Nesselsucht und anderen ursächlichen Hautkrankheiten kann *Natrium muriaticum D 6* in der gleichen Dosierung oft besser wirken.

Ergänzt wird die Therapie durch Lehmauflagen und Lehmwickel, bei Bedarf zunächst auch Salben und Cremes mit Antihistaminika. Tritt der Juckreiz an größeren Hautarealen oder am gesamten Körper auf, eignen sich lokale Anwendungen naturgemäß nicht mehr.

Wenn die Schüßler-Salze allein nicht genügen, kann ein fachlich verordnetes, rasch linderndes Antihistaminikum eingenommen werden, um die Zeit bis zur Wirkung der Biochemie zu überbrücken.

Schuppenflechte

Diese nicht infektiöse Hautkrankheit kann noch nicht genau erklärt werden. Erbanlagen scheinen zum Teil eine wichtige Rolle zu spielen. Ferner können Hautverletzungen, Infektionen und hormonelle Veränderungen (Pubertät, Wechseljahre) die Krankheit auslösen, aber auch spontan abheilen lassen. Jahrelange Krankheitsphasen wechseln mit jahre- bis jahrzehntelanger Beschwerdefreiheit, bis aus unklaren Gründen ein Rückfall eintritt.

Als Komplikation kommen bei manchen Patienten rheumatische Gelenkbeschwerden hinzu.

Symptomatisch für Psoriasis sind zunächst einzelne, etwa stecknadelkopfgroße Flecken vor allem an Ellbogen, Knien und Haarboden. Im weiteren Verlauf bilden sich silbrigweiße Schuppen, die Flecken fließen zu bis münzgroßen, anfangs leicht juckenden Herden zusammen, die girlandenförmig angeordnet sein können. Die Krankheit belastet in erster Linie psychisch erheblich.

Die Therapie gilt als schwierig, langwierig und nicht immer erfolgreich. Grundlage der Behandlung bildet die rohkostreiche vegetarische Vollwertkost. Deren Wirkung wird noch verbessert, wenn die Kost reichlich gesäuerte Nahrungsmittel enthält, insbesondere Sauerkraut und gesäuerte Milchprodukte. Die Ernährungstherapie kann der entscheidende Anstoß zur Heilung sein, weil sie die anderen Heilverfahren wirksamer macht.

Die Biochemie behandelt das chronische Krankheitsbild mit *Kalium arsenicosum D 6* mit 3-mal täglich 1 Dosis. Früher wurde Arsen unverdünnt zur Therapie verwendet, was nicht selten zu schweren Vergiftungen führte, die von der homöopathischen Zubereitung nicht mehr zu befürchten sind.

Bei Bedarf kann das Schüßler-Salz durch Eigenbluttherapie unterstützt werden. Dabei entnimmt man dem Patienten aus einer Vene Blut und injiziert es sofort oder nach einer Vorbehandlung wieder in die Muskulatur. Das übt einen starken Reiz auf die Selbstheilungsregulationen aus, der auch hartnäckige Psoriasis unter Umständen bald ausheilen kann.

Ergänzt wird die Therapie durch äußere Anwendungen. Die in der Vergangenheit gebräuchlichen ätzenden Mittel sind heute nicht mehr vertretbar. Die besten Wirkungen erzielt man oft durch Milchserumbäder (fertig aus Apotheke, Reformhaus), kombiniert mit UV-Bestrahlung nach fachlicher Verordnung (um das Hautkrebsrisiko zu minimieren, muss die Bestrahlung sorgfältig entsprechend dem persönlichen Hauttyp dosiert werden). In besonders hartnäckigen Fällen empfiehlt sich ein Versuch mit Überwärmungsbädern, die aber kaum ambulant angewendet werden und zur Selbsthilfe überhaupt nicht geeignet sind.

Schwitzen, übermäßiges

Die übermäßige Schweißabsonderung kann sich auf einzelne Körperregionen beschränken oder den gesamten Körper betreffen. Zum Teil rinnt den Betroffenen der Schweiß regelrecht am Körper entlang und durchfeuchtet sogar die Kleidung, eine im täglichen Leben sehr unangenehme Situation. Wenn Bakterien auf der Haut den Schweiß zersetzen, entwickelt sich der typische Schweißgeruch.

Die Ursachen dieses starken Schwitzens lassen sich oft nicht genau diagnostizieren. Dann muss man wahrscheinlich von seelisch-nervösen Einflüssen ausgehen. Es kann sich aber auch um das Symptom einer körperlichen Störung handeln, z. B. Infektionskrankheiten, chronische Infektionsherde, Blutarmut und Stoffwechselstörungen. Die zur gezielten Therapie notwendige Klarheit verschafft die fachliche Untersuchung.

Selbsthilfe ist beim offensichtlich seelisch-nervös bedingten übermäßigen Schwitzen möglich.

Die Biochemie verwendet dann *Silicea D 12* mit 3-mal täglich 1 Dosis zur Langzeittherapie.

Besonders gut kann das wirken, wenn man Silicea im Wechsel mit Salbei verabreicht, denn die Heilpflanze wirkt ebenfalls dem übermäßigen Schwitzen entgegen. Fertige Arzneimittel mit Salbei gibt man nach Gebrauchsanweisung ebenfalls über längere Zeit.

Zur Begleittherapie sind im Einzelfall noch die bei Nervosität (s. d.) hilfreichen Schüßler-Salze angezeigt. Nach Möglichkeit sollte eine Entspannungsmethode (wie autogenes Training) erlernt werden, das trägt dann mit dazu bei, seelisch-nervöse Fehlsteuerungen zu korrigieren.

Talgfluss

Vermehrte Talgabsonderung kann anlagebedingt sein und lässt sich dann besonders schwer beeinflussen. Häufig wird sie auch durch seelisch-nervöse Faktoren verursacht, unter anderem während der Pubertät (s. Akne). Manchmal können Stoffwechselstörungen oder Nervenerkrankungen dahinter stehen.

Ob zu fettreiche Ernährung den Talgfluss begünstigen kann, wird noch kontrovers diskutiert. Bei ansonsten gesunden Menschen wird zu fettreiche Nahrung die Talgabsonderung jedoch nicht steigern.

Symptomatisch ist meist der fettige Glanz der Haut. Der übermäßig abgesonderte Talg staut sich oft in den Talgdrüsen und verursacht Mitesser, aus denen Entzündungen und Eiterungen hervorgehen können. Im Einzelfall beobachtet man noch Ausschlag, Schuppen der Haut und stark schuppende Ekzeme (s. a. d.).

Zur Reinigung der Haut soll keine Seife verwendet werden, sondern eine Waschlösung (Syndet), damit der zur lokalen Abwehr wichtige Säureschutzmantel der Haut nicht längere Zeit zerstört wird. Keinesfalls darf die Haut zu stark entfettet werden, sonst reagiert sie mit noch mehr Talgproduktion. Daher sollen die Syndets auch rückfettende Substanzen enthalten.

Die Therapie richtet sich gegen die Ursachen, sofern diese genau nachzuweisen sind. In unklaren Fällen kann zunächst Biochemie zur Selbsthilfe angewendet werden.

Geeignet sind hauptsächlich *Kalium bromatum D 6* oder *Natrium muriaticum D 6* zur Langzeittherapie. Davon gibt man täglich 3-mal 1 Dosis eines der beiden Mittel.

Unterstützend eignet sich zur lokalen Therapie eine Schwefelsalbe, die besonders gut auf Funktionsstörungen der Talgdrüsen wirken kann.

Schließlich empfiehlt sich noch vegetarische Vollwertkost mit reichlich Rohkost, die allgemein umstimmend wirkt, also die Abwehr- und Selbstheilungsregulationen des Körpers anregt.

Seelisch-nervöse Krankheiten

Stress, Hektik und Reizüberflutung des modernen Alltags tragen maßgeblich mit dazu bei, dass seelisch-nervöse Störungen immer häufiger vorkommen. Dazu gehören auch die psychosomatischen Krankheiten, an denen nach Schätzungen bis zu 80 % der Patienten in den Arztpraxen leiden.

Es ist heute oft möglich, die Symptomatik solcher Störungen rasch mit chemischen Psychopharmaka zu unterdrücken. Aber die Beschwerdefreiheit bedeutet noch nicht Heilung, nach dem Absetzen der Medikamente können alle Symptome zurückkehren. Wenn dann erneut nach dem Tranquilizer gegriffen wird, kann das der erste Schritt in die Abhängigkeit sein.

Deshalb sind viele Psychopharmaka nur vorübergehend zur Soforthilfe angezeigt, bis die psychischen Selbstheilungsregulationen wirksam werden oder eine gegen die Ursachen gerichtete Psychotherapie möglich ist. Das gilt zwar nicht für alle derartigen Medikamente, aber die Entscheidung muss stets der Arzt treffen.

Als Alternative zu den chemischen Psychopharmaka eignen sich die Schüßler-Salze. Sie greifen schonend in die Biochemie des Seelenlebens ein und können sie wieder normalisieren. Bei Bedarf werden sie durch pflanzliche Heilmittel ergänzt. Auch im Rahmen der fachlichen Psychotherapie tragen die Schüßler-Salze oft dazu bei, die Beschwerden bald und vollständig auszuheilen.

Angstzustände

Ähnlich wie Schmerz ist auch Angst ein Warnzeichen, das auf Gefahren aufmerksam macht. Sobald ein Risiko beseitigt wurde, verschwindet sie wieder. Es gibt aber auch Angstzustände ohne erkennbare Ursache, die das gesamte Leben schwer belasten können.

Das Angstgefühl lässt sich schwer beschreiben, jeder erlebt Angst individuell verschieden. Man kann sie am ehesten als eine unangenehme, unbestimmte Bedrohung verstehen, die erheblichen Stress ausübt und den Körper in Alarmbereitschaft versetzt.

Symptomatisch sind Unsicherheit, Unruhe, Gereiztheit, Erregung bis zur Panik, oft auch körperliche Symptome, wie Steigerung der Puls- und Atemfrequenz, Übelkeit, Zittern oder Verlust der willentlichen Kontrolle über die Harn- und/oder Stuhlentleerung.

Es gibt wohl kaum einen seelisch-geistig gesunden Menschen, der nie Angst empfindet. Mit dieser Grundangst müssen und können wir leben, sie gehört zur menschlichen Existenz. Krankhaft und behandlungsbedürftig wird Angst ohne nachvollziehbare Ursachen, die das ganze Leben mehr oder minder schwer belastet oder beherrscht.

Die Ursachen solcher Angstzustände sind oft tief im Unbewussten verankert und können bis in die Kindheit zurückreichen. Häufig erfordern sie fachliche Therapie, die allerdings erst nach Monaten oder gar Jahren zufriedenstellend wirkt.

Damit die Angstpatienten während dieser Zeit nicht weiterhin an quälender Angst leiden müssen, sind angstlindernde Psychopharmaka angezeigt. Bei stärkeren Angstzuständen lassen sich auch chemische Psychopharmaka vertreten. Oft empfiehlt sich aber vor deren Gebrauch ein Versuch mit natürlichen Heilmitteln.

Von den Schüßler-Salzen eignen sich *Calcium phosphoricum D 6, Kalium sulfuricum D 6 oder Manganum sulfuricum D 6* zur Angsttherapie. In der Regel gibt man täglich 3- bis 4-mal 1 Dosis eines dieser Mittel.

Gerade bei psychischen Erkrankungen zeigt sich aber oftmals, dass eine geringere Dosis wirksamer sein kann. Versuchsweise kann man zunächst nur 2-mal 1 Dosis am Tag verabreichen und bei Bedarf steigern. Man kann auch mit der oben genannten höheren Dosierung beginnen und sie nach Besserung auf 2-mal täglich 1 Dosis reduzieren. Das richtet sich immer nach den individuellen Reaktionen des Patienten und sollte mit dem Therapeuten abgestimmt werden.

Wenn die Biochemie allein nicht genügt, ergänzt man sie durch pflanzliche Heilmittel, vor allem Baldrian- und Baldrian-Hopfen-Zubereitungen, die nach der Gebrauchsanweisung verabreicht werden. Bestehen gleichzeitig Depressionen, kann Johanniskraut wirksamer sein.

Depressionen

Wie die Angst gehört auch die Depression zum menschlichen Leben. Unterdrückt man sie rasch durch Psychopharmaka, kann man an der Depression nicht wachsen und gestärkt aus ihr hervorgehen. Das gilt aber nur für leichtere exogene (= von außen entstehende) depressive Verstimmungen, die als Reaktion auf Stress, Frustrationen, Misserfolge, Konflikte und ähnliche Belastungen auftreten.

Endogene (= von innen entstehende) Depressionen treten ohne erkennbare Ursache auf und sind der gesunden Mitwelt unverständlich. Als Grundursache besteht oft eine anlagebedingte Störung der Biochemie des Gehirns, die unter anderem zu seelischen Krankheiten (Neurosen, Psychosen) mit begleitender Depression führen können. Unter Umständen sind daran aber auch körperliche Ursachen beteiligt, häufig hormonelle Störungen, Blutarmut oder Mangel an B-Vitaminen.

Das typische Krankheitsbild zeigt Schwermut, Melancholie, Niedergeschlagenheit, Weinerlichkeit, Antriebsschwäche und Pessimismus, oft auch Schlafstörungen. Ausgeprägte Depressionen machen sich überdies noch durch Teilnahmslosigkeit und Selbstmordgedanken bemerkbar.

Es gibt allerdings auch versteckte, nicht auf Anhieb erkennbare Depressionen, die häufig falsch diagnostiziert werden. Der Körper kann ebenfalls betroffen sein, unter anderem kann es zu Appetitmangel, chronischer Darmträgheit, Blutunterdruck, Zittern und Schwitzen kommen.

Bei ernsteren Depressionen, die den Patienten förmlich

lähmen, und bei Selbstmordgedanken kann in der Regel auf Psychopharmaka nicht verzichtet werden. Manchmal ist zum Schutz des Patienten vor sich selbst die Einweisung in eine psychiatrische Klinik erforderlich. Ob Psychotherapie notwendig ist, ergibt sich aus den Umständen des Einzelfalls. So kann zum Beispiel eine Depression, die auf körperlichen Ursachen beruht, naturgemäß kaum durch Psychotherapie beeinflusst werden.

Leichtere exogene Depressionen hingegen sollten in der Regel nicht massiv medikamentös unterdrückt werden, allenfalls bei schwerem Verlauf kann das zunächst vertretbar sein.

Die Schüßler-Salze wirken bei einfachen depressiven Verstimmungen oft ausreichend, ohne sie ganz zu unterdrücken. Vielmehr regen sie die Selbstheilungsregulationen an, damit die Ursachen der Depression überwunden werden können.

Empfohlen werden *Natrium muriaticum D 6* oder *Natrium sulfuricum D 6,* Tagesmenge durchschnittlich 3-mal 1 Dosis, wobei die Bandbreite von 2- bis 4-mal 1 Dosis reicht.

Bei Bedarf ergänzt man die Biochemie durch Johanniskraut, das wirksamste pflanzliche Antidepressivum überhaupt. Eine zusätzliche Psychotherapie ist in solchen Fällen oft sinnvoll.

Erregungszustände – Unruhe

Erregung und Unruhe lassen sich praktisch nicht gegeneinander abgrenzen. Symptomatisch sind Gereiztheit, Schlafstörungen, Zittern, nervöses Schwitzen und beschleunigter Herzschlag. Bei schwererem Verlauf besteht starke Erregung, Unruhe und Gereiztheit bis hin zur offenen Aggressivität, zum Teil auch noch abnormer Rededrang, Größenwahnvorstellungen und Verschwendungssucht als Anzeichen einer ernsten psychischen Krankheit.

Leichtere Erregung und Unruhe kann sich aus dem anlagebedingten Temperament (Choleriker) erklären und lässt sich dann schwer beeinflussen. Ferner ist zu denken an zu hohen Stress, dauernde Überarbeitung, Schlafmangel, ständige Schichtarbeit oder anhaltenden Lärm. Ausgeprägte Symptome deuten auf tiefgreifendere psychische Krankheiten oder organische Hirnkrankheiten hin.

Auch hier gilt wieder, dass bei ernsterem Verlauf chemische Psychopharmaka vertretbar sind. Selbsthilfe mit Biochemie ist bei gelegentlicher Erregung und Unruhe möglich.

Dazu eignen sich vor allem die phosphorhaltigen Verbindungen, und zwar *Calcium phosphoricum D 6, Kalium phosphoricum D 6* oder *Natrium phosphoricum D 6.* Alternativ kommen auch *Kalium bromatum D 6* oder *Kalium sulfuricum D 6* in Frage, das hängt von den individuellen Reaktionen des Patienten ab.

Der aus den genannten Salzen ausgewählte Wirkstoff wird normalerweise mit 3-mal täglich 1 Dosis verabreicht. Bei akuten Störungen kann zunächst auf 4- bis 6-mal 1 Dosis erhöht werden, nach Besserung normalisiert man diese Dosis wieder.

Ein cholerisches Temperament lässt sich dadurch kaum beeinflussen, aber die Betroffenen können dank der Therapie oft besser mit ihren Temperamentsausbrüchen umgehen.

Ergänzend gibt man bei Bedarf Baldrian, Hopfen, Johanniskraut oder Melisse in fertiger Zubereitung nach Gebrauchsanweisung.

Alle unverträglichen körperlichen und psychischen Belastungen müssen so weit wie möglich reduziert werden. Häufig trägt auch der Verzicht auf koffeinhaltige Produkte zur Beruhigung bei.

Gedächtnisschwäche

Gedächtnis bedeutet Merkfähigkeit und Erinnerungsvermögen. Merken sorgt dafür, dass Wahrnehmungen und Erfahrungen gespeichert werden, die Erinnerung kann diese Inhalte später bei Bedarf wieder zur Verfügung stellen.

Das Neugedächtnis behält unmittelbare Erfahrungen und Wahrnehmungen nur für kurze Zeit, dann gelangen sie in das Langzeitgedächtnis, das sie langfristig speichert. Im Altgedächtnis werden schließlich weit zurückliegende Erfahrungen und Wahrnehmungen bewahrt. Gedächtnisstörungen betreffen hauptsächlich das Neugedächtnis, das Langzeit- und Altgedächtnis können noch lange intakt bleiben.

Die Gedächtnisschwäche entsteht aus unterschiedlichen Ursachen. Zu denken ist beispielsweise an die meist altersbedingten Störungen der Hirndurchblutung mit nachlassender geistiger Leistungsfähigkeit, Unfälle mit Gedächtnisverlust oder Verdrängung von Gedächtnisinhalten ins Unbewusste aus psychischer Ursache.

Zur Selbsthilfe mit den Schüßler-Salzen eignen sich nur

die leichteren Gedächtnisstörungen bei Durchblutungsstörungen. Dagegen nimmt man *Kalium bromatum D 6* oder *Kalium phosphoricum D 6.* Meist müssen sie über längere Zeit verabreicht werden, deshalb genügt täglich 2- bis 3-mal 1 Dosis.

Unterstützt wird diese Therapie bei Bedarf durch Ginseng in fertiger Zubereitung nach Gebrauchsanweisung, der mindestens einen Monat lang angewendet werden soll, um die geistige Leistungsfähigkeit wieder zu verbessern, oder durch die durchblutungsfördernden pflanzlichen Heilmittel mit Ginkgo biloba.

Wenn nötig, können noch Heilverfahren gegen Arteriosklerose, Bluthochdruck und Herzbeschwerden (s. d.), bei seelischen Ursachen auch fachliche Psychotherapie durchgeführt werden.

Nicht zuletzt ist es auch durch gezieltes Training möglich, die Gedächtnisfunktionen allmählich deutlich zu verbessern, dazu gibt es im Buchhandel genügend einschlägige Literatur.

Konzentrationsstörungen

Als Konzentration bezeichnet man die bewusste Ausrichtung der Aufmerksamkeit auf eine bestimmte Erfahrung, Tätigkeit oder auf einen bestimmten Gegenstand. Diese Fähigkeit trägt maßgeblich mit zum geistigen Leistungsvermögen bei.

Konzentrationsstörungen führen dazu, dass die Aufmerksamkeit nicht mehr gezielt eingegrenzt werden kann, sondern abgelenkt wird. Dazu kommt es wohl am häufigsten durch Ermüdung, Überanstrengung und Erschöpfung, nach ausreichender Erholung funktioniert die Konzentration dann wieder normal.

Weitere Ursachen sind Hirnleistungsschwäche, wie sie vor allem bei Durchblutungsstörungen vorkommt, oder das bei Kindern zunehmend verbreitete Aufmerksamkeitsdefizitsyndrom (auch als Hyperaktivität bekannt). Ein Teil der Konzentrationsstörungen steht mit Hirnverletzungen in ursächlicher Beziehung.

Zur Therapie muss ermittelt werden, welche Ursachen die Konzentration einschränken.

Selbsthilfe kann bei nicht krankhafter Konzentrationsschwäche mit Schüßler-Salzen durchgeführt werden, am besten *Calcium phosphoricum D 6* oder *Manganum sulfuricum D 6,* tägliche Einnahme 2- bis 4-mal 1 Dosis bei Bedarf über längere Zeit.

Weitere Maßnahmen wurden bereits bei Gedächtnisstörungen genannt, bei krankhaften Ursachen muss fachlich behandelt werden.

Kopfschmerzen – Migräne

Akute Kopfschmerzen, die z. T. anfallsweise auftreten, erklären sich häufig aus Stress und anderen seelisch-nervösen Belastungen. Aber auch Wetterfühligkeit, Infektionskrankheiten, Alkohol-, Nikotinmissbrauch oder chronische Darmträgheit führen häufig dazu.

Damit sind aber längst noch nicht alle Ursachen erfasst, zu denken ist zum Beispiel noch an Arteriosklerose der Hirngefäße, Bluthochdruck, Schäden an der Halswirbelsäule, Gehirnerschütterung, Augen-, Nasen- und Zahnerkrankungen.

Chronisch verlaufen die Kopfschmerzen meist, wenn die genannten Ursachen andauern. Außerdem ist möglich, dass die Schmerzen zwar verschwinden, aber in regelmäßigen oder unregelmäßigen Abständen wiederkehren.

Der Kopfschmerz wird individuell unterschiedlich erlebt, zum Teil wird er von Fieber, Erbrechen und/oder Sehstörungen begleitet.

Davon unterscheidet man die Migräne mit ihren meist einseitigen, sehr heftigen Schmerzen in der Schläfen-, Stirn- und Augenhöhlenregion. Sie treten anfallsweise in unterschiedlich langen Abständen immer wieder auf.

Die starken Schmerzen werden begleitet von Lichtscheu, Übelkeit, Brechreiz, blassem oder gerötetem Gesicht, Schwindel, einseitiger Schwerhörigkeit und/oder Nackenschmerzen.

Die Ursachen dieser Erkrankung, die Frauen häufiger betrifft, sind noch nicht hinreichend geklärt. Neben Veranlagung diskutiert man seelisch-nervöse und hormonelle Faktoren, im Einzelfall auch Erkrankungen des Gleichgewichtsorgans im Innenohr oder Schäden an der Halswirbelsäule (Migraine cervicale).

Nicht selten leiden Menschen jahre- bis jahrzehntelang an Kopfschmerzen, deren Ursachen nie diagnostiziert werden. Dann muss sich die Therapie auf die Unterdrückung des Symptoms Kopfschmerz beschränken.

Die Einnahme von Schmerzmitteln über längere Zeit ist aber nicht unproblematisch, es kann zu erheblichen Nebenwirkungen kommen. Oft sind solche Medikamente aber wegen der starken Schmerzen unverzichtbar, denn auch Schmerzzustände schaden (unabhängig von den Ursachen) der Gesundheit. Es sollte aber versucht werden, ob der Kopfschmerz sich auch ohne Arzneimittel oder mit einer geringeren Dosis lindern lässt. Als alternative Therapien eignen sich zum Beispiel Akupunktur oder Neuraltherapie.

Die heftigen Migräneschmerzen sind ohne Schmerzmittel kaum erträglich. Zum Teil können die üblichen schmerzlindernden Wirkstoffe (wie Ibuprofen, Acetylsalizylsäure) helfen, oft empfehlen sich aber spezielle Migränemittel. Sie sollten zum Teil nicht erst beim beginnenden Schmerzanfall, sondern schon vorsorglich angewendet werden. Da äußere Reize wie Licht und Geräusche die Migräne oft verstärken, empfiehlt sich während des Anfalls Ruhe in einem abgedunkelten Raum. Unter Umständen kann Migräne ebenfalls durch Akupunktur und/oder Neuraltherapie ergänzend behandelt werden.

Die Schüßler-Salze wirken bei Kopfschmerz und Migräne individuell unterschiedlich gut. Deshalb sollten sie grundsätzlich immer eingesetzt werden, und sei es nur, um die Dosis der Schmerzmittel zu verringern. Unbedenklich können sie auch schon zur Vorbeugung gegeben werden.

Am besten bewähren sich meist *Calcium phosphoricum D 6* oder *Natrium muriaticum D 6,* bei überwiegend seelisch-nervösen Ursachen auch *Magnesium phosphoricum D 6.*

Eines der obigen Mittel wird zur Therapie ausgewählt. Beim akuten Anfall gibt man davon zunächst in kurzen Abständen (etwa 15–30 Minuten) mehrmals hintereinander 1 Dosis, nach Besserung je nach Bedarf 4- bis 6-mal am Tag 1 Dosis.

Zur Vorbeugung zwischen den akuten Anfällen genügt 2- bis 3-mal täglich 1 Dosis.

Wenn Migräne in erkennbarem Zusammenhang mit den Wechseljahren steht, kann zusätzlich das bewährte homöopathische Mittel Cimicifuga D 4 oder D 6 nach Gebrauchsanweisung verabreicht werden.

Ergänzt wird die Therapie durch kühle Auflagen auf Stirn und Nacken, Behandlung von Bandscheibenschäden (s. d.) an der Halswirbelsäule, bei seelisch-nervösen Faktoren auch durch Entspannungstraining oder Meditation.

Selbsthilfe ist nur bei leichteren gelegentlichen Schmerzen empfehlenswert, in allen anderen Fällen muss der Krankheitsverlauf fachlich überwacht werden.

Krämpfe – Koliken

Zu einem *Krampf* kommt es durch unwillkürliche schmerzhafte Zusammenziehung der Skelettmuskulatur. Wenn die Muskulatur innerer Organe (wie Magen, Darm, Nieren, Gallenblase) betroffen ist, spricht man von einer *Kolik.*

Die meist sehr heftigen Schmerzen machen fachliche Hilfe fast immer unverzichtbar. Insbesondere die schweren Gallen- und Nierenkoliken durch Steinleiden können mit die stärksten Schmerzen verursachen, die ein Mensch erleiden muss.

Bei gelegentlichen Krämpfen und Koliken lassen sich die Ursachen oft nicht genau klären, häufig wird man dann von psychosomatischen Faktoren ausgehen müssen. Als körperliche Ursachen kommen vor allem Überforderung der Muskulatur, Kalzium-, Magnesiummangel, Verlust von Mineralstoffen und Flüssigkeit bei Erbrechen, Durchfall, Missbrauch von Abführmitteln oder starkes Schwitzen in Betracht.

Auch Fieber, die Vitamin-D-Mangelkrankheit Rachitis, verschiedene Stoffwechsel- und Verdauungsstörungen, im Einzelfall epileptische Anfälle, sind als Verursacher möglich.

Bei Kindern ist noch an Erziehungsfehler zu denken.

Diagnose und Überwachung der Therapie müssen fachlich erfolgen, ausgenommen gelegentliche leichte Krämpfe und Koliken durch seelisch-nervöse Einflüsse, die versuchsweise selbständig behandelt werden können.

Die Therapie richtet sich nach den Ursachen, sofern sie zu diagnostizieren sind. Verschiedene krampflösende Medikamente lindern die Symptome oft rasch und können bald wieder abgesetzt werden, das Risiko unerwünschter Nebenwirkungen ist deshalb relativ gering. Stehen die seelisch-nervösen Faktoren im Vordergrund, kann eine fachliche Psychotherapie notwendig werden.

Die Biochemie mit den Schüßler-Salzen bewährt sich bei Koliken und Krämpfen oft, die Wirkung tritt individuell unterschiedlich deutlich ein. Standardmittel sind *Magnesium phosphoricum D 6, Manganum sulfuricum D 6* oder *Natrium sulfuricum D 6.*

Bei akuten Beschwerden gibt man eines der genannten Mittel zunächst in kurzen Abständen (etwa 15–30 Minuten) mit mehrmals 1 Dosis, nach Besserung 3- bis 4-mal täglich 1 Dosis, bis alle Symptome verschwunden sind.

Wer zu Koliken und Krämpfen neigt, kann die Schüßler-Salze mit 2-mal 1 Dosis am Tag auch über längere Zeit vorsorglich einnehmen.

Zur ergänzenden Behandlung bei vorwiegend seelisch-nervösen Beschwerden kommen beruhigend und krampflösende Heilpflanzen in Frage, insbesondere Baldrian, Melisse und Pestwurz. Lavendel oder Melisse als Zusatz für warme Teil- oder Vollbäder helfen ebenfalls gut, sind aber nur dann erlaubt, wenn das Bad keine Herz-Kreislauf-Störungen hervorruft.

Schließlich ist noch Entspannungs- oder Meditationstraining zu erwähnen, mit dessen Hilfe der gut Geübte die Krämpfe und Koliken unabhängig von den Ursachen günstig beeinflussen kann.

Nervenschmerzen

Die Ursachen dieser Schmerzen lassen sich oft nicht genau klären, eine gezielte Therapie fällt dann schwer.

Zu den häufigsten Verursachern gehören Druck auf einen Nerven, Überanstrengung, Nervenentzündung, Gürtelrose, Blutarmut, hormonelle Veränderungen (vor allem in den Wechseljahren), Zuckerkrankheit, Gicht, Alkoholmissbrauch und Schwermetallvergiftungen.

Die Schmerzen können an- und abschwellend, bohrend, schneidend oder ziehend empfunden werden, anfallsweise akut auftreten oder chronisch bestehen. Oft werden sie von Empfindungsstörungen im Versorgungsgebiet des betroffenen Nervs begleitet, vor allem Kribbeln und Taubheit. Bevorzugt betreffen die Nervenschmerzen den Ischiasnerv und den Trigeminusnerv im Gesicht.

Wenn die Ursachen geklärt werden können, richtet sich die Therapie gezielt dagegen. Andernfalls können oft nur Schmerzmittel verabreicht werden. Alle notwendigen Arzneimittel bleiben fachlicher Verordnung vorbehalten.

Ergänzend ist häufig die Biochemie indiziert, bei leichteren Schmerzen kann sie versuchsweise auch allein angewendet werden. Hauptmittel ist *Magnesium phosphoricum D 6,* zusätzlich kann bei Schulter-Arm-Schmerzen noch *Ferrum D 12* eingenommen werden.

Der Tagesbedarf beträgt bei akuten Schmerzen anfangs 4- bis 6-mal 1 Dosis, später kann bis zur Heilung auf 3-mal 1 Dosis reduziert werden.

Häufig empfiehlt es sich, reichlich »Nervenvitamin B« nach fachlicher Anweisung zu verabreichen. Ferner können kalte und warme Auflagen, Heublumenkompressen (fertig in Apotheken) und pflanzliche Rheumasalben die übliche Therapie ergänzen.

Nervosität – Nervenschwäche

Nervosität und Nervenschwäche lassen sich kaum gegeneinander abgrenzen. Beide beruhen auf einer Fehlfunktion des vegetativen Nervensystems, die auch als *vegetative Dystonie* bezeichnet wird.

Typische Symptome sind Aufgeregtheit, Gereiztheit, Unruhe, Aggressivität, Erregungszustände (s. d.), nervöse Erschöpfung, Schlafstörungen (s. d.), vermehrtes Schwitzen, häufig auch noch Funktionsstörungen innerer Organe (wie Herz-Kreislauf- oder Verdauungssystem).

Die Neigung zur Nervosität kann angeboren oder im Lauf des Lebens durch negative Einflüsse erworben sein. Dann fällt es oft sehr schwer, eine Besserung zu erreichen, nach einiger Zeit gehören die Symptome zur Persönlichkeit der Betroffenen.

Häufige Ursachen sind neurotische Fehlhaltungen, Konflikte, Sorgen und negativer Stress. Ferner können hormonelle Veränderungen in der Pubertät oder im Klimakterium und Missbrauch anregender Genussmittel (Koffein) zur Nervosität führen.

Zum Teil kündigen die unklaren Beschwerden beginnende Erkrankungen an, die noch keine anderen Symptome hervorrufen.

Schließlich ist es möglich, dass eine überstandene Krankheit (oft Influenza) die Nervenschwäche zurücklässt.

Wenn die Ursachen festzustellen sind, werden sie gezielt nach Verordnung des Therapeuten behandelt.

Bei unklarer Nervosität kann man bei keiner Ursache ansetzen, oft wird deshalb ein Beruhigungsmittel (Tranquilizer) verwendet. Wegen der möglichen Nebenwirkungen ist die Anwendung solcher Medikamente aber nur vertretbar, wenn die Nervosität erhebliche Beschwerden und einen hohen Leidensdruck bei den Betroffenen verursacht. Aber selbst dann sollten sie möglichst kurz verabreicht werden, nach Besserung eignen sich dann die gut verträglichen Naturheilverfahren.

Die Biochemie bevorzugt wiederum phosphorhaltige Verbindungen, die das Nervensystem so stärken und stabilisieren können, dass es den Ansprüchen des Alltags wieder besser gewachsen ist. *Calcium phosphoricum, Kalium phosphoricum oder Natrium phosphoricum,* alle D 6, sind als Hauptmittel oft besonders gut geeignet. Als Alternative versucht man *Kalium bromatum* oder *Kalium sulfuricum,* beide D *6.* Bei Bedarf können sie mit Calcium, Kalium oder Natrium phosphoricum D 6 kombiniert werden.

Da häufig über längere Zeit behandelt werden muss, gibt man täglich nur 3-mal 1 Dosis, bis sich der Zustand so gut wie möglich gebessert hat.

Im Einzelfall muss Biochemie durch Baldrian, Hopfen, Johanniskraut und Melisse ergänzt werden, die man nach Gebrauchsanweisung einnimmt.

Zur Abhärtung des überempfindlichen Nervensystems empfiehlt sich regelmäßig Bewegung an der frischen Luft.

Unabdingbar ist auch eine vollwertige Kost, in der Hafer in verschiedenen Zubereitungen enthalten sein soll, weil es das vegetative Nervensystem oft besonders gut stabilisiert und harmonisiert. Auf alle anregenden Genussmittel muss natürlich verzichtet werden.

Die Patienten sollen so gut wie möglich eine ruhigere, stressärmere Lebensweise anstreben und eine Entspannungs- oder Meditationstechnik erlernen.

Steht die Nervosität mit ernsteren psychischen Ursachen in Beziehung, wird oft fachliche Psychotherapie notwendig.

Psychosomatische Krankheiten

Dieser Oberbegriff umfasst alle körperlichen (somatischen) Beschwerden, an deren Entstehung seelische (psychische) Einflüsse eine mehr oder minder wichtige Rolle spielen.

Die Wechselwirkung von Körper und Psyche, seit Anfang des 19. Jahrhunderts bereits bekannt, wurde lange kaum beachtet und sogar bestritten. Inzwischen ist die psychosomatische Medizin anerkannt, aber in der täglichen Praxis wird sie immer noch nicht ausreichend berücksichtigt. Das wäre heutzutage aber besonders wichtig, denn bis zu 80 % aller Patienten in den Wartezimmern der Ärzte (nicht Psychotherapeuten) leiden an psychosomatischen Beschwerden.

Das Zusammenwirken von Körper und Seelenleben kann noch nicht endgültig erklärt werden. Körpereigene Botenstoffe (Neurotransmitter) im Nervensystem sind daran ebenso wie die Hormondrüsen und weitere, noch nicht genauer bekannte Faktoren beteiligt.

Zu den typischen psychosomatischen Erkrankungen gehören Asthma, geschwürige Dickdarmentzündung, Magen- und Zwölffingerdarmgeschwüre, im weiteren Sinn auch Herzinfarkt und einige andere Organkrankheiten oder Funktionsstörungen.

Zu den Ursachen psychosomatischer Krankheiten gehört der negative Stress des Alltags ebenso wie weit in die Kindheit zurückreichende ungünstige Erfahrungen.

Die psychischen Probleme lassen sich in der Regel nicht sofort erkennen, sondern verbergen sich hinter der körperlichen Symptomatik. Deshalb wird häufig lange Zeit falsch behandelt, die körperlichen Beschwerden bessern sich dann nur unzulänglich oder vorübergehend, aber nicht auf Dauer.

An eine psychosomatische Krankheit muss gedacht werden, wenn die körperliche Untersuchung keine Ursache der Symptomatik ergibt und ansonsten gut wirksame Medikamente nicht oder nur wenig helfen. Das bedeutet aber keinesfalls, dass die Patienten »eingebildete Kranke« sind, sie leiden tatsächlich, zum Teil sogar schlimmer als bei einer organischen Erkrankung.

Die übliche Therapie besteht häufig nur in Verordnung von Psychopharmaka, die zwar wirken, aber die Ursachen nur unterdrücken, nicht wirklich heilen. In leichteren Fällen können Entspannungs- und Meditationstechniken zur Ausheilung beitragen, bei ernsteren psychischen Störungen muss meist fachliche Psychotherapie durchgeführt werden.

Die Schüßler-Salze allein sind kaum in der Lage, psychosomatische Beschwerden zu heilen, aber sie eignen sich zur unterstützenden Behandlung und wirken indirekt gegen die psychischen Ursachen. Selbst wenn anfangs Psychopharmaka erforderlich sind, kann Biochemie angewendet werden, um deren Wirkungen zu unterstützen, vielleicht auch die notwendige Dosis zu vermindern. Im Rahmen einer Psychotherapie eignen sie sich gleichfalls gut als Zusatztherapie.

Als Hauptmittel werden *Kalium arsenicosum D 6* oder *Kalium phosphoricum D 6* empfohlen.

Oft wirkt bei seelisch verursachten Krankheiten eine niedrigere Dosis besser, in der Regel gibt man 3-mal täglich 1 Dosis, bis alle Beschwerden ausgeheilt wurden.

Bei Bedarf können noch andere Schüßler-Salze verabreicht werden, die bei den entsprechenden Erkrankungen (s. jeweils dort) bereits vorgestellt wurden.

Schlafstörungen

Etwa ein Drittel der Bevölkerung leidet gelegentlich, häufig oder chronisch an Schlafstörungen. Man unterteilt sie in Einschlaf-, Durchschlaf-, Aufwach- und Traumschlafstörungen.

Während die Einschlafstörungen häufig mit seelisch-nervösen Ursachen (nicht vom Alltag abschalten können) in Beziehung stehen, erklären sich Durchschlafstörungen oft aus organischen Krankheiten und Funktionsstörungen, z. B. Durchblutungsstörungen des Gehirns bei niedrigem Blutdruck oder Arteriosklerose. Traumschlafstörungen können oft auf Alkoholkonsum oder Einnahme bestimmter Schlafmittel (Barbiturate) hinweisen, denn sie behindern den Traumschlaf erheblich.

Als Folge des Schlafmangels kommt es am Tag zu Nervosität, Gereiztheit, Aufmerksamkeits-, Konzentrationsmangel, verminderter geistiger Leistungsfähigkeit und Neigung zu Tagträumen.

Die Therapie richtet sich gegen die Ursachen, sofern diese genau zu diagnostizieren sind. In Betracht kommen unter anderem zu laute Schlafräume und falsch ausgestattete Betten, zu spätes und/oder zu schweres Abendessen, Nikotin-, Alkoholmissbrauch, allgemeine Reizüberflutung, Bewegungsmangel oder Schmerzen.

Ein Teil dieser möglichen Ursachen lässt sich einfach

ausschalten. Wenn sich der Schlaf dadurch nicht verbessert, spielen diese Ursachen keine Rolle. Dann muss wie bei Schlafstörungen ohne bekannte Ursachen behandelt werden. Alle länger anhaltenden oder häufig wiederkehrenden Schlafstörungen erfordern fachliche Untersuchung und Therapie.

Chemische Schlafmittel können vorübergehend einmal das geringere Übel sein, auf Dauer sollten sie wegen erheblicher Nebenwirkungen aber nicht verabreicht werden. Längere Zeit dürfen pflanzliche Schlafmittel mit Baldrian, Hopfen und Melisse angewendet werden, weil von ihnen keine ernsten Nebenwirkungen zu befürchten sind.

Die Biochemie kann Schlafmittel unterstützen, zum Teil eignen sich die Schüßler-Salze aber auch zur alleinigen Therapie. Meist hilft *Kalium phosphoricum D 6* am besten, aber auch alle anderen, bei Nervosität (s. d.) genannten Salze können gebraucht werden, das muss man einfach ausprobieren oder den Therapeuten zur Verordnung hinzuziehen.

Da die Schüßler-Salze keine regelrechten Schlafmittel sind, sondern indirekt wirken, werden sie nicht nur vor dem Schlafengehen, sondern auch im Tagesverlauf eingenommen. Der Tagesbedarf liegt bei 3- bis 4-mal 1 Dosis, die letzte 30–60 Minuten vor dem Schlafengehen.

Anstelle von Medikamenten oder zusätzlich kommen noch kalte Wasseranwendungen (Wassertreten, Wadenwickel) vor dem Schlafengehen in Frage. Wer autogenes Training beherrscht, kann damit bei Bedarf ebenfalls rasch auf Ruhe und Schlaf umschalten.

Andere Gesundheitsstörungen

Zum Abschluss sollen noch einige Erkrankungen und Funktionsstörungen vorgestellt werden, die sich keinem Organsystem zuordnen lassen. Auch hier gilt, dass Selbsthilfe nur dann versucht werden darf, wenn offensichtlich leichte Gesundheitsstörungen bestehen, die bald wieder nachlassen. In allen anderen Fällen muss der Therapeut zur Diagnose und Behandlung zugezogen werden.

Bindegewebsschwäche

Als Bindegewebe bezeichnet man Gewebe, das aus Zellen und der von ihnen gebildeten Grundsubstanz mit eingelagerten Fasern besteht. Außerdem befinden sich freie Zellen darin, die unterschiedliche Funktionen ausüben, unter anderem Abwehr- und Fettzellen.

Das Gewebe dient der Umhüllung und Gliederung der Organe sowie ihrer Einbettung in der Umgebung, überdies umgibt es auch die Nerven und Blutgefäße. Typische Bindegewebsstrukturen sind zum Beispiel Knochen, Sehnen und Bänder.

Da Bindegewebe im gesamten Organismus vorkommt, können Funktionsstörungen zu verschiedenen Symptomen führen, am häufigsten zur Bindegewebsschwäche. In der Regel erklärt sie sich aus Veranlagung. Als Folge dieser Minderwertigkeit des Gewebes drohen vor allem Hämorrhoiden, Krampfadern und Eingeweidebrüche, unter Umständen auch Immunschwäche.

Die anlagebedingten Ursachen können naturgemäß nicht

geändert werden. Es ist aber möglich, die Folgen zu verringern. Die Naturheilkunde verwendet dazu Kieselsäure (Apotheke, Reformhaus), der einzige bekannte Wirkstoff, der Bindegewebsschwäche günstig beeinflussen kann.

Anstelle des Spurenelements kann auch die daraus hergestellte Potenz *Silicea D 12* erfolgreich verabreicht werden. Verbessern lässt sich die Wirkung oft noch, wenn man zusätzlich *Calcium fluoratum D 12* anwendet.

Da es sich um eine Langzeittherapie (bis über 1 Jahr) handelt, gibt man nur 3-mal täglich 1 Dosis Silicea. Wird zusätzlich Calcium fluoratum gebraucht, genügt von jedem der beiden Wirkstoffe täglich 2-mal 1 Dosis.

Darüber hinaus tragen auch noch vollwertige Kost, ausreichend Bewegung und Abhärtung an der frischen Luft zur Besserung der Bindegewebsschwäche bei. Vollständig ausheilen lässt sie sich allerdings kaum.

Blutarmut

Bei dieser als Anämie bezeichneten Krankheit enthält das Blut zu wenig rote Blutkörperchen und/oder zu wenig Blutfarbstoff in den Blutkörperchen. Weltweit gilt sie als häufigste Mangelkrankheit.

Wegen der Blutverluste durch die Menstruation sind Frauen viel häufiger betroffen. Unabhängig vom Geschlecht können Eisen-, Vitaminmangel in der Nahrung, Blutungen bei Verletzungen und Operationen, Störungen der Blutbildung und des Abbaus roter Blutkörperchen oder ungenügende Verwertung des Nahrungseisens bei Magenleiden eine Anämie hervorrufen.

Die Symptomatik ist unspezifisch, vor allem auffällige Blässe, allgemeine Leistungsschwäche, Schwindel, Kopfschmerzen, kalte Hände und Füße, Appetitmangel mit Abmagerung, spröde Haare und Nägel. Diese Symptome können auch aus anderen Ursachen entstehen, Klarheit schafft nur die Labordiagnose des Bluts.

Auch hier gilt, dass versucht werden muss, die Ursachen zu erkennen und möglichst zu heilen. Das bleibt dem Therapeuten vorbehalten. Zur Behandlung des Symptoms Anämie wird zunächst oft, vor allem bei stärkerer Blutarmut, Eisen als Arzneimittel verabreicht, um die Depots im Körper rasch aufzufüllen. Die Zufuhr des fehlenden Eisens mit der Nahrung dauerte viel zu lang.

Bei einer leichteren Anämie spricht aber nichts gegen einen Selbsthilfeversuch. Dazu bietet sich natürlich *Ferrum* (= Eisen) *phosphoricum D 12* an, aber das ist nicht immer die beste Wahl. In der Potenz D 12 trägt Ferrum praktisch nichts zur Eisenzufuhr bei, sondern führt dazu, dass die Eisenverwertung und Blutbildung verbessert wird.

Der Tagesbedarf liegt bei 3- bis 4-mal 1 Dosis, meist ist längere Behandlung notwendig.

Als Alternativen zu Ferrum eignen sich noch *Calcium phosphoricum, Manganum sulfuricum* oder *Natrium muriaticum,* alle in D 6. Der tägliche Bedarf entspricht dem bei Ferrum.

Zum Teil erzielt man eine bessere Wirkung, wenn Ferrum mit einem der oben genannten drei anderen Wirkstoffe kombiniert wird. Dann empfiehlt sich die tägliche Gabe von 2- bis 3-mal 1 Dosis Ferrum und 2-mal täglich Calcium, Manganum oder Natrium.

Zur Allgemeintherapie eignen sich vollwertige Kost mit genügend Eisen, Luft- und Sonnenbäder, Wassertreten, kalte Fußbäder und Zubereitungen aus Brennnessel, Löwenzahn und/oder Petersilie (Reformhaus).

Frauen im gebärfähigen Alter können nach fachlicher Verordnung vorsorglich Eisen als Arzneimittel zuführen, wenn der Bedarf anders nicht gedeckt werden kann.

Eiterungen

Die moderne Medizin betrachtet Eiter als Symptom einer Entzündung (s. d.), das bekämpft werden muss. Früher verstanden die Ärzte ihn eher als nützlich und heilsam.

Richtig ist, dass Eiter als Anzeichen des Kampfes zwischen Immunsystem und Erregern entsteht. Er enthält bestimmte weiße Blutkörperchen und eingeschmolzenes Gewebe. Die Einschmelzung des entzündeten Gewebes bewirken Enzyme, weiße Blutkörperchen (Abwehrzellen) und Mikroorganismen. Mit der Eiterung versucht das Immunsystem also, das kranke Gewebe abzubauen. Unterdrückt man diese Abwehrreaktion zu früh und/oder zu massiv, behindert das die Heilung.

Es gibt aber Eiterungen, bei denen man nicht auf die Selbstheilungsregulationen vertrauen darf, insbesondere dann, wenn der Eiter ins Blut durchzubrechen droht (Blutvergiftung). Dann ist es notwendig, den Eiterherd chirurgisch auszuräumen und/oder Antibiotika zu verabreichen.

Die Schüßler-Salze unterdrücken die Eiterung nicht, sondern sorgen vor allem dafür, dass sie »reif« wird und nach außen durchbricht oder einfacher operativ entfernt werden kann. Bei kleineren Eiterungen ist diese Therapie sinnvoll und führt meist zur Abheilung.

Grundsätzlich bewährt sich die Kombination von *Calcium sulfuricum D 6* mit *Silicea D 12*. Bei akuter Eiterung gibt man von jedem der beiden Wirkstoffe abwechselnd 3-mal täglich 1 Dosis, insgesamt also 6 Dosen. Hilft das nicht, kann auf 4- bis 6-mal täglich 1 Dosis *Kalium sulfuricum D 6* umgestellt werden.

Anfangs kann man die Salze mit Antibiotika kombinieren, um Komplikationen zu verhüten. Bei hartnäckigen oder wiederkehrenden Eiterungen muss frühzeitig der Therapeut zugezogen werden.

Entzündungsstadien

Auch Entzündungen dürfen nicht als Krankheit, sondern als nützliche Reaktion des Körpers verstanden werden, die sich gegen verschiedene schädliche Reize richtet.

Das Ziel der Entzündung besteht darin, die Ursachen und Folgen auszuheilen.

Typische Verursacher sind physikalische (Temperatur, Strahlung), mechanische (Reibung, Druck, Fremdkörper) und chemische (Säuren, Basen) Einflüsse, ferner Mikroorganismen (Bakterien, Viren, Pilze) sowie vom Körper selbst ausgehende Reize (wie Harnvergiftung, Tumorzerfall).

Es gibt praktisch kein Organ oder Gewebe, an dem keine Entzündung entstehen könnte. Nicht selten sind daran auch überschießende Immunreaktionen beteiligt, die zu allergischen Reaktionen und Schockzuständen führen können.

Es führte zu weit, an dieser Stelle die komplexen Abläufe bei einer Entzündung genauer darzustellen. Bei den örtlichen Entzündungen unterscheidet man die folgenden 3 Phasen:

- *Phase 1* mit Ausschüttung von Adrenalin (Stresshormon), die örtliche Arterien für Sekunden bis wenige Minuten verengt, so dass es zur Minderdurchblutung kommt. Wenn diese Phase rechtzeitig erkannt wird, kann sofort in kurzen Abständen mehrmals hintereinander je 1 Dosis *Ferrum phosphoricum D 12* verabreicht werden.
- *Phase* 2 führt zur Erweiterung örtlicher Blutgefäße, die lokale Blutfülle mit typischer Rötung und Schwellung hervorruft. Dagegen bevorzugt man *Kalium chloratum D 6,* davon 3- bis 4-mal täglich 1 Dosis.
- *Phase* 3 entsteht durch verschiedene körpereigene Stoffe (wie Histamin, Serotonin, Neurotransmitter), die kleine Venen verengen, so dass es zu Blutstau, Schwellung, abnormer Durchlässigkeit der Gefäßwände, Absonderungen wie Eiter (s. d.) und erhöhtem Thromboserisiko kommt. Dagegen empfiehlt die Biochemie *Kalium sulfuricum D 6* mit 3- bis 4-mal täglich 1 Dosis.

Wenn eine Entzündung chronisch verläuft, gibt die Biochemie vorwiegend *Silicea D 12*. Da eine geringere Dosis bei derartigen Krankheiten oft besser als hochdosierte Wirkstoffe hilft, nimmt man im Durchschnitt 2- bis 3-mal täglich je 1 Dosis Silicea D 12 ein.

Örtliche Symptome einer Entzündung sind also Rötung, Schwellung, Hitzegefühl, Schmerzen und Funktionseinschränkungen.

Daneben gibt es allgemeine Entzündungsreaktionen, die unter anderem zur Stoffwechselanregung mit Fieber und zum subjektiven Krankheitsgefühl führen.

Typische entzündliche Krankheiten sind zum Beispiel Abszesse, rheumatische Entzündungen und die Vielzahl von Organkrankheiten, wie Magen-, Darm-, Leber-, Lungen- oder Gehirnentzündung.

Die Therapie kann die Entzündung vollständig oder mit Narbenbildung ausheilen.

Gelingt die Heilung nicht, besteht die Gefahr einer chronischen Entzündung, die als Krankheitsherd oft zu Fernwirkungen in anderen Organen und Körperregionen führt.

Selbstbehandlung mit Schüßler-Salzen ist nur bei leichten lokalen Gewebsentzündungen angebracht, alle anderen entzündlichen Reaktionen (vor allem an inneren Organen) verlangen fachliche Therapie.

Verursachen Mikroorganismen die Entzündung, können Antibiotika, Virostatika oder Antimykotika (gegen Pilze) erforderlich werden. Im Einzelfall kann eine operative Ausräumung eines Entzündungsherds notwendig sein.

Alle weiteren Maßnahmen richten sich danach, welche Organe und Gewebe betroffen sind, darauf kann an dieser Stelle nicht weiter eingegangen werden.

Ermüdung – Erschöpfung

Die Ermüdung durch Leistung ist natürlich und darf nicht durch Aufputschmittel (wie Koffein) überspielt werden. Sie fordert immer zur Erholung auf, damit es nicht zur Erschöpfung kommt. Nach ausreichender Ruhe kehrt die gewohnte Leistungsfähigkeit wieder zurück.

Wer trotz Ermüdung keine Pause einlegt, gelangt über kurz oder lang unweigerlich in einen Erschöpfungszustand, bei dem die Leistungsfähigkeit sehr viel stärker und länger eingeschränkt wird. In schweren Fällen kann ein Erschöpfungssyndrom sogar tödlich enden.

Ermüdung und Erschöpfung, die sich nicht aus Leistungen erklären, deuten auf verschiedene Ursachen hin, die oft nicht genau erkannt werden. Recht oft liegt eine Depression zugrunde, nach deren erfolgreicher Behandlung auch die Leistungsfähigkeit zurückkehrt.

Besonders quälend wird das *chronische Erschöpfungssyndrom* (kurz CFS) erlebt. Es tritt bevorzugt im mittleren Lebensalter und häufiger bei Frauen spontan auf. Als Ursachen diskutiert man Infektionen, Immundefekte, hormonelle, psychosomatische und psychosoziale Störungen.

Die Leistungseinbuße dauert Monate bis Jahre und wird schon durch geringe Aktivitäten verschlimmert, Erholung durch Ruhe ist nicht möglich. Konzentrations-, Denkstörungen, Fieber, Kopf-, Hals-, Muskel- und Gelenkschmerzen, Lymphknotenschwellungen und depressive Verstimmungen kennzeichnen das Krankheitsbild. Häufig heilt es so spontan aus, wie es begonnen hatte.

Ermüdung und Erschöpfung durch Anstrengungen können nur durch Erholung und Ruhe beseitigt werden. Alle anderen derartigen Zustände sollten bald fachlich untersucht werden, dahinter können verschiedene Krankheiten stehen.

Die fachlich zu verordnende Therapie richtet sich gegen die Ursachen. Können sie nicht diagnostiziert werden (insbesondere beim CFS), fällt die Behandlung schwer. Keinesfalls darf versucht werden, den Zustand durch Anregungs- und Aufputschmittel zu unterdrücken, das könnte mit dem völligen Zusammenbruch enden.

Diese Gefahr besteht nicht bei den Schüßler-Salzen, die vor allem bei seelisch-nervösen Zuständen gut geeignet sind. Empfohlen werden *Kalium phosphoricum, Manganum sulfuricum, Natrium muriaticum* oder *Natrium sulfuricum,* alle in D 6. Oft hilft Kalium am besten, aber das muss man ausprobieren.

Einen dieser 4 Wirkstoffe verabreicht man mit 3- bis 4-mal täglich 1 Dosis, meist über längere Zeit.

Zur Ergänzung eignet sich vor allem Ginseng, der allgemein stärkend und regenerierend wirkt. In der Regel gibt man täglich 500 mg. Kurmäßige Einnahme mindestens 30 Tage lang ist für die optimale Wirkung notwendig.

Fieber

Erhöhte Körpertemperatur (über 37 °C) entsteht meist bei einer Infektionskrankheit. Dann ist das Fieber als Reaktion des Immunsystems zur Abwehr erwünscht und darf nicht massiv unterdrückt werden.

Behandeln sollte man Fieber erst, wenn es zu hoch steigt

und/oder zu lange dauert, weil es dann selbst zum Risiko wird. Wann das der Fall ist, muss fachlich beurteilt werden.

Nur bei mäßigem Fieber (bis 38,5 °C) darf Selbsthilfe versucht werden. Dadurch soll man die Körpertemperatur aber nicht stärker senken, da sonst die Abwehrkräfte geschwächt werden.

Diese Gefahr besteht nicht, wenn *Ferrum phosphoricum D 12* zur Selbstbehandlung oder ergänzenden Therapie verabreicht wird.

Einleitend kann in kürzeren Abständen (etwa 15–30 Minuten) mehrmals hintereinander je 1 Dosis eingenommen werden, nach Besserung 3- bis 4-mal täglich 1 Dosis.

Bei Bedarf können auch noch kalte Wadenwickel angewendet werden, die das Fieber schonend senken. Chemische Arzneimittel gegen Fieber sind nur bei bedenklich erhöhter Körpertemperatur indiziert und zur Selbsthilfe ungeeignet.

Infektionskrankheiten, allgemein

Bei einer Infektion gelangen Bakterien, Viren, Pilze und ähnliche Mikroorganismen in den Körper. Die meisten werden vom Immunsystem abgewehrt, ohne dass es zur akuten Erkrankung kommt. Befindet sich das Immunsystem jedoch nicht in Bestform und/oder dringen zu viele Erreger ein, entwickelt sich eine akute Infektionskrankheit.

Die Symptomatik hängt davon ab, welche Organe und Gewebe betroffen sind. Meist macht sich die Erkrankung mit mehr oder minder schweren Funktionsstörungen und allgemeinem Krankheitsgefühl bemerkbar, hinzu kommen die

Symptome der lokalen Entzündung (s. d.), häufig auch Fieber (s. d.) als grundsätzlich erwünschte Abwehrreaktionen.

Die Therapie richtet sich danach, welcher Erreger die Infektion verursacht, welche Organe und Gewebe betroffen sind und wie schwer die Krankheit verläuft. Manche Infektionen, wie Wundstarrkrampf und Tollwut, sind akut lebensbedrohlich und enden trotz Intensivtherapie häufig immer noch tödlich. Andere Infektionen, z. B. Erkältungen und Windpocken, bleiben in der Regel harmlos.

Bei allen ernsteren Krankheiten ist fachliche Therapie immer erforderlich, manchmal auch ein Klinikaufenthalt. Antibiotika, Antimykotika oder Virostatika sind dann trotz möglicher Nebenwirkungen das kleinere Übel. Leichtere Infektionen werden im Allgemeinen selbst behandelt oder heilen von allein aus, andernfalls muss doch noch der Therapeut zugezogen werden.

Das biochemische Hauptmittel ist *Kalium sulfuricum D 6.* Darüber hinaus können Schüßler-Salze speziell gegen die einzelnen Infektionen verabreicht werden.

Bei akuten Infektionskrankheiten gibt man Kalium mit 4- bis 6-mal täglich 1 Dosis, bei Bedarf ergänzt durch 3- bis 4-mal täglich 1 Dosis eines speziellen Wirkstoffs, insbesondere bei Erkältung, Grippe, Bronchitis, Schnupfen, Husten und Niereninfektionen (s. jeweils dort).

Nach Besserung kann auf 3-mal 1 Dosis Kalium und 2-mal täglich 1 Dosis eines anderen Mittels reduziert werden.

Wenn nötig, kombiniert man die Biochemie zunächst mit chemischen Arzneimitteln gegen die Erreger, um kein vermeidbares Risiko einzugehen.

Weitere therapeutische Maßnahmen hängen davon ab, welche Organe und Gewebe betroffen sind. Deshalb kann darauf hier nicht mehr eingegangen werden, dafür ist der Therapeut zuständig.

Schmerzen, allgemein

Schmerz wird zwar unangenehm bis quälend empfunden, zunächst ist er aber lebenswichtig als Warnzeichen einer Erkrankung. Deshalb darf er nicht massiv unterdrückt werden, ehe diese Krankheit sicher diagnostiziert wurde.

Danach verliert er seine Warnfunktion und soll/muss unterdrückt werden, denn anhaltende Schmerzen schwächen nach neuen Erkenntnissen die Abwehr- und Selbstheilungsregulationen des Körpers.

Ebenfalls nutzlos sind chronische Schmerzen, die sich verselbständigt haben, also unabhängig von einer Ursache bestehen. Diese Schmerzsyndrome werden zur eigenständigen Erkrankung, und der Schmerz prägt sich in eine Art »Nervengedächtnis« ein, aus dem er nur schwer (wenn überhaupt) gelöscht werden kann.

Einige Schmerzzustände (s. Kopf-, Nervenschmerzen, Migräne) wurden weiter vorne bereits vorgestellt.

Wenn die dazu empfohlenen Schüßler-Salze den Schmerz nicht ausreichend lindern, können sie durch *Kalium chloratum, Kalium sulfuricum* oder *Magnesium phosphoricum,* alle in D 6, ersetzt oder unterstützt werden. Diese 3 Wirkstoffe richten sich allgemein gegen Schmerzen und können auch bei chronischen Schmerzsyndromen versucht werden.

Wenn einer dieser Wirkstoffe allein verabreicht wird, gibt

man anfangs bis zu 6-mal täglich 1 Dosis, nach Besserung reduziert man auf 3- bis 4-mal 1 Dosis am Tag.

Chronische Schmerzen erfordern Langzeittherapie mit 2-bis 3-mal 1 Dosis täglich.

Kombiniert man einen der oben genannten Wirkstoffe mit einem der speziell bei einer bestimmten Krankheit angezeigten Schüßler-Salz, nimmt man vom speziellen Hauptmittel 3- bis 4-mal täglich 1 Dosis ein, während einer der anderen 3 Wirkstoffe mit 2-mal 1 Dosis täglich unterstützend verabreicht wird.

Die Biochemie genügt nicht immer zur Schmerzlinderung und Heilung. Stärkere Schmerzen müssen einleitend oft durch chemische Arzneimittel bekämpft werden, deren mögliche Nebenwirkungen vertretbar sind.

Problematischer wird es bei chronischen Schmerzen, weil die Langzeittherapie das Risiko von Nebenwirkungen und Komplikationen erhöht. Notfalls muss man aber auch das in Kauf nehmen, sollte dann aber zumindest versuchen, die Schmerzmitteldosis zu verringern. Außer den Schüßler-Salzen eignen sich dazu vor allem noch die Akupunktur und Neuraltherapie. Eine fachliche Verlaufskontrolle ist in jedem Fall erforderlich.

Keinesfalls dürfen rezeptfreie Schmerzmittel ständig eingenommen werden, das könnte zu schweren Nierenschäden führen, die schließlich regelmäßige Dialyse oder Nierentransplantation notwendig machen.

Übersäuerung des Körpers

In den westlichen Industrienationen gehört die Übersäuerung zu den wichtigsten Grundursachen verschiedener Erkrankungen. Wenn keine krankhafte Stoffwechselstörung zugrunde liegt, erklärt sich der Zustand meist aus falscher Ernährung mit zu viel Eiweiß (Fleischprodukte), denn daraus entsteht bei der Verwertung im Körper Säureüberschuss.

Typische Folgen sind Gicht, rheumatische Krankheiten und bestimmte Nierensteine. Hinzu kommen meist noch andere Gesundheitsstörungen und unklare Beeinträchtigungen des Allgemeinbefindens. Selbst auf die seelisch-nervösen Funktionen kann sich die Übersäuerung ungünstig auswirken.

Es gibt nur einen Weg, um der Übersäuerung vorzubeugen oder sie wieder zu normalisieren: Reform falscher Ernährungsgewohnheiten, insbesondere deutlich verringerter Fleischverzehr.

Auch nach langjähriger Fehlernährung mit erheblicher Übersäuerung kann so noch erreicht werden, dass sich der Säure-Basen-Haushalt des Körpers normalisiert und die Folgen der chronischen Übersäuerung gebessert oder geheilt werden können.

Bei Rheuma, Gicht und Nierensteinen sind überdies noch spezielle Heilverfahren nach fachlicher Anweisung notwendig.

Unterstützt wird die Ernährungsumstellung durch *Kalium phosphoricum D 6*, *Lithium chloratum D 6* oder *Natrium phosphoricum D 6*. Nicht selten ist Lithium als Hauptmittel angezeigt, bei Bedarf durch einen der beiden anderen Wirkstoffe ergänzt.

Meist wird eine Langzeittherapie durchgeführt, deshalb gibt man nur 3-mal täglich 1 Dosis. Wird Lithium als Hauptmittel verabreicht, gibt man davon 3-mal 1 Dosis am Tag, dazu eines der anderen Schüßler-Salze mit 2-mal täglich 1 Dosis.

Zahnschmelzdefekte

Die Zahngesundheit hängt von regelmäßiger richtiger Zahn-Mund-Hygiene und ausreichender Zufuhr von Fluor mit der Nahrung ab. Außerdem sollen alle Speisen gründlich gekaut werden, damit der Zahnhalteapparat intakt bleibt.

Zahnschmelzdefekte als Grundursache der Karies entstehen, wenn die Zähne zu wenig Fluor und Mineralstoffe erhalten und/oder mangelhafte Zahn-Mund-Hygiene aggressive Stoffe in der Mundhöhle begünstigt, die den Zahnschmelz angreifen.

Oberflächliche Zahnschmelzdefekte erkennt man an gelegentlichen Schmerzen durch Temperatur- und Geschmacksreize. Treten Schmerzen spontan immer wieder für kurze Zeit auf, ist bereits das Zahnmark oberflächlich geschädigt. Dauernde Zahnschmerzen weisen auf eine totale Zahnmarkentzündung hin.

Zur »dicken Backe« kommt es, wenn eine Vereiterung der Zahnwurzel durch den Kieferknochen bricht. Das ist zwar meist mit Schmerzlinderung verbunden, aber der Eiter kann sich im Gewebe ausbreiten und zu ernsten Komplikationen führen.

Chronisch vereiterte Zahnwurzeln verursachen kaum noch Beschwerden, können aber als Krankheitsherde durch Fernwirkung im gesamten Körper Funktionsstörungen und Krankheiten hervorrufen.

Schutz vor Zahnschmelzdefekten bietet nur vollwertige Ernährung und Zahn-Mund-Hygiene, die bereits bei den Milchzähnen beginnen soll. Geeignete Zahnpasten enthalten Fluor, um den Zahnschmelz von außen zu mineralisieren. Nützlich ist es ferner, einmal wöchentlich mit einem besonders fluorreichen Zahngel die *Zähne* intensiv zu härten. Eine jährliche Kontrolluntersuchung beim Zahnarzt sorgt dafür, dass Karies frühzeitig diagnostiziert und behandelt werden kann.

Wenn Zahnschmelzdefekte durch gestörte Fluorverwertung und/oder anlagebedingte Minderwertigkeit des Zahnschmelzes begünstigt werden, hilft die Biochemie zum Teil gut.

Als Hauptmittel gibt man *Calcium fluoratum D 12* im Wechsel mit *Silicea D 12,* bei Kindern kann *Magnesium phosphoricum D 6* besser wirksam sein.

Zur Vorsorge über längere Zeit empfehlen sich täglich 3-mal 1 Dosis Calcium fluoratum und 2-mal am Tag 1 Dosis Silicea. Magnesium phosphoricum wird mit 3- bis 4-mal 1 Dosis am Tag verabreicht.

2. Teil

Gesichtsdiagnostik

Vorwort

In unseren Tagen wird, wenngleich nicht immer berechtigt, die »seelenlose Apparatemedizin« beklagt. Man mag darüber streiten, ob tatsächlich das ganze Arsenal der Medizintechnik eingesetzt werden sollte, um ein Leben noch einige Tage oder Wochen zu verlängern. Unstrittig sollte die Nutzung medizinischer Geräte zur Diagnostik sein. Zahllose Kranke verdanken diesen modernen Möglichkeiten Gesundheit und Leben.

Problematisch dabei bleibt freilich, dass oft viele aufwendige Einzeluntersuchungen erforderlich werden, ehe man die richtige Diagnose stellen kann. Schließlich muss man bei unklaren Krankheitsbildern verschiedene mögliche Ursachen abklären, ehe ein sicherer Befund möglich wird. Da erschiene es ideal, wenn man vor den medizintechnischen Untersuchungen bereits Hinweise darauf erhielte, wo gezielt nach den Krankheitsursachen gefahndet werden soll. Das Instrumentarium dazu steht zur Verfügung, auch wenn es sich dabei zum Teil um Außenseiterverfahren handelt, man denke an Irisdiagnose, Kinesiologie oder eben die Antlitzdiagnose, um die es im vorliegenden Buch geht.

Die Diagnose mit Hilfe bestimmter Merkmale im Gesicht blickt auf eine jahrtausendelange Tradition zurück. Selbst in der modernen Schulmedizin spielt sie nach wie vor eine Rolle. Ein erfahrener Mediziner muss manchem Patienten nur ins Gesicht schauen, um sofort zu erkennen, an welcher Krankheit dieser wahrscheinlich leidet.

Im 19. Jahrhundert führte Dr. Wilhelm Heinrich Schüßler (1821–1898) eine Variante der klassischen Gesichtsdiagnose ein. Zusammen mit der gleichfalls von ihm begründeten Therapie mit Mineralsalzen bildet sie ein in sich geschlossenes System. Es ging Schüßler nämlich nicht allein um die Diagnose. Vielmehr ordnete er den Merkmalen und Besonderheiten im Gesicht gleich die zur Therapie geeigneten Schüßler-Salze zu. Mehr noch, er ging sogar davon aus, dass im Gesicht erste Warnzeichen einer Erkrankung sichtbar werden, lange bevor sie eintritt. Damit geht Schüßlers Antlitzdiagnose weit über ähnlichen Methoden hinaus.

Aber wie jede Vereinfachung komplexer Zusammenhänge weist auch diese Diagnose Schwächen auf. Nach heutigem Standard sind ihre Ergebnisse nicht zuverlässig genug. Das spricht nicht gegen diese Art Diagnostik, man muss diese methodischen Schwächen nur berücksichtigen. Eine unmittelbare Gefahr besteht bei der Gesichtsdiagnose auch dann nicht, wenn sie von medizinischen Laien zur Früherkennung von Krankheitsanlagen oder zur Diagnose einfacher Erkrankungen verwendet wird.

Probleme gibt es bei ernsteren Krankheiten mit unspezifischer Symptomatik. Dann kann und darf die Antlitzdiagnose nicht das einzige diagnostische Mittel bleiben. Vielmehr kommt ihr die Funktion eines Wegweisers zu, der auf mögliche Ursachen hinweist, aber auch in die Irre führen kann.

Deshalb sind weitere diagnostische Verfahren unverzichtbar. Der Nichtmediziner kann bei schwereren Erkrankungen aus dem Gesicht allenfalls eine Verdachtsdiagnose stellen und zur raschen Selbsthilfe die vermutlich geeigneten Schüßler-Salze auswählen. Anschließend muss der Befund aus dem Antlitz alsbald vom Mediziner überprüft werden.

Geschichte der Antlitzdiagnose

Wenn vor einigen Jahrzehnten jemand vorhergesagt hätte, dass man mit Hilfe modernster Medizintechnik einmal Querschnittsbilder des Körpers erstellen wird, die zusammengesetzt ein sehr plastisches dreidimensionales Abbild des Organismus ergeben, man hätte ihn als Phantasten abgetan. Unvorstellbar war damals, was bildgebende Diagnoseverfahren (wie Computer- oder Kernspintomographie) heute zu leisten vermögen. Daneben nimmt sich das einfache Röntgenbild mit seiner zweidimensionalen Schwarzweiß-Darstellung, Anfang des 20. Jahrhunderts noch revolutionär, fast schon »vorsintflutlich« aus.

Solche hochmodernen Techniken, aber auch so einfache Diagnosehilfen wie Stethoskop oder Blutdruckmanschette, standen den Priesterärzten, Schamanen und Heilern vor Jahrtausenden nicht zur Verfügung. Trotzdem wurde bereits damals das Fundament für eine wissenschaftliche Medizin gelegt. Zu ihren bedeutendsten »Vätern« gehörte der bis heute bekannte griechische Arzt *Hippokrates* (etwa 460–370 v. Chr.). In seinem umfangreichen Werk befinden sich unter anderem Schriften zur Diagnose aus dem Gesicht.

Aber auch die griechische Philosophie jener Zeit, darunter so bekannte Vertreter wie *Sokrates* (470–399 v. Chr.) und

Aristoteles (384–322 v. Chr.), beschäftigte sich mit den individuellen Merkmalen des Gesichts und deren Bedeutung. Mit ihren Erkenntnissen begann die moderne Ausdruckspsychologie.

Die Geschichte der Physiognomie reicht aber noch viel weiter zurück. Erste Hinweise auf *Siang Mien,* wie die »Kunst des Lesens im Gesicht« bezeichnet wurde, stammen aus der antiken chinesischen Hochkultur. Da sie als Geheimwissenschaft galt, blieb das Wissen wenigen Eingeweihten vorbehalten, die es mündlich wiederum an wenige andere vermittelten.

Von der griechischen Antike bis zur Neuzeit gab es keine nennenswerten Entwicklungen bei der »Gesichtslesekunst«, die erwähnt werden müssten.

Erst der deutsche Arzt und Anatom *Franz Joseph Gall* (1758–1828) sorgte mit seiner »Schädellehre« (Kranioskopie, Phrenologie) wieder für mehr Aufmerksamkeit. Er widmete sich vornehmlich der Gehirnforschung und lokalisierte verschiedene Hirnzentren, zum Beispiel das Sprachzentrum im Schläfenlappen. Mittlerweile gilt die Gall'sche Phrenologie zwar als veraltet, dennoch trug sie wichtige Grundkenntnisse von den Gehirnfunktionen und von der Physiognomie zusammen. Später profitierten andere Wissenschaftler von diesem Basiswissen.

Für viel Aufsehen sorgten um die gleiche Zeit die Arbeiten des Schweizer Philosophen, Pfarrers und Dichters *Johann Kaspar Lavater* (1741–1801). Seine Studien zur Physiognomie werden allerdings dadurch entwertet, dass er wissenschaftlich nicht haltbare Rückschlüsse von äußeren

Merkmalen auf Charakter- und Persönlichkeitseigenschaften zog. Auf diese Weise begründete er Vorurteile und Halbwissen, was die Physiognomie eher in Misskredit brachte. Seine Lehren gelten heute fast durchweg als überholt. Immerhin schaffte er es aber, die Physiognomie populärer zu machen.

Zu Beginn des 19. Jahrhunderts legte der Londoner Chirurg *Sir Charles Bell* (1774–1842) sein grundlegendes Werk über Anatomie und Physiologie des Gesichtsausdrucks vor. Es galt lange Zeit als die wichtigste Arbeit zu diesem Thema.

Weniger wissenschaftlich, sondern vor allem durch Intuition und praktische Erfahrung geprägt war die Antlitzdiagnose, wie sie der berühmte »Wasserpfarrer« *Sebastian Kneipp* (1821–1897) betrieb. Ob er als Zeitgenosse Schüßlers von diesem beeinflusst wurde oder unabhängig von ihm diese Form der Diagnostik praktizierte, lässt sich heute nicht mehr sicher nachvollziehen.

Die Antlitzdiagnose beruht prinzipiell auf vergleichbaren Vorgängen, das heißt die inneren Erkrankungen prägen sich dem Gesicht ein.

Im weiteren Sinne gehört auch der englische Neurologe *Sir Henry Head* (1861–1940) zu den Wegbereitern einer Diagnose, die sich an äußeren Merkmalen orientiert. Allerdings beschränkte er sich nicht auf das Gesicht, sondern wies am gesamten Körper die nach ihm benannten Headzonen nach. Diese Hautareale reagieren bei Erkrankungen innerer Organe überempfindlich. Nachdem es Head gelang, die verschiedenen Zonen der Haut exakt den einzelnen Organen zuzuordnen, konnten Krankheiten von außen über die Haut diagnostiziert und behandelt werden.

Ein weiterer bedeutender Wissenschaftler soll noch angeführt werden, obwohl auch er sich nicht auf das Gesicht beschränkte, sondern den Ausdruck des gesamten Körpers deutete. Die Rede ist von Professor *Ernst Kretschmer* (1888–1964), ein namhafter Neurologe und Psychiater seiner Zeit. Er erkannte, dass die verschiedenen psychischen Probleme seiner Patienten teilweise im Zusammenhang mit ihrer körperlichen Konstitution standen. Daraus entwickelte er die 3 Konstitutions-(Körperbau-)typen *Athletiker, Leptosomer* und *Pykniker,* jeweils mit ihren charakteristischen Verhaltensweisen. Somit wies er den Zusammenhang zwischen Körper und Seelenleben nach. Die Frage, ob der Körper mehr die Psyche formt oder die Seele den Körper bildet, blieb dabei offen. Aber letztlich ist das nur eine akademische Frage. Vermutlich stehen Körper und Psyche in einer ständigen Wechselbeziehung, in der sie sich gegenseitig beeinflussen.

Es gäbe noch eine Reihe anderer, mehr oder minder bedeutender Forscher, die sich um die Diagnose aus dem Gesicht verdient gemacht haben. Im Rahmen dieses Buchs muss darauf nicht mehr eingegangen werden.

Dieser kurze Abriss der Geschichte der Antlitzdiagnostik sollte lediglich verdeutlichen, dass diese Methode auf den

Erkenntnissen und Erfahrungen seriöser Wissenschaftler beruht. Obwohl sie (noch) als Außenseiterverfahren gilt, gehört sie keinesfalls in eine Ecke mit unseriösen Praktiken und Scharlatanerie. Der erfahrene Mediziner wird mit ihrer Hilfe oft verblüffend schnell zu erstaunlich zuverlässigen Diagnosen gelangen. Natürlich wird sie ab und an auch von einem Therapeuten ohne geeignete Ausbildung fehlerhaft verwendet, aber diesen Missbrauch darf man nicht der Methode anlasten.

Einführung in die biochemische Therapie

Streng naturwissenschaftlich betrachtet dürfte Schüßlers Heilverfahren nicht als Biochemie bezeichnet werden. Darunter versteht man nämlich die Lehre von den chemischen Grundlagen des Lebens. Hauptsächlich erforscht sie, wie lebende Zellen und Gewebe zusammengesetzt sind und welche chemischen Reaktionen bei ihren Funktionen ablaufen. Aufgrund dieser Aufgabenstellung beeinflusst die Biochemie neben Biologie und Chemie auch die moderne Medizin. Seit einigen Jahren kommt ihr eine wachsende Rolle in der Gen-(Bio-)technologie zu. Dieses Thema kann hier nicht weiter vertieft werden.

Mit dieser streng wissenschaftlichen Biochemie hat Schüßlers Therapie nichts gemein. Legt man keine so engen Maßstäbe an, dann verdient aber auch seine Behandlungsweise die Bezeichnung als Biochemie. Schließlich sind die Schüßler-Salze als Mineralstoffe von entscheidender Bedeutung für zahlreiche biochemische Lebensfunktionen. Zwei grundsätzliche Unterschiede trennen die naturwissenschaftliche Biochemie und die biochemische Therapie Schüßlers:

- Die Biochemie im eigentlichen Sinn betreibt viel Grundlagenforschung, die sie anderen Disziplinen (unter anderem der Medizin) zur Verfügung stellt oder gemeinsam mit diesen praktisch auswertet. Im Gegensatz dazu ist Schüßlers Biochemie praxisorientiert und wird unmittelbar zur Therapie eingesetzt.

- Die naturwissenschaftliche Biochemie befasst sich mit allen chemischen Bestandteilen und Reaktionen der lebenden Substanz. Die biochemische Therapie Schüßlers hingegen beschränkt sich auf wenige anorganische Stoffe und Verbindungen, die nur einen kleinen Ausschnitt der »Chemie des Lebens« erfassen. Das mag als Nachteil erscheinen, andererseits wäre es derzeit aber schlichtweg unmöglich, die zahllosen chemischen Bestandteile der lebenden Substanz auch nur annähernd vollständig in der Praxis zu nutzen.

Auf einen einfachen Nenner gebracht: Beide Methoden befassen sich mit den chemischen Grundlagen des Lebens, aber mit unterschiedlicher Zielsetzung.

Während es der naturwissenschaftlichen Biochemie vor allem um die Forschung geht, will Schüßlers Biochemie nur behandeln und heilen. Aus diesem Grund ist es schlechterdings unvertretbar, beide direkt miteinander zu vergleichen. Zwangsläufig schnitte die biochemische Therapie mit ihrer begrenzten Zielsetzung dabei schlechter als die naturwissenschaftliche Methode ab. Beide erfüllen ganz spezifische Aufgaben, und Schüßlers Biochemie leistet ihre Arbeit ähnlich gut wie die naturwissenschaftliche Biochemie mit ihren breitgefächerten Zielen.

Diese kurze Einleitung soll veranschaulichen, weshalb die Naturwissenschaften Schüßlers Biochemie unmöglich richtig würdigen können und deshalb überwiegend zu einer abwertenden Beurteilung gelangen. Damit wird indes kein grundlegendes Werturteil abgegeben. Unter anderen Aspekten betrachtet kommt der biochemischen Therapie ähnlich hohes Ansehen wie den Naturwissenschaften zu. Die Leser sollten sich also nicht verunsichern lassen, auch Schüßlers Methode verdient Vertrauen.

Leben und Werk Dr. Schüßlers

Viele medizinische Außenseiterverfahren stammen von Laien. Zu den bekanntesten Beispielen gehört die Hydro-(Wasser-)therapie des Pfarrers Sebastian Kneipp. Im Gegensatz zu vielen anderen alternativen Methoden wird die Kneippkur heute allgemein anerkannt. Der »Wasserpfarrer« war nämlich klug und weitsichtig genug, früh mit Medizinern zu kooperieren, die seine Therapie wissenschaftlich untermauerten und erweiterten. Diesen Weg finden viele andere Außenseiter leider nicht.

Es verwundert nicht weiter, dass Nichtmediziner bei den alternativen Heilverfahren die Nase vorne haben. Sie können viel unbefangener als der Mediziner an Fragen und Probleme herangehen, ihre Kreativität wird nicht durch das starre Korsett des Fachwissens gezügelt, sie können ihr freien Lauf lassen und dürfen auch das Unmögliche denken. Deshalb gelangen sie manchmal zu wegweisenden neuen Erkenntnissen und Methoden.

Allzu oft erklären sich aus dem fehlenden Fachwissen aber auch erhebliche Mängel und Risiken der Außenseiterverfahren. Das muss dem Erfolg keinen Abbruch tun, schafft aber viele Angriffsflächen und verhindert, dass die Fachwelt sich ernsthafter mit einer solchen Methode auseinandersetzt, sie unvoreingenommen bewertet und mögliche Fehler und Risiken beseitigt. Alle Beteiligten könnten und sollten voneinander lernen, verzetteln sich aber häufig in fruchtlosen »Grabenkämpfen«, die letztlich nur den Patienten schaden. Aber nicht immer fehlt es einem Außenseiter an der erforderlichen medizinischen Qualifikation. Der Begründer der Homöopathie, *Samuel Hahnemann,* war Arzt, ebenso *Edward Bach,* auf den die Bach-Blütentherapie zurückgeht, oder der Augenarzt *H. W. Bates,* der das nach ihm benannte Sehtraining entwickelte.

Diese Beispiele mögen genügen, um zu verdeutlichen, dass die häufig sehr konservative Schulmedizin auch mit ärztlichen Außenseitern streng ins Gericht geht. So verhalf es auch der biochemischen Therapie von *Dr. Wilhelm Heinrich Schüßler* (1821–1898) nicht zur offiziellen Anerkennung, dass ihr Begründer ein studierter »ordentlicher« Mediziner war. Geboren wurde er in Bad Zwischenahn als Sohn eines Amtmanns im Herzogtum Oldenburg.

1852 studierte er in Paris, dann in Berlin und später in Gießen, wo er auch seinen Doktorgrad erwarb. An der Universität Prag vervollständigte er seine Kenntnisse in

Homöopathie. 1858 eröffnete er eine Praxis als homöopathischer Arzt in Oldenburg, wo er auch starb.

In der Biographie solcher Außenseiter liest man recht oft, dass sie nach einiger Praxiserfahrung von den Möglichkeiten der Schulmedizin enttäuscht waren, nach Verbesserungen und Erweiterungen suchten. Es waren gewiss nicht die schlechtesten Mediziner, die sich zum Wohl ihrer Patienten nicht mit den Beschränkungen der offiziellen Medizin abfanden, sondern neue Wege beschritten.

Auch Dr. Schüßler gehörte wohl zu jenen Ärzten, denen die Schulmedizin nicht genügte. Deshalb wandte er sich zunächst der Homöopathie zu, die Hahnemann, gleichfalls enttäuscht von der üblichen Medizin, um 1800 eingeführt hatte.

Aber obwohl die beiden von ähnlichen Motiven geleitet wurden, arbeiteten sie nie gemeinsam an einer besseren Therapie. Für Schüßler stellte die klassische Homöopathie auch nicht genau das dar, wonach er strebte. Und Hahnemann wäre wohl nie bereit gewesen, Änderungen an seiner Behandlung zuzulassen, verlangte er doch sogar von seinen Anhängern: Macht es nach, aber macht es genau nach. Aus diesen Einstellungen konnte naturgemäß keine fruchtbare Kooperation zustande kommen.

So begründete Schüßler eben auf der Grundlage homöopathischer Erfahrungen und Erkenntnisse, aber durchaus eigenständig, seine Heilmethode. Weil sie von der »Chemie des Lebens« ausging, bezeichnete er sie als »Biochemie«, grenzte sich also auch damit deutlich gegen Hahnemanns klassische Homöopathie ab.

Die grundlegende Erkenntnis der biochemischen Therapie lässt sich unschwer mit schulmedizinischem Wissen vereinbaren: Die Funktionen der Zellen hängen maßgeblich mit von anorganischen Mengen- und Spurenelementen ab, die bei der Zellarbeit durch die Wand ein- und austreten.

Dem kann man heute, nachdem die Funktionsweise der Zellen viel besser erforscht ist, noch immer uneingeschränkt zustimmen. Inzwischen wissen wir, dass sich in den Zellwänden sogar spezielle Kanälchen befinden, über die anorganische Salze ein- und austreten. Schüßlers Biochemie hätte also eigentlich alle Voraussetzungen für ein anerkanntes Heilverfahren mitgebracht.

Dennoch gilt sie bis heute als Außenseitermethode und erlangte noch weniger Bedeutung als die ebenfalls nicht offiziell anerkannte Homöopathie. Das erklärt sich wohl vor allem aus einem typischen Fehler, der vielen unterläuft, die neue Erkenntnisse und Heilmittel in die Medizin einbringen, und den auch Schüßler beging. Nach den ersten Erfolgen seiner neuen Therapie verließ ihn die gesunde Selbstkritik, die jeder Wissenschaftler gegenüber seiner Arbeit bewahren sollte: Er propagierte die biochemische Methode als universales Heilverfahren, das nahezu alle Krankheiten günstig beeinflussen und heilen kann. Mehr noch, die meisten Erkrankungen erklärte er hauptsächlich als Folge von Störungen der anorganischen Salze in den Zellen, die durch Biochemie wieder ausgeglichen werden.

Aus gutem Grund akzeptieren weder die Schulmedizin noch die seriöse Alternativmedizin solche »Allheilmittel«.

Deshalb provozierte Schüßler mit seinem Überschwang geradezu den Widerstand gegen die Biochemie.

Die Mehrzahl seiner Kritiker befasste sich noch nicht einmal näher mit der Behandlungsweise, sondern lehnte sie von vornherein ab. Deshalb war es auch nie möglich, die biochemische Therapie vorurteilsfrei und objektiv auf den Prüfstand zu stellen. Die Kritiker können demnach nicht belegen, dass sie nichts bewirkt. Andererseits können aber auch Schüßlers Anhänger den Wirksamkeitsbeweis nicht so antreten, wie es für die wissenschaftliche Akzeptanz erforderlich wäre.

Natürlich schließt das nicht aus, dass heutzutage, da sich die Schulmedizin bereits zögernd für die Naturheilverfahren öffnet, auch die Schüßler-Salze von Ärzten verabreicht werden. Den meisten wird aber wohl überhaupt nicht bewusst, dass sie biochemisch behandeln, denn diese Salze sind auch in der klassischen Homöopathie gebräuchlich.

So steht zu befürchten, dass die Biochemie, das Lebenswerk Schüßlers, noch lange Zeit überwiegend auf Ablehnung und Vorurteile stößt, vielleicht überhaupt nie anerkannt wird. Wenigstens lässt sich aber verhindern, dass sie ganz vergessen wird, die moderne Medizin wäre etwas »ärmer« ohne sie.

Grundlagen der Biochemie

Ob Dr. Schüßler die Biochemie auch entwickelt hätte, wenn damals die homöopathischen Grundlagen dafür noch nicht bekannt gewesen wären? Diese Frage muss wohl für immer unbeantwortet bleiben. Sie sollte auch lediglich verdeutlichen, wie eng die Biochemie teilweise mit der klassischen Homöopathie verwandt ist. Deshalb bezeichnet man sie auch als »abgekürzte Homöopathie«, obwohl das so vereinfacht nicht ganz stimmt.

Homöopathie als Ursprung

Am Beginn der Schüßler-Therapie stand zweifellos die Homöopathie, mit der er sich ausführlich beschäftigt hatte. Es scheint nicht überliefert, was ihm an Hahnemanns Lehre so missfiel, dass er seine eigene Behandlungsweise begründete. Vielleicht war es die Vielzahl von Wirkstoffen, die noch dazu in zahlreichen Potenzen verwendet werden, die Schüßler abschreckte? Das bleibt bis heute ein Problem der Homöopathie und trägt mit dazu bei, dass sie viel zu selten angewendet wird. In einer »normalen« Arztpraxis fehlt auch beim besten Willen einfach die Zeit, um sich so gründlich und lang mit einem einzigen Patienten zu befassen, wie es für die klassische Homöopathie erforderlich wäre.

Der Begründer der Homöopathie, *Dr. Christian Friedrich Samuel Hahnemann* (1755–1843), war bereits nach recht kurzer praktischer Erfahrung von der Medizin seiner Zeit enttäuscht. Bald zog er sich aus dem Praxisalltag zurück, verdiente seinen Lebensunterhalt mit der Übersetzung medizinischer Werke und betrieb daneben verschiedene Forschungsprojekte. Die dabei gewonnenen neuen Erkenntnisse überprüfte er in zahlreichen Versuchen, größtenteils zuerst an sich selbst. Schließlich war er sich sicher, ein neues Therapieprinzip gefunden zu haben: Ähnliches mit Ähnlichem heilen.

Dies war in der Tat ein grundlegend neuer Denkansatz. Die Schulmedizin behandelt Krankheiten nämlich normalerweise mit Wirkstoffen, die sich gegen die Gesundheitsstörungen richten. Daher nannte Hahnemann sie *Allopathie* (griech. *allo* = anders, verschieden). Im Gegensatz dazu setzt sein Heilverfahren Arzneistoffe ein, die in hohen Dosen bei Gesunden Symptome erzeugen, die den Beschwerden einer Krankheit ähneln. Dieses neue Wirkungsprinzip bezeichnete er als *Homöopathie* (griech. *homo* = gleich, gleichartig, gemeinsam).

Auf den ersten Blick erscheint das widersinnig. Die Wirkungsweise versteht man nur, wenn andere Theorien zur Erklärung herangezogen werden. Erst dann wird einsichtig, dass die hochverdünnten homöopathischen Wirkstoffe einen schwachen Heilreiz auf die körpereigenen Abwehr- und Selbstheilungsregulationen ausüben, der tatsächlich zur Heilung führen kann. Auf diesem Prinzip beruht im Grunde auch Schüßlers Biochemie, wie später noch ausführlicher erklärt wird.

Die Allopathie geht von einem anderen theoretischen Ansatz aus. Daher tut sie sich bis heute schwer, eine Wirkung der Homöopathie auch nur in Betracht zu ziehen, geschweige denn die Methode anzuerkennen. Allerdings hat sich in jüngerer Zeit daran manches verändert. Das erfolgte nicht zuletzt unter dem Druck der kritischeren, selbstbewussteren und besser informierten Patienten, die eine Therapie ohne ernstere Nebenwirkungen erwarten. Gerade die jüngeren Ärzte verordnen oft schon ganz unbefangen auch homöopathische Medikamente. Es lässt sich eben nicht unbegrenzt ignorieren, dass diese Therapie tatsächlich hilft – und wer heilt, hat bekanntlich recht.

Mittlerweile liegen auch wissenschaftliche Untersuchungen vor, die zu erklären versuchen, wie selbst die stark verdünnten Wirkstoffe noch therapeutische Effekte erzielen, zum Teil sogar besser wirken als nicht so hoch verdünnte Homöopathika. Diese Erkenntnisse verdanken wir allerdings weniger der Medizin, die sich mit derartigen Fragen nicht ausreichend beschäftigt, sondern häufiger der modernen Physik. So wies sie etwa nach, dass eine Substanz (z.B. Arznei) stärker wirkt, wenn man ihre Oberfläche vergrößert und/oder sie aus einer unlöslichen in eine lösliche Form überführt. Solche Veränderungen der Wirkstoffe treten bei der Herstellung homöopathischer Arzneimittel ein.

Selbst das schärfste Argument gegen die Homöopathie lässt sich mittlerweile bereits entkräften, wenn auch noch nicht endgültig widerlegen. Bei zu hoher Verdünnung des Wirkstoffs befindet sich nicht einmal mehr 1 Molekül davon im fertigen Medikament. Rein rechnerisch trifft das zu, missachtet jedoch neue Erkenntnisse. Danach ist es möglich, dass die Informationen aus dem Wirkstoff bei der stufenweisen Verdünnung nicht untergehen, sondern in das Verdünnungsmittel (Alkohol, Wasser, Milchzucker) übertreten. Allein von diesen Informationen hängt es ab, ob das homöopathische Mittel wirksam ist. Man spricht hier auch von einem Vorgang auf der »feinstofflichen Ebene«, weil es dabei nicht mehr auf die Moleküle des ursprünglichen Wirkstoffs als Informationsträger ankommt.

Die Homöopathie wirft komplexe Fragen auf. Oft scheint es, dass mit einer Lösung neue Fragestellungen entstehen. Deshalb wird es noch geraume Zeit dauern, bis es einmal gelingt, die Homöopathie umfassend und wissenschaftlich exakt zu erklären. In der Zwischenzeit kann sie natürlich – ebenso wie die verwandte Biochemie – unbesorgt angewendet werden. Die Wirkungen hängen nicht davon ab, dass wir sie vollständig verstehen, das belegt die praktische Erfahrung Tag für Tag neu.

Inzwischen kennt die Homöopathie rund 500 Wirkstoffe genau, weitere 1500–2000 noch nicht ganz so gut. In der Praxis kommt man gewöhnlich mit etwa 300 Wirkstoffen aus. Auch diese Zahl liegt noch sehr hoch und kompliziert die Homöopathie.

Hinzu kommen die zahlreichen Verdünnungsstufen für jeden Wirkstoff, angefangen bei der Urtinktur bis hin zu Höchstpotenzen wie D 1000, die überhaupt nicht mehr vorstellbar sind. Die richtige Potenz entscheidet maßgeblich mit über Wirksamkeit oder Versagen eines homöopathischen Wirkstoffs, muss also für jeden einzelnen Patienten individuell ausgewählt werden.

Angesichts dieser Vielzahl von Abwägungen und Überlegungen, die bei jedem Patienten vor der Therapie angestellt werden müssen, wundert es nicht weiter, dass nur noch relativ wenige Mediziner nach den Regeln der klassischen Homöopathie arbeiten. Eher erscheint es bemerkenswert, dass sie überhaupt in der Lage sind, die zahlreichen individuellen Aspekte zu berücksichtigen.

Eine Vorstellung davon, wie komplex die homöopathische Therapie abläuft, vermittelt die Dauer der 1. Diagnose; mit mindestens 1 Stunde muss man immer rechnen, mehrere Stunden sind keine Seltenheit, damit alle wesentlichen Besonderheiten erfasst werden können.

Das alles spricht nicht gegen die klassische Homöopathie. Wenn sie von einem erfahrenen, qualifizierten Könner angewendet wird, erzielt man damit zum Teil erstaunliche therapeutische Ergebnisse, die wohl mit keinem anderen Heilverfahren möglich wären. Aber diese aufwendige Behandlung muss aus den genannten Gründen einer Minderheit vorbehalten bleiben.

Die Mehrzahl der homöopathisch orientierten Mediziner gebraucht Standardwirkstoffe, die nicht individuell auf den einzelnen Patienten abgestimmt sind, oder ein Komplexmittel, das mehrere dieser Standardmittel kombiniert. Dadurch wird die Therapie wesentlich vereinfacht und praxistauglicher. Zwar kann sie nicht immer zu den gleichen guten Resultaten der klassischen Homöopathie führen, aber eine zufriedenstellende Wirkung erzielt man auch auf diese Weise.

Die Anzahl der biochemischen Wirkstoffe, die nur in 2 Potenzen verabreicht werden, wirkt daneben sehr wenig. Man könnte leicht zu der Ansicht gelangen, dass mit einer so kleinen Auswahl keine individuelle Therapie möglich ist.

Dieser Einwand wäre jedoch nur stichhaltig, wenn man von der Homöopathie ausginge. Aus der Sicht der Biochemie hingegen sind nur diese wenigen anorganischen Wirkstoffe erforderlich, um die meisten Krankheiten zu heilen, die überhaupt heilbar sind.

Darüber mag man streiten, tatsächlich erzielt man aber auch mit den wenigen biochemischen Wirkstoffen gute therapeutische Ergebnisse. Am besten wird man den beiden Heilverfahren Biochemie und Homöopathie gerecht, wenn man sie als zwar verwandte, letztlich aber doch eigenständige Methoden versteht.

Theoretische Basis der »abgekürzten« Homöopathie

Während seines Medizinstudiums hatte Schüßler an der Universität Prag ein Semester Homöopathie belegt, um das Rüstzeug für diese Therapie zu erwerben. Aber schon dem jungen Studenten kamen Zweifel an diesem Heilverfahren und mehr noch an der Schulmedizin. Zu viele Unklarheiten und Widersprüchlichkeiten fand er darin, zu häufig richteten die damals gebräuchlichen Therapien mehr Schaden an, als sie den Patienten nützten.

Diese kritische Grundeinstellung gab wohl den Ausschlag für seine eigenen Forschungen, an deren Ende die »abgekürzte« Homöopathie stand.

Lebenswichtiger Mineralhaushalt

Bei der Entwicklung der biochemischen Therapie standen mehrere Wissenschaftler Pate, als wichtigste der Pathologe *Rudolf Virchow* (1821–1902) und der Chemiker *Justus von*

Liebig (1803–1873), die beide noch heute in hohem Ansehen stehen.

Von Virchow übernahm Schüßler die Lehre von der »Zellularpathologie«, die alle Krankheiten letztlich aus Störungen der normalen Zellfunktionen erklärt. Das ließ sich unschwer mit seiner Vorstellung verbinden, dass fehlende Mineralsalze den Zellstoffwechsel hemmen und somit am Beginn jeder Krankheit stehen.

Einen wichtigen Hinweis auf die Bedeutung der anorganischen Stoffe für die Lebensfunktionen verdankte Schüßler übrigens dem holländischen Physiologen *Jacob Moleschott* (1822–1893), der erstmals nachwies, dass der Mineralstoff Phosphor unverzichtbar für die Gehirn- und Nervenfunktionen ist. Er fasste seine Forschungsergebnisse einmal vereinfacht in dem Satz zusammen: »Ohne Phosphor keine Gedanken.« Seine Theorie von der elementaren Bedeutung der anorganischen Salze leitete Schüßler unter anderem davon ab.

Während die Beziehungen zwischen biochemischer Therapie und den obigen medizinischen Erkenntnissen leicht nachzuvollziehen sind, fällt es schwer, einen Zusammenhang mit Justus von Liebig zu verstehen. Dieser bedeutende Chemiker machte sich vor allem um die Ackerbauchemie verdient, die indirekt zahllose Menschen vor dem Hungertod bewahrte. Aber was hat Liebigs Kunstdünger mit Medizin und speziell mit der biochemischen Therapie zu tun? Nun, der Kunstdünger enthält ebenfalls anorganische Salze, die bei den Pflanzen die gleichen Aufgaben wie beim Menschen und anderen Säugetieren erfüllen. Daraus leitete Schüßler ab, dass seine Biochemie ein »Analogon der Agriculturchemie« sei, eine Art »Kunstdünger« für den kranken menschlichen Organismus. Das mag seltsam anmuten, trifft im Prinzip aber zu.

»So, wie man … kränkelnde Pflanzen durch Begießen mit einer Lösung des ihnen entsprechenden Salzes zum Gedeihen bringen kann, so kuriere ich erkrankte animalische Gewebe mittels … Molekülen eines anorganischen Salzes, welches demjenigen homogen ist, durch dessen Funktionsstörung die betreffende Krankheit bedingt ist.«

Damit erklärt Schüßler im Grunde schon alles, was zum Verständnis seiner biochemischen Therapie notwendig ist.

Es war eine erstaunliche Leistung Schüßlers, diese Zusammenhänge erkannt zu haben. Zu seinen Zeiten war von den Mineralstoffen und Spurenelementen noch kaum etwas bekannt. Erst heute verstehen wir die Zusammenhänge und Funktionen besser. Die moderne Forschung bestätigt prinzipiell, was Schüßler damals eher intuitiv erkannte:

Nur wenn der Körper alle anorganischen Salze in der richtigen Menge und im richtigen Verhältnis zueinander besitzt, kann er gesund bleiben.

Allerdings wissen wir heute, dass dazu weit mehr Mineralstoffe und Spurenelemente notwendig sind, als zur biochemischen Therapie verwendet werden. Ob das nachteilig für die Behandlung wirkt, lässt sich nicht beantworten. Es sind bisher keine Forschungen bekannt, die genauer untersuchten, ob Schüßlers Therapie besser helfen kann, wenn sie mehr Wirkstoffe verabreicht. Auch diese Studien scheitern letztlich wieder daran, dass die Biochemie zu wenig beachtet und ernsthaft praktiziert wird.

Zu Beginn des 20. Jahrhunderts gab es einmal den Versuch eines Schüßler-Anhängers, die klassischen Salze durch einige Ergänzungsstoffe zu vervollständigen. Richtig durchgesetzt hat sich das aber nicht. Die Mehrzahl der biochemisch orientierten Therapeuten blieb der Originalbehandlung mit nur 12 anorganischen »Funktionsmitteln« treu. Deshalb lässt sich nicht beurteilen, ob diese Ergänzungsstoffe die therapeutischen Möglichkeiten der Biochemie verbesserten.

Ähnliches mit Ähnlichem heilen

Die *Ähnlichkeitsregel* Hahnemanns bildet das Kernstück jeder homöopathischen und von der Homöopathie abgeleiteten Therapie. *»Similia similibus curantur«,* also »Ähnliches möge mit Ähnlichem geheilt werden«, verlangt die klassische Homöopathie. Diese Erkenntnis gewann Hahnemann bei Selbstversuchen mit Chinin, das so zum ersten homöopathischen Wirkstoff überhaupt wurde.

Nach Hahnemann besagt die Ähnlichkeitsregel, dass man »gegen die zu heilende Krankheit dasjenige Arzneimittel anwendet, welches eine andere, möglichst ähnliche künstliche Krankheit zu erregen imstande ist.« Anders ausgedrückt: Der homöopathische Wirkstoff, der unverdünnt bei Gesunden bestimmte Symptome provoziert, heilt in hoher Verdünnung die Erkrankungen, deren Beschwerden den bei Gesunden künstlich erzeugten Reaktionen so weit wie möglich gleichen. Das klingt schwer verständlich und soll deshalb an einem praktischen Beispiel kurz verdeutlicht werden:

Gibt man einem Gesunden das Abführmittel Natriumsulfat (Glaubersalz) unverdünnt in zu hoher Dosis, führt das zu wässrigen, fast beschwerdefreien Durchfällen. Solche Erkenntnisse gewinnt man in Arzneimittelprüfungen mit gesunden Menschen. Daraus entstehen die Arzneimittelbilder, die alle beobachteten Reaktionen Gesunder auf den unverdünnten Wirkstoff zusammenfassen.

Für Natriumsulfat ergibt sich daraus, dass es krankhaften Durchfall mit wässrigen, fast beschwerdefreien Entleerungen heilen kann, wenn man es in der individuell richtigen Verdünnung verabreicht. Wird der Durchfall hingegen von Schmerzen, Blutungen und anderen Symptomen begleitet, entspricht das Krankheitsbild nicht mehr dem Arzneimittelbild von Glaubersalz, es eignet sich dann also nicht zur Therapie. Vielmehr muss ein anderes homöopathisches Mittel gefunden werden, dessen Arzneimittelbild der Symptomatik des Patienten weitgehend ähnelt. Die Suche nach dem individuell angezeigten Wirkstoff kann sehr zeitaufwendig und kompliziert sein.

Anders als in der Schulmedizin gibt es in der Homöopathie nicht nur den »einen« Wirkstoff, der bei einer bestimmten Erkrankung immer verabreicht werden kann. Es muss unter den verschiedenen möglichen Arzneistoffen immer derjenige ausgesucht werden, der individuell am besten zu einem Patienten passt. Die Suche danach kann sehr zeitaufwendig und kompliziert sein und erfordert fundierte Spezialkenntnisse.

Entdeckt hat Hahnemann das Ähnlichkeitsprinzip allerdings nicht. Bereits *Hippokrates* (ca. 460–370 v. Chr.), der berühmteste Arzt der Antike, der die moderne wissenschaftliche Medizin begründete, erklärte in seinen Schriften, dass »die Krankheit durch Ähnliches hervorgebracht wird« und durch »Anwendung des Ähnlichen geheilt werden kann«. Aber Hahnemann gebührt das Verdienst, diese überlieferten Erfahrungen und Beobachtungen wieder bekannt gemacht und in seiner Homöopathie konsequent genutzt zu haben.

Nicht nur die Homöopathie und Biochemie arbeiten nach der Ähnlichkeitsregel. Auch in der offiziellen Medizin gibt es Verfahren, die sich grundsätzlich ebenfalls aus dieser Regel ergeben. So injiziert man bei Impfungen zum Teil Krankheitserreger, die für den Menschen zwar unschädlich sind, aber denen ähneln, die zur akuten Infektionskrankheit führen können. Auf diese Weise werden die Abwehr- und Selbstheilungsregulationen gleichfalls aktiviert. Und zur Hyposensibilisierung bei Allergien verabreicht man genau die Substanzen, die zur Überreaktion führen, in hoher Verdünnung. Dadurch gewöhnt sich der Körper allmählich daran, und schließlich treten keine allergischen Symptome mehr auf.

Gewiss, das lässt sich nicht eins zu eins mit Homöopathie und Biochemie vergleichen. Es demonstriert aber, dass auch die offizielle Medizin Heilverfahren anwendet, deren

Wirkungsweise der von Naturheilverfahren ähnelt, die sie oft so scharf kritisiert.

Erklären lässt sich die Ähnlichkeitsregel aus der Beobachtung, dass die schwachen Reize eines hochverdünnten Arzneistoffs im Körper in die gleiche Richtung wirken wie der starke Reiz der Krankheitsursache. Während der starke Reiz aber die Abwehr- und Selbstheilungsregulationen abschwächt oder lähmt, aktiviert der schwache Reiz des Arzneistoffs sie gezielt gegen die Ursachen einer Erkrankung.

So betrachtet erscheint es nicht mehr widersinnig, wenn Ähnliches mit Ähnlichem behandelt wird. Man muss lediglich das Krankheitsgeschehen aus einem anderen Blickwinkel als die offizielle Medizin betrachten, schon wird das Ähnlichkeitsprinzip zu einer logisch begründeten Heilmethode.

Einige Vertreter der Biochemie sprechen davon, dass Schüßlers Therapie »Fehlendes mit Fehlendem« heilt. Das mag zur deutlicheren Abgrenzung gegen die Homöopathie noch vertretbar sein, ganz korrekt ist es aber nicht. Die Wirkstoffe der Biochemie gleichen keinen Mangel an anorganischen Salzen aus, sondern sorgen in erster Linie dafür, dass die von den Mineralstoffen abhängigen Zellfunktionen wieder normalisiert werden (Wirkungsweise der Schüßler-Salze, S. 202 ff.).

Verdünnung potenziert die Wirkung

Die praktische Alltagserfahrung lehrt uns, dass die Verdünnung eines Wirkstoffs (und das gilt nicht allein für Arzneistoffe) dessen Wirkung schwächt, während eine höhere

Konzentration den erwünschten Effekt verstärkt. Das darf nicht auf Homöopathie und Biochemie übertragen werden. Im Gegenteil, hier verbessert die Verdünnung sogar die Wirksamkeit.

Diese Aussage lässt sich mit der »Schulweisheit« wieder nicht erklären. Die Grundlage bildet vielmehr das *Arndt-Schulz-Gesetz* (auch als »biologisches Grundgesetz« bezeichnet), das wir dem Psychologen *Rudolf Arndt* (1835–1900) und dem Pharmakologen *Hugo Schulz* (1853–1932) verdanken. Vereinfacht ausgedrückt besagt diese Regel:

Schwache Reize regen die Körperfunktionen an, mittelstarke hemmen sie, starke können sie derart schädigen, dass es zur Erkrankung kommt.

Obwohl diese Theorie nachvollziehbar ist, wird sie von der offiziellen Medizin noch nicht anerkannt.

Legt man die Arndt-Schulz-Regel zugrunde, wird besser verständlich, weshalb die Verdünnung homöopathischer und biochemischer Wirkstoffe den therapeutischen Effekt nicht abschwächt, sondern verstärken kann. Unverdünnt üben sie zum Teil bereits einen mittleren Reiz aus, der Körperfunktionen stören und schwächen kann. Erst in der Verdünnung wirken sie als schwacher Reiz, der die gestörten Lebensfunktionen wieder anregt und stärkt. Dann können sie aus eigener Kraft die Krankheitsursachen überwinden.

Nur bei oberflächlicher Betrachtung und mangelnder Fachkenntnis erscheint es paradox, dass hohe und höchste Verdünnungen zum Teil besonders gut wirksam sein können. Anstatt von Verdünnung spricht man besser von *Potenzierung* (Verstärkung), das bringt genau zum Ausdruck, was mit der speziellen Zubereitung der Arzneistoffe erreicht wird.

Auf Schüßlers Biochemie übertragen bedeutet dies, dass unverdünnte anorganische Salze keinen Heilreiz ausüben. Vielmehr werden sie in dieser Form mit der Nahrung zugeführt und für die Zellfunktionen, teilweise auch als Baustoffe für körpereigene Substanz verwendet. Zum Arzneimittel werden die Mineralsalze erst, wenn sie durch Verdünnung potenziert wurden. Nur in dieser Form können sie gezielt die gestörten Zellfunktionen normalisieren.

Homöopathie und Biochemie versetzen den Körper also in die Lage, mit Hilfe seiner Abwehr- und Selbstheilungsregulationen die Gesundheit wiederherzustellen. Das erklärt die gute, tiefgreifende Wirkung dieser Heilverfahren, die sich nicht auf Unterdrückung der Symptomatik beschränken. Zugleich werden damit aber auch die Grenzen dieser Behandlungsweise gezogen. Damit die schwachen Heilreize der anorganischen Wirkstoffe helfen können, muss der Körper darauf reagieren. Wenn das zum Beispiel bei schweren Krankheiten, ausgeprägten Schwächezuständen, stark reduzierten Immunfunktionen oder anderen ernsten Gesundheitsstörungen nicht mehr gelingt, kann der potenzierte Wirkstoff nichts ausrichten.

In solchen Fällen muss zunächst versucht werden, durch

die üblichen Therapien eine Besserung herbeizuführen. Wenn das möglich ist, können auch die Abwehr- und Selbstheilungsregulationen wieder auf die schwachen Arzneireize reagieren und dazu beitragen, eine Krankheit vollständig auszuheilen. Misslingt dieser Versuch, geht die Erkrankung ins chronische Stadium über oder endet tödlich.

In der Homöopathie verwendet man verschiedene Potenzstufen (Verdünnungen). Die biochemische Therapie hingegen begnügt sich mit D 6 und D 12. Die Zubereitung dieser Potenzen ist im *Homöopathischen Arzneibuch* (kurz *HAB)* genau vorgegeben. Das gewährleistet, dass alle homöopathischen Arzneimittel den Standardanforderungen genügen. Unter anderem wird im HAB präzis vorgeschrieben, wie das Verschütteln und Verreiben der Wirkstoffe zu erfolgen hat, damit die mechanische Einwirkung das optimal wirksame Arzneimittel hervorbringt. Darauf muss in diesem Buch nicht mehr weiter eingegangen werden.

Als Basis eines homöopathischen oder biochemischen Heilmittels dient die unverdünnte Ursubstanz. Sie wird stufenweise in der *Dezimal-*(Zehner-) oder *Centesimal-*(Hunderter-)*potenz* verdünnt. Als Medium dafür sind Alkohol, Wasser und Milchzucker gebräuchlich. Wenn in der Zehnerpotenz verdünnt wurde, erkennt man das an dem Buchstaben D hinter der Wirkstoffbezeichnung, bei der Verarbeitung in der Hunderterpotenz wird dem Wirkstoffnamen ein C zugefügt. In Deutschland verwendet man vornehmlich die D-Potenzen, im Ausland werden zum Teil die C-Potenzen häufiger gebraucht. Es gibt noch andere Potenzstufen, die in der Praxis allerdings kaum noch eine Rolle spielen. Die Biochemie verabreicht ausschließlich Dezimalpotenzen.

Hinter der Bezeichnung D oder C steht immer noch eine Zahl. Sie gibt die Potenzstufe des Arzneimittels an. So bedeutet zum Beispiel D 1, dass 1 Teil Ursubstanz mit 9 Teilen Verdünnungsmedium potenziert wurde. Wenn man D 1 wiederum mit 9 Teilen Medium verdünnt, entsteht D 2 (und so fort). Bei den Hunderterpotenzen steht C 1 für die Zubereitung aus 1 Teil Ursubstanz mit 99 Teilen Verdünnungsmittel. Wird C 1 erneut mit 99 Teilen des Mediums verdünnt, ergibt das C 2 (und so weiter).

Die Potenzen D 1–D 6 gelten als niedrige, D 7-D 12 als mittlere, D 13-D 20 als hohe und D 21–D 1000 als höchste. Die hohen und höchsten Potenzen, bei denen sich rein rechnerisch kein Molekül der Ursubstanz mehr im Verdünnungsmittel befinden kann, wirken zum Teil besonders gut, hauptsächlich bei chronischen und psychischen Erkrankungen.

In der klassischen Homöopathie entscheidet die Potenz eines Wirkstoffs oft maßgeblich mit, ob eine Therapie anspricht oder versagt. Unter Umständen wirkt ein Arzneistoff in einer bestimmten Potenz bei einem Patienten hervorragend, bleibt in allen anderen Potenzen und/oder bei allen anderen Patienten aber nahezu wirkungslos.

Da in der Homöopathie so viele Verdünnungsstufen gebräuchlich sind, kompliziert das die Behandlung erheblich. Es erfordert eine qualifizierte Ausbildung, Erfahrung und oft auch viel Zeit, bis die im Einzelfall am besten geeignete Potenz eines Wirkstoffs gefunden wird. Dieser Arzneistoff kann aber nicht unbedingt bis zur Heilung verabreicht werden. Nicht selten verändert sich das Krankheitsbild durch die Therapie, so dass ein anderes Mittel in der richtigen Potenz verordnet werden muss.

Bei Schüßlers »abgekürzter« Homöopathie dagegen muss nicht lang nach der individuell passenden Potenz gesucht werden, sie verwendet nämlich nur D 6 und D 12. Überdies gab Schüßler zu jedem der Salze an, in welcher Potenz es verabreicht werden muss. Da bleibt kein Spielraum mehr für eine individuelle Auswahl, was die Biochemie erheblich vereinfacht. Deshalb kann sie bei leichteren Erkrankungen auch zur Selbsthilfe oder zur Begleittherapie bei fachlich behandelten Krankheiten angewendet werden.

Wirkungsweise der Schüßler-Salze

Im Verlauf seiner umfangreichen Forschungsarbeit gelangte Schüßler zu dem Ergebnis, dass von den zahlreichen Mineralstoffen und Spurenelementen lediglich Ferrum (Eisen), Kalium, Kalzium und Magnesium in ihren jeweiligen chemischen Verbindungen mit Chlor, Phosphor- und Schwefelsäure sowie Silicea notwendig sind, um »sämtliche Krankheiten, welche überhaupt heilbar sind«, wirksam zu behandeln. Diese Beschränkung auf wenige anorganische Salze kann vor dem Hintergrund der heute weit besseren Kenntnisse vom Mineralstoffhaushalt durchaus kritisch hinterfragt werden. Grundsätzlich wird sie aber durch die praktische Erfahrung bestätigt.

Allerdings muss hier angemerkt werden, dass bislang kaum Untersuchungen durchgeführt wurden, um mögliche therapeutische Wirkungen anderer anorganischer Salze nachzuweisen. Ausreichende Kenntnisse liegen praktisch nur zu den Originalsalzen nach Schüßler vor. Demnach kann es überhaupt keine praktischen Erfahrungen mit anderen Arzneistoffen geben.

Bei der Auswahl der nach seiner Theorie notwendigen Salze stützte sich Schüßler unter anderem auf Versuche mit Leichenteilen, die er verbrennen ließ. In der verbleibenden Asche ermittelte er den Gehalt an anorganischen (nicht brennbaren) Stoffen. So konnte er oft nachweisen, dass zwischen der Krankheit eines Verstorbenen und Störungen des Mineralstoffhaushalts in den Zellen eine Beziehung bestand. Solche Ergebnisse trugen mit dazu bei, die biochemische Therapie zu verbessern und zu bestätigen.

Die 12 Schüßler-Salze gehören nach der biochemischen Theorie zu den wichtigsten anorganischen Bestandteilen des lebenden Körpers. Nach Schüßlers Lehrmeinung kann man sie wie folgt den verschiedenen Gewebetypen zuordnen:

Blut, das »flüssige Gewebe«, transportiert alle Nähr-, Vitalstoffe und Sauerstoff durch den Körper, deshalb sind darin alle notwendigen anorganischen Salze enthalten. Besonders wichtig ist Ferrum (Eisen), das den Sauerstofftransport und die Ausscheidung von Kohlensäure ermöglicht.

Bindegewebe enthält Zellen und die Zwischenzellsubstanz, die aus einer Art »Kitt« mit eingelagerten Fasern besteht. Es kommt überall im Körper vor und sorgt unter anderem für die Umhüllung und Einbettung von Organen, überdies wirkt es bei den Immunfunktionen mit. Der wichtigste anorganische Stoff im Bindegewebe ist Silicea, ferner kommt noch Fluor in Bindung an Kalzium vermehrt vor.

Muskelgewebe besitzt kleine Fasern, die sich bei Bedarf zusammenziehen und so Bewegungen ermöglichen. Man unterscheidet die unwillkürlich arbeitende glatte Muskulatur (etwa zur Gefäßregulierung, an inneren Hohlorganen) und die willkürlich zu beeinflussende quergestreifte Muskulatur, die für die Bewegungen des Skeletts zuständig ist, sowie als Sonderform den Herzmuskel, der aus beiden Muskelarten besteht. Die Muskulatur benötigt für ihre Funktionen besonders reichlich Ferrum, Kalium und Magnesium in ihren Bindungen an Chlor, Phosphor- und Schwefelsäure.

Nerven-/Gehirngewebe benötigt vornehmlich Kalzium, Magnesium und Natrium, aber auch die anderen Schüßler-Salze. Erst diese anorganischen Wirkstoffe ermöglichen zum Beispiel die Reizleitung in den Nerven, die geistigen Leistungen des Gehirns und nicht zuletzt auch die psychischen Funktionen. Wie weiter vorne bereits erwähnt, muss das Gehirn für seine geistigen Leistungen vor allem genügend Phosphor erhalten, das ihm in chemischer Verbindung mit Kalzium, Magnesium und Natrium zugeführt wird.

Knochen-/Knorpelgewebe verwendet hauptsächlich Kalzium und Magnesium als Baustoffe, die den Knochen Festigkeit verleihen. Außerdem spielen hier noch phosphorhaltige Verbindungen sowie das an Kalzium gebundene Spurenelement Fluor wichtige Rollen.

Aus der Sicht der Biochemie kann Gesundheit als ein Zustand definiert werden, in dem die Zellen alle anorganischen Wirkstoffe in ausreichender Menge und im richtigen Verhältnis zueinander erhalten. Nur unter dieser Voraussetzung können sie ihre zahlreichen Lebensfunktionen problemlos wahrnehmen. Zur Krankheit kommt es, wenn die anorganischen Stoffe nicht ausreichend und/oder nicht im richtigen Verhältnis zueinander in den Zellen vorhanden sind. Als Folge werden die zellulären Lebensfunktionen unterschiedlich stark gestört. Das beginnt mit noch nicht krankhaften Zuständen, wie allgemeine Leistungsschwäche, chronische Müdigkeit, Erschöpfung, Immunschwäche und vorzeitiges Altern. Später treten dann die ersten Gesundheitsstörungen mit Krankheitswert auf, schließlich können schwere Erkrankungen entstehen.

Die moderne Medizin versteht die biochemischen Lebensvorgänge heute viel besser als zu Schüßlers Zeiten und kennt auch die Ursachen vieler Krankheiten genauer. Deshalb kann man aus heutiger Sicht der obigen Definition von Gesundheit und Krankheit nicht mehr uneingeschränkt zustimmen, neben den anorganischen Wirkstoffen spielen auch viele andere Faktoren noch eine Rolle. Aber es steht nach wie vor außer Frage, dass ein Mangel an anorganischen Stoffen und/oder ein unausgewogenes Verhältnis der verschiedenen Wirkstoffe zueinander von erheblicher Bedeutung bei der Entwicklung von Erkrankungen sein kann, zum Teil auch andere Krankheitsfaktoren begünstigt und verstärkt.

Die biochemische Therapie darf nicht missverstanden werden: Ihre Aufgabe besteht nicht darin, Mangelzustände auszugleichen. Bei Bedarf muss die Ernährung durch

Ergänzungsmittel mit Mineralstoffen und Spurenelementen angereichert werden, um die ausreichende Versorgung zu sichern.

Die biochemischen Arzneistoffe wirken ähnlich wie Homöopathie in erster Linie auf der feinstofflichen Ebene. Das heißt, die in ihnen enthaltenen Informationen sorgen dafür, dass alle biochemischen Lebensfunktionen normalisiert und stabilisiert werden.

Welche der anorganischen Stoffe zu einer Therapie indiziert sind, richtet sich nach den individuellen Umständen. Es ist durchaus möglich und gebräuchlich, mehr als ein biochemisches Medikament zu verabreichen, um alle Krankheitsursachen erfassen zu können. Dabei muss lediglich beachtet werden, dass man sie nicht gleichzeitig einnimmt, sondern mit ausreichendem zeitlichem Abstand. Andernfalls könnte die Wirkung verfälscht oder gar aufgehoben werden. Im Zweifel sollten derartige Fragen mit dem Mediziner abgeklärt werden.

Individuelle Auswahlkriterien

Jede Therapie hängt von der Art der Krankheit, den Symptomen und dem Verlauf sowie vom Zustand des einzelnen Patienten ab. Im Grunde wird also jede Behandlung individuell durchgeführt. Der Schulmedizin stehen bei den meisten Erkrankungen einige Arzneistoffe zur Verfügung. Die individuelle Therapie beschränkt sich in der Regel darauf, aus diesen Standardmitteln eines zu verordnen, das dem Patienten vermutlich am besten hilft und gut vertragen wird. Zum Teil kommt noch die dem Einzelfall angemessene Dosierung hinzu, aber damit erschöpft sich die individuelle Therapie bereits.

Ganz anders verhält es sich mit vielen Naturheilverfahren, speziell Homöopathie und Biochemie. Hier wird nicht mit wenigen »Gegenmitteln« allopathisch behandelt, sondern sehr gründlich abgewogen, welcher Wirkstoff der Ganzheit von Körper, Geist und Psyche des einzelnen Patienten am besten gerecht wird. Das Ganzheitsprinzip steht in der Naturmedizin nämlich in hohem Ansehen.

Daraus erklärt sich mit, weshalb man mit Naturheilmitteln oft bessere Wirkungen als mit der Allopathie erzielen kann, sogar dann noch, wenn die Schulmedizin bereits aufgegeben hat. Wer den Menschen als Ganzheit versteht, erkennt genauer die eigentlichen Krankheitsursachen und kann sie gezielt behandeln. Die Schulmedizin mit ihrem eingeschränkten Verständnis des Patienten bleibt häufig zu oberflächlich und vermag deshalb nur die Symptomatik zu unterdrücken. Das wird leicht mit Heilung verwechselt. Naturheilverfahren dagegen regen die körpereigenen Abwehr- und Selbstheilungsregulationen so an, dass sie die wahren Krankheitsursachen überwinden, also tatsächlich heilen.

Besonders ausgeprägt ist die individuelle Ganzheitstherapie in der Homöopathie. Die zahlreichen Arzneistoffe ermöglichen eine für jeden Patienten »maßgeschneiderte« Therapie mit optimalen Erfolgschancen. Nicht selten gibt es für die gleiche Krankheit in der Homöopathie 10, 20 oder mehr Arzneistoffe, damit jeder Einzelfall individuell behandelt werden kann. Wenn also zum Beispiel 20 Patienten mit der gleichen Erkrankung homöopathisch behandelt werden, kommt es durchaus vor, dass jeder von ihnen einen anderen homöopathischen Arzneistoff erhält, der genau zu ihm passt. Nicht vergessen darf man dabei, dass alle diese Wirkstoffe auch in verschiedenen individuellen Potenzen verordnet werden können. Dadurch lässt sich die Therapie noch genauer dem einzelnen Patienten anpassen.

Schließlich muss berücksichtigt werden, wie sich das Krankheitsbild durch die schwachen Reize der Homöopathie im Verlauf der Behandlung verändert. Nicht selten passt das ursprünglich ausgewählte homöopathische Mittel irgendwann nicht mehr gut genug zur Krankheit. Dann muss es gegen einen Arzneistoff ausgetauscht werden, der wieder »maßgeschneidert« passt. Unter Umständen wird das im Verlauf einer Erkrankung mehrmals notwendig.

Aus diesen Besonderheiten resultiert, dass die homöopathische Therapie oft kompliziert und zeitaufwendig ist. Zur Auswahl eines individuell angezeigten Homöopathikums können bei der ersten Untersuchung bis zu 3 Stunden umfassender Diagnose erforderlich werden.

Die biochemische Therapie besteht lediglich aus wenigen anorganischen Salzen in den Potenzen D 6 und D 12. Deshalb nennt man sie ja auch die »abgekürzte« Homöopathie. Diese Beschränkung erleichtert die Behandlung im Vergleich zur klassischen Homöopathie ungemein. Allerdings lässt sich die Behandlung mit den biochemischen Salzen nicht so fein wie bei der Homöopathie auf jeden einzelnen Patienten einstellen. Wenn nur 12 anstatt über 2000 Wirkstoffe zur Verfügung stehen, schränkt das die »maßgeschneiderte« Therapie naturgemäß erheblich ein.

Aus der Sicht der Biochemie bildet das jedoch kein Problem. Nach Schüßler entstehen Krankheiten hauptsächlich, weil der Mineralstoffhaushalt in den Zellen gestört ist. Daher genügen die wenigen anorganischen Salze der biochemischen Therapie, um praktisch alle Erkrankungen zu behandeln.

Geht man etwas kritischer an diese Lehrmeinung heran, kann sie nicht zufriedenstellen. Nur 12, mit den umstrittenen Ergänzungsstoffen maximal 17 anorganische Stoffe sollen über Gesundheit oder Krankheit entscheiden? Wer sich mit dieser Vereinfachung nicht anfreunden kann, sollte immer individuell entscheiden, ob die biochemische Therapie genügt oder besser die vielfältigeren Möglichkeiten der klassischen Homöopathie genutzt werden sollten. Beide Heilverfahren besitzen ihre Berechtigung, weisen Stärken und Schwächen auf. Wenn das im Einzelfall stets berücksichtigt wird, erhält man immer für jeden Patienten die optimale Therapie.

Schüßlers Mineralsalze im Überblick

Mineralstoffe und Spurenelemente gehören zusammen mit den Vitaminen zu den Vitalstoffen. Sie müssen dem Körper regelmäßig ausreichend zugeführt werden, damit die Zellen alle Lebensfunktionen störungsfrei leisten können. Dazu ist eine vollwertige Ernährung notwendig, die unter Umständen durch Diätmittel mit Vitalstoffen ergänzt werden kann.

Während die Vitamine heutzutage recht genau bekannt sind, weil sie schon länger erforscht werden, bleiben bei den anorganischen Vitalstoffen (insbesondere bei den Spurenelementen) noch manche Fragen offen. So ist zum Beispiel noch nicht einmal genau bekannt, welche Mineralsalze und Spurenelemente überhaupt lebenswichtig sind. Manche Forscher gehen davon aus, dass nahezu alle Elemente der Erdkruste (die radioaktiven vermutlich ausgenommen) lebensnotwendig sind. Andere vertreten die Auffassung, dass wir ungefähr 30–40 anorganische Vitalstoffe benötigen. Zuverlässig lässt sich das derzeit noch nicht beantworten.

Weitgehend unstrittig ist indes, dass die 12 Schüßler-Salze nicht genügen. Zwar gehören sie zu den wichtigsten anorganischen Vitalstoffen, aber sie können unmöglich für alle Lebensfunktionen in den Zellen ausreichen. Das gilt auch dann, wenn man die später eingeführten Ergänzungsstoffe noch dazu rechnet.

Das bedeutet jedoch nicht, dass Schüßler sich gewaltig geirrt hat, zu seinen Lebzeiten war von Mineralstoffen und Spurenelementen erst sehr wenig bekannt. Deshalb erscheint es schon als anerkennenswerte Leistung, dass er die lebenswichtige Bedeutung der 12 Salze erkannte. Mit dem heutigen Wissen würde er wahrscheinlich auch mehr anorganische Wirkstoffe in die Biochemie aufnehmen.

Leider fanden sich bisher noch keine Mediziner, die in Studien erprobten, ob auch andere Mineralstoffe und Spurenelemente nach Schüßlers Regeln zur biochemischen Therapie geeignet sind. Wenn diese Aufgabe einmal systematisch in Angriff genommen wird, bestätigt sich vermutlich, dass eine Reihe weiterer anorganischer Salze ebenfalls für die Biochemie angezeigt ist. Das verbessert dann die Möglichkeiten einer individuellen Behandlung deutlich.

Aber schon jetzt muss die Therapie nicht auf diese anderen Wirkstoffe verzichten. Da sie in der Homöopathie gebräuchlich sind, kann die klassische Biochemie bei Bedarf durch homöopathisch zubereitete anorganische Arzneistoffe ergänzt werden.

Ferrum – Silicea

Diese beiden Spurenelemente gehören auch aus schulmedizinischer Auffassung zu den lebenswichtigen anorganischen Vitalstoffen.

Ferrum (Eisen) ist wohl allgemein bekannt als Bestandteil des roten Blutfarbstoffs Hämoglobin. Seine wichtigste Aufgabe besteht darin, den Sauerstoff im Blut zu allen Zellen und Geweben zu transportieren, wo er für zahlreiche Lebensfunktionen benötigt wird. Bei Eisenmangel kommt es zur Anämie (Blutarmut) mit gestörter Sauerstoffversorgung des Körpers.

Die Anämie gehört nicht zu den Indikationen von Ferrum in der Biochemie, dazu werden die Eisenverbindungen unverdünnt verabreicht. Vielmehr geht die Schüßler-Therapie davon aus, dass Eisenmangel noch zu einigen anderen Gesundheitsstörungen führt, die mit *Ferrum phosphoricum D 12* behandelt werden können.

Besonders wichtig sind Entzündungen im 1. Stadium, wenn eine Schwellung ohne Absonderung besteht. Ferner kann Ferrum die Darmwand und Darmmuskulatur so stören, dass Durchfall, zum Teil auch Darmträgheit eintritt. Allgemein kann das potenzierte Spurenelement noch zur Aktivierung der Abwehr- und Selbstheilungsregulationen, bei Blutungen und Schwächezuständen indiziert sein.

Die besten therapeutischen Ergebnisse erzielt man oft bei zierlichen oder mageren, nicht sonderlich kräftigen Menschen.

Das chemische Element *Silizium* kommt nach Sauerstoff am häufigsten auf unserem Planeten vor. Aus seiner Verbindung mit Sauerstoff entstehen verschiedene Formen, darunter *Silicea* (Kieselsäure). Dieses Spurenelement gehört zu den »Urstoffen des Lebens«, denn es war schon vor Jahrmillionen an der Entstehung der ersten einfachen Lebensformen auf der Erde beteiligt.

Ob Mensch, Tier oder Pflanze, alle benötigen Silicea für ihre Lebensfunktionen. Im menschlichen Organismus trägt es vor allem zur Elastizität und Festigkeit der Blutgefäße, des Bindegewebes und anderer Gewebe bei, aktiviert die Abwehrfunktionen des Bindegewebes, beeinflusst Hautfunktionen, Haar- und Nagelwachstum günstig, fördert die Vernarbung von Wunden und Knochenbrüchen und sorgt schließlich mit für die Aufnahme von Kalzium aus der Nahrung.

In der Therapie wird Kieselsäure zum Teil unverdünnt gebraucht, zum Beispiel bei ausgeprägter Bindegewebsschwäche, Verletzungen, Hautproblemen oder zum Schutz der Gefäße vor Arteriosklerose.

Die vor allem bei Frauen verbreitete Bindegewebsschwäche steht auch im Vordergrund der biochemischen Zubereitung *Silicea D 12*. Somit beugt es indirekt auch Krampfadern, Hämorrhoiden, Haut- und Haarproblemen, gestörter Wundheilung und anderen Folgen der Bindegewebsschwäche vor. Als weitere Heilanzeigen kennt die Biochemie noch chronische Entzündungen und Eiterungen (dann mit Kalzium sulfuricum D 6 kombiniert), Immunschwäche, vorzeitiges Altern, Arteriosklerose, Erschöpfungszustände und die Folgen chronischer Unterernährung.

Da Silicea sich sowohl unverdünnt als auch potenziert gut bewährt, muss je nach Einzelfall beurteilt werden, in welcher Zubereitungsform es verabreicht werden soll. Teils empfiehlt es sich, einleitend unverdünnte Kieselsäure anzuwenden und nach Besserung auf Silicea D 12 umzustellen. Besonders bei Bindegewebsschwäche kann die Therapie Monate bis Jahre dauern, ehe eine befriedigende und andauernde Wirkung eintritt. Diese lange Behandlungszeit kann toleriert werden, weil es praktisch keine anderen Heilmittel bei Bindegewebsschwäche gibt.

Kaliumverbindungen

Auch der Mineralstoff *Kalium* erfüllt lebenswichtige Aufgaben im Körper. In erster Linie ermöglicht er die bioelektrischen Vorgänge im Nerven- und Muskelgewebe (wie Reizleitung). Innerhalb der Zellen trägt er dazu bei, dass aus der Nahrung Energie gewonnen wird. Weitere Funktionen hat Kalium noch bei der Eiweißsynthese im lebenden Organismus sowie im Kohlenhydratstoffwechsel. Aber auch bei zahlreichen anderen biochemischen Prozessen wirkt das Mineralsalz mit. Es gibt spezielle Kaliumkanälchen, durch die es in die Zellen gelangt oder diese verlässt.

Kaliummangel kommt nicht so häufig vor, normalerweise enthält die übliche Kost genug davon. Bei längerem Durchfall und/oder Erbrechen sowie beim Missbrauch von Abführmitteln drohen allerdings ernste Mangelzustände, die schlimmstenfalls tödlich enden. In solchen Fällen ist die Anwendung von unverdünntem Kalium erforderlich. Die Biochemie verabreicht seine chemischen Verbindungen mit Chlor, Phosphor- und Schwefelsäure bei verschiedenen Indikationen.

Kalium chloratum D 6 gilt als wichtigstes Mittel bei Entzündungen im mittleren (2.) Stadium, bei denen zähe, weißliche oder weißlich-graue Absonderungen aus den entzündeten Gebieten austreten. Da Entzündungen überall im Körper vorkommen können, ergibt sich daraus eine lange Liste der Indikationen. Unter anderem bewährt sich Kaliumchlorid bei Bronchitis, Mandel-, Lungen-, Rippenfellentzündung, chronischen Blasen-Nieren-Entzündungen, entzündlichen Hautausschlägen, Sehnenscheiden- und Gelenkentzündungen. Ein Versuch kommt ferner bei Muskel- und/oder Gelenkrheumatismus, Prellungen, Blutergüssen und ähnlichen Verletzungen, Schwellungen, Blutgerinnungsstörungen und abnormen Heißhungeranfällen in Betracht. Bei den obigen Krankheiten, die mit Schmerzen einhergehen, wirkt Kaliumchlorid oft als gut verträgliches Schmerzmittel.

Kalium phosphoricum D 6 wirkt wegen seiner chemischen Verbindung mit Phosphor besonders gut auf Nervensystem und Psyche. Die wichtigsten Indikationen sind nervöse und seelisch-geistige Störungen, wie Nervosität und Unruhe, Ermüdung bis hin zur Erschöpfung ohne erkennbare körperliche Ursachen, verminderte geistige Leistungsfähigkeit mit Gedächtnis- und Konzentrationsschwäche, Schlafstörungen und psychosomatische Krankheiten. Die Erschöpfung kann im Einzelfall zur allgemeinen Muskelschwäche mit Lähmungserscheinungen und/oder zur Herzmuskelschwäche führen.

Neben diesen Hauptindikationen wird leicht vergessen, dass dieser Arzneistoff auch noch zur Entgiftung und Entsäuerung des Körpers im Rahmen einer »Blutreinigungskur« verabreicht werden kann. Ein Versuch ist ferner bei schlecht heilenden Wunden und Haarausfall indiziert. Fraglich scheint die Wirkung bei Diphtherie und Kinderlähmung, obwohl Schüßler selbst bei einer Diphtherie-Epidemie mit Kaliumphosphat Kindern das Leben gerettet haben soll. Heutzutage darf man sich bei so ernsten Krankheiten natürlich nicht allein auf Biochemie verlassen, sie kann allenfalls ergänzend neben der intensivmedizinischen Therapie angewendet werden.

Kalium sulfuricum D 6 wird hauptsächlich im fortgeschrittenen 3. Stadium von Entzündungen verabreicht, wenn schleimig-eitrige Absonderungen austreten. Daraus ergeben sich zahlreiche Indikationen, weil derartige Entzündungen überall im Körper auftreten können. Unter anderem gehören Hals-, Nasen-, Ohren-, Nebenhöhlen-, Bronchial-, Lungen-, Rippenfell-, Leber-, Nieren- und Magen-Darm-Entzündungen zu den möglichen Anwendungsgebieten von Kaliumsulfat. Auch einige Infektionskrankheiten (wie Masern, Scharlach) sollen gut darauf ansprechen, aber das macht die vorsorgliche Gabe von Antibiotika oft nicht überflüssig. Die schmerzlindernde Wirkung nutzt man bei rheumatischen Beschwerden.

Besonders interessant ist, dass dieser Arzneistoff chronische Oberhaut- und Schleimhautentzündungen behandeln kann, die nach innen »umzuschlagen« drohen, also Komplikationen und Folgekrankheiten innerer Organe hervorrufen könnten. Dieses Risiko besteht auch dann, wenn Hautleiden massiv durch Antibiotika oder Kortison unterdrückt wurden. Vorsorglich sollte man solche Therapien durch Kaliumsulfat ergänzen, das nach Abheilung der Symptome noch einige Zeit verabreicht werden muss.

Kalziumverbindungen

Dieser Mineralstoff, in der Biochemie auch *Calcium* geschrieben, gehört zu den wichtigsten anorganischen Vitalstoffen. Mengenmäßig steht er an erster Stelle aller Mineralsalze, ungefähr 1,5 % des Körpergewichts macht der Kalziumgehalt aus. Auch beim Tagesbedarf liegt Kalzium ganz vorne. Von allen anorganischen Stoffen ist es wohl am besten erforscht.

Die bekannteste Aufgabe des Mineralstoffs besteht darin, den Knochen und Zähnen Festigkeit und Härte zu verleihen. Dazu wird es als Baustoff in die Skeletteile und Zähne eingebaut. Obwohl Knochen und Zähne so hart sind, finden auch darin ständig Auf-, Ab- und Umbauvorgänge statt, für die immer wieder Kalzium aus der Nahrung benötigt wird. Bekannteste Folge von Kalziummangel ist die Osteoporose, bei der Knochensubstanz verlorengeht und die Knochenbrüchigkeit zunimmt.

Neben seiner Funktion als Baustoff für das Skelett wirkt Kalzium noch bei zahlreichen biochemischen Lebensfunktionen mit. Unter anderem wird es bei der Blutgerinnung, Nerven-Muskel-Erregbarkeit sowie bei vielen Stoffwechsel- und Enzymprozessen wirksam. Auch für Kalzium gibt es spezielle Kanälchen, durch die es in die Zelle eintreten oder sie verlassen kann.

Die Anwendungsgebiete von Kalzium in der Biochemie entsprechen nicht immer den Indikationen des unverdünnten Wirkstoffs. Die in der potenzierten Zubereitung enthaltenen Informationen entfalten noch weitere Heilwirkungen.

Zum Teil kann es (insbesondere bei Knochenkrankheiten) sinnvoll sein, zuerst Kalzium in der üblichen Form zu verabreichen, um möglichen Mangel rasch auszugleichen, und anschließend mit der biochemischen Zubereitung weiter zu therapieren, bis eine Krankheit vollständig ausgeheilt ist. Das muss je nach Einzelfall entschieden werden.

Calcium fluoratum D 12 wird zu Heilzwecken aus dem fein pulverisierten Flußspat hergestellt. Der anorganische Stoff wirkt vor allem auf Knochen, Zahnschmelz (Fluor) und die elastischen Bindegewebsfasern. Besonders interessant ist bei Fluorkalzium noch, dass diese härteste Substanz im Körper in potenzierter Form Verhärtungen erweichen und abbauen kann; das nutzt man versuchsweise bei Arteriosklerose und harten Tumoren.

Im Mittelpunkt der Heilanzeigen stehen Bindegewebsschwäche, Zahn- und Knochenschäden mit all ihren Folgen. Unter anderem gehören dazu Zahnschmelzdefekte (Karies – versuchsweise auch vorbeugend), Knochen- und Knochenhautentzündungen, Entkalkung der Knochen bei Osteoporose, Knochen- und Gelenkschmerzen, Bandscheibenschäden, Arteriosklerose, Krampfadern, Hämorrhoiden, Eingeweide-(Leisten-)brüche und die vor allem bei Frauen häufiger vorkommende Senkung innerer Organe. Die erweichende Wirkung kann bei Lymphknoten- und Brustdrüsenverhärtungen genutzt werden, allerdings erst, wenn durch rasche fachliche Untersuchung Krebs als Ursache ausgeschlossen wurde.

Calcium phosphoricum D 6 kann ähnlich wie Fluorkalzium bei Zahndefekten, Knochenkrankheiten und Bindegewebsschwäche verabreicht werden. Die wichtigste Indikation ist die gestörte Knochenbildung bei Kalziummangel. Das potenzierte Kalziumphosphat kann natürlich den Mangel nicht beseitigen, sorgt aber dafür, dass Kalzium besser aufgenommen und verwertet wird. Das setzt die ausreichende Zufuhr mit der Nahrung und Diätmitteln voraus.

Eine weitere wichtige Heilanzeige kann Blutarmut mit abnormer Ermüdung und ähnlichen unspezifischen Symptomen sein. Auch hier gilt, dass die Wirkung nur möglich ist, wenn genügend Eisen zugeführt wird. Unsicher sind einige andere Anwendungsgebiete, wie Allergien, Kopfschmerzen, Immunschwäche mit erhöhter Infektionsanfälligkeit, Unterstützung während der Schwangerschaft und in der Rekonvaleszenz. In diesen Fällen kann der Wirkstoff zwar versucht werden, oft eignen sich aber andere Arzneimittel besser.

Bei hartnäckiger Nervosität und nervöser Erschöpfung, die auf andere Therapien nicht zufriedenstellend ansprechen, kann durch den Phosphatanteil im Einzelfall noch eine Besserung erreicht werden.

Calcium sulfuricum D 6 nimmt eine Sonderstellung ein. Anfangs schätzte Schüßler es zur Entgiftung des Bindegewebes über die Leber. Damit erzielte er wohl keine befriedigenden Ergebnisse, deshalb strich er Kalziumsulfat später wieder aus der Liste seiner biochemischen Arzneistoffe. Es kann durchaus zutreffen, dass es entbehrlich ist, aber es wird auch über gute Wirkungen bei Eiterungen berichtet, z. B. Abszess, Furunkel, Nasennebenhöhlen-, Mandelvereiterung, eitrige Bronchitis und ähnliche eitrige Entzündungen. Dabei ist wichtig, dass der Eiter abfließen oder abgehustet werden kann. Wenn das nicht möglich ist, muss nach vorbereitender biochemischer Therapie chirurgisch behandelt werden.

Optimale Wirkungen erzielt man, wenn Kalziumsulfat mit Silicea D 12 kombiniert wird. Man darf die beiden aber nicht gleichzeitig einnehmen, mindestens 1 Stunde Abstand ist notwendig.

Magnesiumverbindungen

Im lebenden Organismus spielt dieses chemische Element eine ähnlich wichtige Rolle wie Kalzium. Gemeinsam bestimmen Magnesium und Kalzium die Festigkeit und Härte von Knochen und Zähnen. Darüber hinaus erfüllt der

Mineralstoff viele andere Aufgaben. So hängen zum Beispiel viele Enzymprozesse, die Energiegewinnung in den Zellen, die Nerven-Muskel-Erregbarkeit und die Regulation der Blutgerinnung und Blutfette maßgeblich mit von Magnesium ab. Die Wirkung auf das Herz-Gefäß-System kann (zusammen mit der Normalisierung der Blutgerinnung und Blutfettwerte) Arteriosklerose, Thrombosen, Embolien und Herzinfarkt vorbeugen, aber auch zur Infarktnachsorge empfiehlt sich das Mineral.

Hervorzuheben ist schließlich noch die Wirkung als »Antistressmineral«. Der Einfluss von Magnesium auf das Nervensystem und die an Stressreaktionen beteiligten Hormone der Nebennierenrinde schützen bis zu einem gewissen Grad vor den Folgen der Überlastung. Da Herz-Gefäß-Krankheiten (vor allem Infarkt) durch übermäßigen Stress begünstigt werden, wirkt Magnesium auch noch auf diesem Weg vorbeugend. Ein Beweis dafür ist die Beobachtung in wissenschaftlichen Studien, dass Infarktpatienten überwiegend an Magnesiummangel leiden.

Ob Magnesium unverdünnt oder potenziert verwendet werden soll, lässt sich immer nur im Einzelfall beurteilen. Bei ausgeprägtem Magnesiummangel sowie zur Herz-Gefäß-Prophylaxe ist es zunächst oft angebracht, Magnesium in der üblichen Zubereitungsform zu verabreichen, um bald eine Wirkung zu erzielen. Danach kann bei Bedarf mit potenziertem Magnesium weiterbehandelt werden.

Magnesium phosphoricum D 6 wird in der Biochemie verwendet, andere Verbindungen sind nicht gebräuchlich. Es wirkt besonders deutlich auf das Nervensystem und die

Muskulatur. Daraus ergeben sich als wichtigste Indikationen unterschiedliche Schmerz- und Krampfzustände, beispielsweise Magen-, Bauchschmerzen, Gallen-, Nierenkoliken, Schmerzen in der Herzgegend, Migräne, Kopf- und Nervenschmerzen. Versuchsweise kommt der Wirkstoff auch bei Afterkrämpfen durch Hämorrhoiden oder Afterrisse, gegen Gefäßkrämpfe mit lokalen Durchblutungsstörungen, bei Krampfhusten, schmerzhaften Menstruationsbeschwerden, Zahnschmerzen und »Zahnkrämpfen« bei Kleinkindern in Betracht.

Die biochemische Magnesiumzubereitung wirkt auf das Herz-Gefäß-System oft nicht so gut wie die unverdünnte Form. Wenn aber keine akute Gefährdung (wie drohender Infarkt, Thrombose, Embolie) vorliegt, kann zur Therapie auch das potenzierte Magnesium verabreicht werden.

Manche Autoren geben an, dass Magnesiumphosphat die Cholesterinwerte senkt, aber diese Wirkung ist unsicher. In Anbetracht der Bedeutung hoher Cholesterinwerte bei Arteriosklerose und Infarkt sollte zumindest bis zur Normalisierung der Blutwerte Magnesium unverdünnt gebraucht werden. Danach kann man versuchen, ob die biochemische Zubereitung den Cholesterinspiegel dauerhaft kontrolliert (dazu ist aber auch noch eine Diät erforderlich).

Wenn unverdünntes Magnesium zu hoch dosiert wird, kann es zu Durchfall, im Extremfall sogar zur abnormen Schläfrigkeit (Magnesiumnarkose) kommen. Dann unterbricht man die Anwendung sofort. Vom biochemisch zubereiteten Magnesiumphosphat drohen solche Nebenwirkungen nicht.

Natriumverbindungen

Auch dieser Mineralstoff gehört zu den lebenswichtigen Elementen. Allgemein bekannt ist die Verbindung Natriumchlorid (Kochsalz), die vorwiegend beim Wasserhaushalt mitwirkt. Zwar gilt Kochsalz heute auch als Krankheitsfaktor, aber das trifft seltener als gemeinhin angenommen zu. In erster Linie ist Natriumchlorid ein lebenswichtiger Mineralstoff, Salzmangel kann rasch zum Tod führen. Verschiedene unklare Gesundheitsstörungen, z.B. Verwirrtheitszustände im Alter, erklären sich nicht selten aus Kochsalzmangel.

Zwischen dem Zellinneren und dem Raum um die Zellen herum besteht ein Natriumkonzentrationsgefälle, das für viele Zellfunktionen notwendig ist. Durch spezielle Kanälchen tritt Natrium in die Zellen ein und verlässt sie wieder. Darüber hinaus wirkt der Mineralstoff noch bei den Herz-Kreislauf-Funktionen mit und ermöglicht die Erregbarkeit von Nervenzellen.

Die biochemischen Natriumzubereitungen können den Wasserhaushalt nicht direkt beeinflussen, dazu ist das Mineralsalz unverdünnt notwendig. Auch Kochsalzmangel lässt sich nicht durch potenziertes Natriumchlorid beheben. Die Herz-Kreislauf-Funktionen sprechen auf die biochemische Zubereitung ebenfalls zu wenig an, allenfalls die Erregbarkeit der Nervenzellen könnte durch den schwachen biochemischen Reiz beeinflusst werden. Die Folgen von Natrium-/Kochsalzmangel müssen deshalb mit den üblichen Natriummedikamenten behandelt werden, für Natrium in potenzierter Form gelten andere Indikationen.

Natrium muriaticum (chloratum) D 6 nennt man in Biochemie und Homöopathie das potenzierte Kochsalz. Im Mittelpunkt seiner Wirkungen stehen Verdauungs- und Stoffwechselstörungen, die normalisiert und angeregt werden. Die bessere Verdauung und Verwertung der Nahrung hilft auch bei allgemeinen Schwäche- und Erschöpfungszuständen sowie bei Blutarmut (Letzteres nur, wenn genug Eisen zugeführt wird). Ferner gehören zu den Indikationen im Verdauungs- und Stoffwechselbereich noch Appetitmangel und Abmagerung, die mit Erschöpfung und Schwäche in Beziehung stehen können. Darüber hinaus wirkt Natriumchlorid oft günstig bei Rheuma und den damit verbundenen Gelenk- und/oder Muskelschmerzen. Als weitere Indikationen werden Ausschlag, Ekzem, Akne, Wundliegen und andere Hauterkrankungen angegeben, aber hier ist die Wirksamkeit nicht sicher genug.

Natrium phosphoricum D 6 eignet sich ebenfalls bei verschiedenen Verdauungsstörungen, wie Durchfall, Erbrechen, Sodbrennen, Fettunverträglichkeit und Koliken innerer Hohlorgane (Magen, Darm, Gallenblase, Harnblase). Wenn der gesamte Organismus durch Fehlernährung übersäuert ist, kann ein Versuch mit diesem Mineralsalz auch angezeigt sein. Nach Besserung muss dann aber die übliche Kost umgestellt werden, weil sonst bald wieder Übersäuerung eintritt. Für Hautleiden gilt wie bei Natriumchlorid, dass die Wirksamkeit nicht ausreichend sicher scheint.

Der Phosphoranteil in diesem Mineralsalz empfiehlt es noch bei Störungen des Nervensystems, vor allem Nervosität, Unruhe und Schlafstörungen. Unter Umständen lässt sich die geistige Leistungsfähigkeit damit verbessern.

Natrium sulfuricum D 6 verwendet man unverdünnt als Glaubersalz bei Stuhlverstopfung. In potenzierter Form kann es allenfalls noch schwach abführend wirken. Deshalb gehört Verstopfung nicht zu den bevorzugten Indikationen. Ein Versuch ist möglich bei chronischer Darmträgheit, wenn es nicht auf baldige Stuhlentleerung ankommt, sondern die Darmfunktionen allmählich wieder normalisiert werden sollen. Der schwache Reiz, den das potenzierte Abführmittel Glaubersalz ausübt, kann zum Umkehreffekt führen, also Durchfall heilen.

Als wichtige Indikationen kennen wir noch Darm-, Leber-, Gallenblasen- und Bauchspeicheldrüsenerkrankungen, ungenügende Verwertung der Nahrung, Mangelernährung mit Untergewicht und allgemeine Entgiftung durch Anregung der Leberfunktionen. Sobald die Giftbelastung im Körper reduziert wurde, können auch deren Folgen für die Haut (wie Ausschlag, schlecht heilende Wunden und Geschwüre, vorzeitige Hautalterung) gebessert werden. Teilweise spricht Gelenkrheuma auf die Entgiftung gleichfalls gut an.

Die Wirksamkeit von Natriumsulfat bei Hautleiden und Rheuma ist allerdings nicht ausreichend sicher, deshalb wird man das Mineralsalz oft durch andere Naturheilverfahren ergänzen. Schließlich sagt man Natriumsulfat noch gute Wirkung bei Bronchialasthma nach. Im Einzelfall kann das zutreffen, als Standardmittel kommt dieses Mineralsalz bei Asthma jedoch nicht in Betracht.

Bei Übergewicht kann dieses Schüßler-Salz begleitend zur immer notwendigen Reduktionskost verabreicht werden. Die Wirkung ergibt sich vor allem aus der Anregung der Verdauungs- und Stoffwechselprozesse. Bei Bedarf müssen die Folgen von Übergewicht, etwa hohe Blutdruck-, Blutfett- und/oder Blutzuckerwerte, Bandscheiben- und Gelenkschäden durch Überlastung, zusätzlich gezielt durch andere Heilverfahren behandelt werden.

Auf Dauer hilft diese Therapie jedoch nur, wenn die übliche Ernährungsweise konsequent reformiert wird, andernfalls kehrt das Übergewicht mit all seinen Folgen über kurz oder lang unweigerlich zurück.

5 Ergänzungsmittel

Ursprünglich verwendete Schüßler 12 Mineralsalze, später verzichtete er auf Calcium sulfuricum (s. S. 219). Seine Nachfolger hingegen versuchten zum Teil, die therapeutischen Möglichkeiten der Biochemie zu erweitern, indem sie verschiedene andere anorganische Wirkstoffe in die Therapie einführten. Bei den konservativen Anhängern Schüßlers stieß das auf scharfe Kritik, sie fordern noch immer, dass die »reine Lehre« strikt eingehalten wird.

Aber abgesehen von der Tradition gibt es keinen vernünftigen Grund, alle Ergänzungsmittel so strikt abzulehnen. Die starre Beachtung ursprünglicher Lehren kann auch zum schwerwiegenden Nachteil werden, das gilt übrigens nicht nur für die Biochemie, sondern auch in der Homöopathie.

Einen Teil dieser Mineralsalze konnte Schüßler ja überhaupt noch nicht erproben und beurteilen, weil sie zu seinen Lebzeiten nicht oder nur oberflächlich bekannt waren. Vermutlich würde er heute dank der umfangreicheren Kenntnisse von den anorganischen Vitalstoffen auch mehr als die klassischen 11 bzw. 12 Salze verwenden. Die praktische Erfahrung lehrt jedenfalls, dass die Ergänzungssalze bei ihren Indikationen ebenfalls zu guten therapeutischen Ergebnissen führen können.

Um 1930 wurde die Biochemie zunächst um 5 Ergänzungsmittel erweitert, und zwar 3 Kaliumverbindungen, 1 Lithium- und 1 Manganverbindung. Inzwischen können diese auch als »klassische« Wirkstoffe der biochemischen Therapie betrachtet werden. Später kamen noch 7 weitere Mineralsalze hinzu, z. B. Arsen, Kupfer und Zink, die allerdings wenig Bedeutung erlangten. Deshalb beschränken wir uns hier auf die oben genannten Ergänzungsstoffe.

Für die Antlitzdiagnose sind alle zusätzlichen Mineralsalze bedeutungslos, weil dazu keine Beschreibungen Schüßlers vorliegen. Der Vollständigkeit halber sollen sie aber kurz vorgestellt werden.

Kalium arsenicosum D 6 verbindet den Mineralstoff Kalium mit dem giftigen Arsen, das in potenzierter Form nicht mehr gefährlich ist. Die Biochemie gibt diese Verbindung vor allem bei den heute verbreiteten psychosomatischen Krankheiten, bei denen seelische Einflüsse zu körperlichen Beschwerden führen. Ferner kommt ein Versuch bei Hautleiden (wie Ekzem, Schuppenflechte) und Herzschwäche in Betracht. Ob der Wirkstoff bei diesen Indikationen allein genügt oder durch andere Heilmittel ergänzt werden muss, lässt sich immer nur im Einzelfall beurteilen.

Kalium bromatum D 6 besteht aus dem Mineralstoff und Salzen der Bromsäure. Lange Zeit wurde Brom als Beruhigungs- und Schlafmittel verabreicht, heute gilt es bei diesen Heilanzeigen als veraltet, insbesondere auch wegen möglicher Nebenwirkungen. Die Biochemie verwendet Kaliumbromat bei nervösen und seelischen Störungen, Asthma und Bronchitis. Die therapeutischen Ergebnisse fallen unterschiedlich aus, gelegentlich können sogar ernste psychische Erkrankungen (Psychosen) günstig beeinflusst werden.

Brom kann in unverdünnter Form zur Bromakne führen. Der Umkehreffekt der potenzierten Kalium-Brom-Verbindung dagegen heilt akneartige Hauterkrankungen mit vermehrter Talgabsonderung, Entzündungen und Eiterungen.

Kalium jodatum D 6 wird wegen des Jodanteils unverdünnt zur Kropfprophylaxe sowie als auswurfförderndes Mittel bei Bronchitis genutzt. Zum Teil wird auch Arteriosklerose als Indikation angegeben, aber das ist nicht hinreichend geklärt. Die biochemische Zubereitung kann ebenfalls bei Entzündung der Bronchien verabreicht werden, außerdem lohnt sich ein Versuch bei Blutdruckstörungen. Im Einzelfall wird von guten Ergebnissen bei tuberkulösen Hauterkrankungen berichtet, aber Tuberkulose erfordert natürlich immer fachliche Therapie.

Unverdünnt kann Jod zu Schnupfen, Bronchitis, Bindehautentzündung, Magen-Darm-Katarrh, Jodakne und Funktionsstörungen der Schilddrüse führen. Das Risiko solcher Nebenwirkungen bleibt bei der potenzierten Form naturgemäß geringer, lässt sich aber nicht völlig ausschließen, z. B. bei längerer Anwendung. Überfunktion der Schilddrüse ist eine strenge Kontraindikation für Kalium jodatum. Zwar drohen bei der biochemischen Therapie weniger Nebenwirkungen als bei der unverdünnten Form, aber sie können trotzdem bedenklich werden. Nur im begründeten Einzelfall wird der Therapeut diese chemische Verbindung auch bei Überfunktion der Schilddrüse ausnahmsweise einmal verordnen.

Lithium chloratum D 6 gebraucht man unverdünnt bei Störungen des Harnsäurestoffwechsels, besonders bei Gicht, ferner bei Schilddrüsenüberfunktion, die zu einem akut kritischen Zustand führt. Als Psychopharmakon kann Lithium die manisch-depressive Krankheit bessern, führt allerdings auch zu erheblichen Nebenwirkungen. Ein Versuch ist schließlich bei Diabetes insipidus (nicht zu verwechseln mit Zuckerkrankheit) mit gestörter Harnausscheidung angezeigt.

Die potenzierte Form dieser Metallverbindung gebraucht die Biochemie ebenfalls bei gestörtem Harnsäurestoffwechsel und Gicht. Da Übersäuerung des Körpers aus naturmedizinischer Sicht auch Rheuma begünstigt, empfiehlt sich der Wirkstoff allgemein bei Gelenkrheuma. Der Einfluss auf die Nierenfunktionen kann Nierensteinleiden vorbeugen, insbesondere Harnsäuresteinen. Über die Auflösung von Steinen durch längere Anwendung von Lithium in potenzierter Form wird zwar berichtet, aber dabei handelt es sich um Einzelfälle. Mit fachlicher Zustimmung kann ein Versuch unternommen werden, am besten so früh wie möglich, weil kleinere Steine naturgemäß leichter als große aufzulösen sind.

Manganum sulfuricum D 6 weist als Hauptwirkungen die Aktivierung des Immunsystems und der Entgiftung des Körpers über die Leber auf. Mangan gehört zu den Schwermetallen und kann zur Vergiftung führen, wenn es z. B. im Bergwerk eingeatmet oder als Arzneimittel überdosiert wird. Bei der biochemischen Zubereitungsform besteht diese Gefahr nicht.

Als lebenswichtiges Spurenelement trägt Mangan unter anderem zum Fettstoffwechsel, Wachstum, zur Entgiftung und zur Bildung des roten Blutfarbstoffs Hämoglobin bei. Ferner ist es unentbehrlich für die Sexual- und Immunfunktionen sowie für die Knochen. Vorwiegend erfüllt es diese Aufgaben, indem es bei Enzymprozessen mitwirkt. Weitere Funktionen sind möglich, aber das Spurenelement wurde bisher noch nicht vollständig erforscht.

In potenzierter Form regt Mangansulfat ebenfalls das Abwehrsystem an, beugt also Infektionskrankheiten vor oder aktiviert die Selbstheilungsregulationen, damit eine akute Infektion rasch aus eigener Kraft überwunden wird. Ferner verbessert das Mineralsalz die Leber-Gallenblasen-Funktionen, beugt Krankheiten dieses Organsystems vor oder trägt zu ihrer Heilung bei. Eine entgiftende Wirkung über die Leber wird auch beschrieben, aber es ist noch nicht ausreichend abgeklärt, ob zur Entgiftung das unverdünnte Mangan besser geeignet ist.

Schließlich kann die potenzierte Zubereitung bei der Parkinson-Krankheit verabreicht werden. Dabei erweist sich einmal mehr und besonders deutlich, dass die Ähnlichkeitsregel stimmt, wenn ein Wirkstoff in der richtigen Potenz angewendet wird. Zu den typischen Symptomen einer Manganvergiftung gehört nämlich die Schüttellähmung. Wenn der starke Reiz des unverdünnt überdosiert aufgenommenen Mangans dazu führt, kann folgerichtig der schwache Reiz der potenzierten Form die Schüttellähmung lindern.

Angewandte Biochemie

Wenn die biochemische Therapie fachlich verordnet wird, bestimmt der Mediziner die Zubereitungsform und Dosierung der Wirkstoffe. Dabei kann es im Einzelfall zu Verordnungen kommen, die von den hier genannten allgemeinen Grundsätzen abweichen. Dann muss die Verordnung befolgt werden, weil nur der Therapeut die Umstände des Einzelfalls kennen und bei seinen Anweisungen berücksichtigen kann. In einem Buch ist das aus der Ferne naturgemäß nicht möglich.

Bei der Selbsthilfe mit biochemischen Arzneistoffen gelten die nachstehenden Grundregeln und Empfehlungen. Besonders wichtig ist dabei noch, die Grenzen der Selbsthilfe strikt zu beachten, damit die selbständige Behandlung nicht zur Gefährdung führt.

Selbsthilfe oder fachliche Therapie

Die Zahl der Mediziner, die über Erfahrung mit der biochemischen Therapie verfügen, ist relativ gering. Mehrheitlich wird heute nämlich Homöopathie praktiziert. Oft ist man deshalb auf die biochemische Selbsthilfe geradezu angewiesen. Dann zahlt sich aus, dass die »abgekürzte« Homöopathie Schüßlers mit wenigen Arzneistoffen in den eindeutig vorgegebenen Potenzen auskommt. Besonders dem medizinischen Laien fällt es bei dieser begrenzten Anzahl von Wirkstoffen leichter, das für ihn am besten geeignete zu finden.

Erleichtert wird die Selbsthilfe auch noch, weil biochemische Mittel in jeder Apotheke rezeptfrei erhältlich sind, in der Regel innerhalb weniger Stunden, wenn eines der Mineralsalze gerade nicht vorrätig ist. Nicht zuletzt kommt es der Selbsthilfe entgegen, dass die biochemische Behandlung zu keinen unerwünschten Nebenwirkungen führt und auch von Kindern und alten Menschen gut vertragen wird. Angesichts all dieser Vorzüge erscheint die Biochemie als ideales Heilverfahren zur Selbstbehandlung.

Aber wie bei jeder selbständigen Therapie müssen auch bei der Biochemie einige Einschränkungen beachtet werden. Sie ergeben sich einmal daraus, dass die Selbstdiagnose von Krankheiten immer einen höheren Unsicherheitsfaktor als die fachliche Diagnose enthält, und zum anderen, dass Biochemie kein Allheilmittel sein kann. Bei der Selbstbehandlung müssen also die Grenzen der selbständigen Diagnose und der biochemischen Therapie beachtet werden, damit man kein Risiko eingeht.

Die zuverlässige Diagnose wird erleichtert, wenn neben der üblichen Symptomatik noch die Krankheitszeichen im Gesicht beachtet werden, wie im Rahmen dieses Buchs später (ab Seite 238) demonstriert wird. Das bietet allerdings auch keine Gewähr für eine stets korrekte Diagnose, denn ebenso wie die üblichen Beschwerden können natürlich auch die Antlitzsymptome falsch interpretiert werden.

Die Grenzen der Biochemie selbst lassen sich kaum allgemeingültig definieren, zu viele individuelle Faktoren spielen dabei eine Rolle. Während die Biochemie beim einen Patienten sogar eine ernste Krankheit gut beeinflusst, kann sie bei einem anderen völlig versagen, obwohl der vielleicht nur an einer banalen Gesundheitsstörung leidet. Auch der erfahrene Mediziner kann das nicht immer im Voraus beurteilen, noch weniger natürlich der medizinische Laie.

Aber das alles spricht nicht generell gegen die Selbsthilfe mit Biochemie (oder anderen Heilverfahren). Einige einfache Vorsichtsmaßnahmen können das Risiko der selbständigen Behandlung deutlich vermindern. Dazu gilt, dass die Selbstbehandlung immer zu riskant ist, wenn bei einer Erkrankung eines (oder mehrere) der folgenden Merkmale vorliegt:

- Unklare Symptomatik, die man mit keinem bekannten Krankheitsbild in eine sichere Beziehung setzen kann, also nicht genau weiß, welche Erkrankung besteht; das gilt selbst dann, wenn es sich nur um leichte Beschwerden handelt, denn auch schwere Krankheiten beginnen nicht selten mit unklarer leichter Symptomatik.
- Von Anfang an stärkere Beschwerden mit deutlich verschlechtertem Allgemeinbefinden, gleichgültig ob unklare oder eindeutige Symptome vorliegen.
- Im Verlauf einer zunächst scheinbar einfachen Krankheit allmählich oder rasch eintretende Verschlimmerung der Symptomatik trotz Selbsthilfe.

- Chronisch bestehende oder wiederkehrende Beschwerden, unabhängig davon, ob sie leicht oder stärker ausgeprägt sind.

Alle diese verlangen fachliche Untersuchung, damit die Ursachen diagnostiziert und gezielt behandelt werden können oder zumindest eine Verschlechterung des Zustands zunächst gehemmt wird.

Die Behandlung in solchen Fällen wird vom Therapeuten verordnet. Grundsätzlich spricht aber nichts dagegen, die verordneten Maßnahmen durch Selbsthilfe mit geeigneten biochemischen Wirkstoffen zu unterstützen. Unerwünschte Wechselwirkungen der verschiedenen Arzneimittel sind nicht zu erwarten. Da eine fachliche Diagnose vorliegt, ist die selbständige biochemische Behandlung in solchen Fällen sogar einfacher und zuverlässiger möglich, als wenn man sich auf die eigene Verdachtsdiagnose verlassen muss.

Ob der behandelnde Mediziner von der unterstützenden biochemischen Selbsthilfe unterrichtet werden soll, lässt sich nicht pauschal beantworten. Unter anderem hängt das mit davon ab, ob er für solche Heilverfahren überhaupt aufgeschlossen genug ist. Wenn man weiß, dass er davon wenig hält, muss er nicht unbedingt von der Selbsthilfe informiert werden.

Zubereitungsformen biochemischer Heilmittel

Es führte zu weit, die komplizierte Herstellung potenzierter Wirkstoffe aus der unverdünnten Ursubstanz darzustellen, und das wäre auch ohne praktischen Nutzen. In der Regel verwendet man die folgenden Zubereitungsformen:

- *Trituration* als pulverförmige Verreibung der Ursubstanz mit Milchzucker;
- *Tablettae,* die durch maschinelle Pressung der Verreibung hergestellten Tabletten;
- *Globuli* (Streukügelchen), die hergestellt werden, indem man Zucker mit dem flüssigen Arzneistoff im Verhältnis 1:100 anfeuchtet und trocknet;
- *Dilution,* die durch Verschütteln der Ursubstanz mit Weingeist (seltener Wasser) entstehenden Tropfen.

Ferner gibt es noch Dragees, Cremes, Salben und zur Injektion bestimmte Ampullen.

Zur biochemischen Therapie sollten Triturationen und Tabletten bevorzugt werden, in denen die anorganischen Wirkstoffe in den Potenzen D 6 und D 12 gut löslich sind. Grundsätzlich kommen aber auch andere Zubereitungsformen in Frage.

Dosierung und Anwendung

Die Dosierung der Tabletten wird in der gewohnten Form angegeben, also beispielsweise »3-mal täglich 1 Tablette«.

Zur Dosierung der Verreibung kennt die biochemische Therapie als Maß das »Quantum«, das sich nicht genau definieren lässt. In der Regel geht man von einem erbsengroßen Quantum aus, wenn nichts anderes verordnet wird. Es kommt bei biochemischen Arzneimitteln nicht so sehr darauf an, wie groß dieses Quantum ist, wenn es nur annähernd der Erbsengröße entspricht. Selbst wenn mit einem Quantum zu viel Wirkstoff verabreicht wird, drohen von den Schüßler-Salzen keine Nebenwirkungen.

Bei der fachlich verordneten biochemischen Therapie gibt der Mediziner die Dosierung vor. Bei der Selbsthilfe orientiert man sich daran, ob eine akute, subakute oder chronische Krankheit besteht. Daraus ergeben sich dann die folgenden durchschnittlichen Dosierungen:

Akute und subakute (nicht mehr ganz akute) Erkrankungen

Einleitend alle 1–2 Stunden 1 Tablette oder ein erbsengroßes Quantum, nach Besserung bis zur Ausheilung 3- bis 4-mal täglich 1 Tablette oder 1 erbsengroßes Quantum.

Chronische Krankheiten

Von Anfang an 3- bis 4-mal täglich 1 Tablette oder 1 erbsengroßes Quantum bis zur anhaltenden Besserung oder Heilung. Zum Teil wirkt bei chronischen Erkrankungen eine niedrigere Dosierung sogar besser, z. B. nur 1- bis 2-mal täglich 1 Tablette oder 1 erbsengroßes Quantum, aber das sollte mit dem Therapeuten besprochen werden.

Die Einzeldosis wird ½–1 Stunde vor den Mahlzeiten verabreicht. Wenn bei akuten Krankheiten zunächst höher dosiert wird, müssen die einzelnen Dosen auch zwischen den Mahlzeiten eingenommen werden. Aber auch dann muss ein Abstand von mindestens ½ Stunde zu den Mahlzeiten eingehalten werden, damit die Wirkung nicht beeinträchtigt wird.

Die ideale biochemische Therapie kommt mit einem einzigen »maßgeschneiderten« Wirkstoff aus. Nicht selten sind allerdings mehrere erforderlich, um eine Erkrankung auf unterschiedliche Weise zu beeinflussen. Dann dürfen die verschiedenen Arzneistoffe aber nicht zusammen eingenommen werden, sonst droht eine Wirkungseinbuße. Jedes der notwendigen Mineralsalze wird einzeln verabreicht, wobei zwischen der Einnahme von 2 verschiedenen Wirkstoffen stets ein Abstand von mindestens ½ Stunde liegen muss. Das gelingt in der Praxis nicht immer ganz korrekt, aber so nah wie möglich sollte die Einnahme diesem Dosierungsschema kommen.

Manchmal müssen zunächst mehrere biochemische Arzneistoffe ausprobiert werden, ehe der individuell richtige gefunden wird. Dann muss jeder einzeln erprobt werden. Allerdings empfiehlt es sich nicht, an einem Tag gleich mehrere Wirkstoffe zu versuchen, weil dann nicht mehr erkennbar wäre, welcher optimal hilft. Am besten nimmt man zunächst einige Tage lang das erste Mineralsalz ein, bei ausbleibender Wirkung wieder einige Tage lang das nächste … und so fort je nach Bedarf.

Allerdings sind solche Versuche nicht immer vertretbar. Bei einfacheren chronischen Krankheiten, die ohnehin erst nach längerer Zeit ausheilen können, ist die obige Aufteilung meist problemlos möglich. Bei einer akuten und/oder ernsteren Erkrankung darf man jedoch nicht so lang experimentieren. Wenn das zuerst verabreichte Mineralsalz oder eine Kombination aus mehreren Wirkstoffen nicht bald hilft, muss der Mediziner zugezogen werden. Aber das ist bei jeder ernster erscheinenden Krankheit ja ohnehin immer notwendig.

Für die Einnahme biochemischer (wie übrigens auch homöopathischer) Arzneien gilt, dass sie nicht mit Flüssigkeit verabreicht werden dürfen. Unter anderem würde das nämlich die Potenz des Wirkstoffs verändern.

Tabletten, Verreibungen und Globuli lässt man auf oder unter der Zunge langsam zergehen, dann wird ein Teil des Arzneistoffs gleich von der Mundschleimhaut aufgenommen.

Auch Tropfen sollen mindestens 1 Minute lang im Mund behalten werden, ehe man sie schluckt. Wenn das nicht beachtet wird, kann ein biochemisches Arzneimittel nie optimal wirken, unter Umständen tritt überhaupt keine Wirkung ein.

Krankheiten ins Gesicht geschrieben?

Wenn wir einem Menschen begegnen und ihm ins Gesicht schauen, erkennen wir oft instinktiv, ob es ihm gut geht oder ob er sich unwohl fühlt. Antlitzdiagnose bedeutet im Prinzip nichts anderes, als diese Alltagserfahrung systematisch in der Medizin zu nutzen. Dabei besteht natürlich das Risiko einer Fehldiagnose, zumal wenn der medizinische Laie Krankheiten aus dem Gesicht erkennen will. Aber das ist kein spezielles Problem der Patho-Physiognomie* oder der Selbstdiagnose, sondern gilt praktisch für jedes diagnostische Verfahren und auch für die fachliche Diagnostik.

Gesichtsdiagnose in der Schulmedizin

Die moderne Medizin verfügt heute über so viele diagnostische Hilfsmittel mit einer Leistungsfähigkeit und Zuverlässigkeit, die man sich vor wenigen Jahrzehnten noch nicht vorstellen konnte. Die Antlitzdiagnose mutet daneben geradezu »archaisch« an. Wo soll sie in dieser hochtechnisierten Diagnostik überhaupt noch einen Platz und

* griech.: patho = Wortteil mit der Bedeutung Schmerz, Krankheit; Physiognomie = Beurteilung nach dem Gesichtsausdruck.

ihre Rechtfertigung finden? Solche Überlegungen führen zwangsläufig dazu, dass die Beurteilung von Gesichtsmerkmalen vernachlässigt wird, ja sogar in den Ruf gerät, unseriös zu sein. Tatsächlich ist die Gesichtsdiagnostik ein zwar altes, aber nicht veraltetes Diagnoseverfahren. Wer einmal erlebte, wie ein erfahrener Praktiker ohne großen Labor- und Apparateaufwand allein aus dem Gesicht seines Patienten erstaunlich treffsichere Diagnosen stellt, wird nicht mehr daran zweifeln, dass diese Methode nach wie vor ihre Berechtigung hat. Mangelnde wissenschaftliche Grundlagen kann man ihr nicht unterstellen, sie gehörte auch in der neueren Medizin noch lange zum Standard der Diagnostik.

Einige Beispiele sollen veranschaulichen, was die Schulmedizin aus dem Gesicht »lesen« kann. Auf die Besonderheiten der Antlitzdiagnose nach Schüßler gehen wir später gesondert ein.

Der Eindruck, den ein Gesicht beim Betrachter erweckt, fügt sich aus mehreren einzelnen Merkmalen zusammen. Im Allgemeinen werden sie ohne bewusste Anstrengung zu einem ganzheitlichen Bild vereinigt. Hauptsächlich bestimmen Gesichtsskelett und -muskulatur, Nervenversorgung des Gesichts sowie der Flüssigkeitsdruck (Turgor) der Gesichtshaut dieses Bild. Hinzu kommen noch seelisch-geistige Einflüsse, z. B. Konzentration, Intelligenz, Stimmungen und Gefühle.

Nehmen wir als Beispiel zunächst das »verfallene« Gesicht, das durch Verlust des Hautturgors mit spitzer Nase und umränderten Augen bestimmt wird. Hier denkt der Mediziner zunächst an Darmverschluss, Bauchfellentzündung, schwere Infektion des Darms mit heftigen Durchfällen und Austrocknung des Körpers durch Flüssigkeitsmangel. Damit steht auf Anhieb fest, welche besonders schweren möglichen Ursachen vor allen anderen abgeklärt werden müssen.

Wenn die obigen Krankheiten auszuschließen sind, kann das »verfallene« Gesicht als Warnzeichen bei Herzschwäche, Mangeldurchblutung der Herzkranzgefäße oder Infarkt auftreten. Daran ist vor allem zu denken, wenn die Nase besonders spitz und blass wirkt, Durchblutungsstörungen mit mangelhafter Sauerstoffversorgung das Gesicht bläulich-rot verfärben und ein ängstlicher Gesichtsausdruck auffällt.

Mit Hilfe dieser Antlitzsymptome kann eine Herzkrankheit rascher erkannt und behandelt werden, als wenn erst durch zeitaufwendige Untersuchungen die Ursachen gesucht werden müssen. Gewiss werden diese Untersuchungen nicht überflüssig, um die Gesichtsdiagnose zu verifizieren. Unabhängig davon kann die Verdachtsdiagnose aus dem Gesicht aber bereits die Einleitung einer (vielleicht lebensrettenden) Therapie ermöglichen.

Nehmen wir als anderes Beispiel das aufgeschwemmte, gedunsene Gesicht, das ebenfalls Hinweise auf verschiedene Erkrankungen geben kann, ehe umfangreiche Untersuchungen vorgenommen werden. Häufig weist dieses Antlitzsymptom auf Nierenerkrankungen hin, insbesondere bei auffälliger Gesichtsblässe. Weitere mögliche Ursachen sind Herzschwäche mit bläulich-rotem Gesicht und Wassersucht, allergische Gesichtsschwellungen, schwere Formen der Blutarmut oder Bindegewebswucherungen bei Unterfunktion der Schilddrüse. Auch hier trägt die Diagnose aus dem Gesicht dazu bei, die möglichen Ursachen einzugrenzen, um so rasch wie möglich gezielte Therapien einzuleiten und einen genauen Befund zu erhalten.

Nehmen wir als letztes Beispiel die Ringe unter den Augen, die gemeinhin oft als Anzeichen eines »ausschweifenden« Lebenswandels beurteilt werden. Im Einzelfall mag das vielleicht einmal zutreffen, medizinisch bedeutsame Ursachen sind jedoch Blutarmut, Mangeldurchblutung der Hautpartien, angestrengtes Sehen über längere Zeit, Parasiten im Magen-Darm-Kanal, Überreaktionen auf Augentropfen, Augensalben und Kosmetika, bei Frauen zum Teil auch Erkrankungen im Bereich der Genitalorgane.

Diese Beispiele genügen, um das Vorurteil zu widerlegen, dass Antlitzdiagnose nur »Scharlatanerie« ist. Sie gehört zu den ältesten Diagnoseverfahren, die auch in der Schulmedizin stets gebräuchlich waren und bleiben. Unwillkürlich wird jeder Mediziner eine erste »Diagnose« stellen, wenn er einen Patienten ansieht. Und wenn er weiß, worauf beim Blick ins Gesicht zu achten ist, kann der Befund so zuverlässig wie die Ergebnisse langwieriger Untersuchungen ausfallen.

Schüßlers erweiterte Diagnose

Grundsätzlich unterscheidet sich die Antlitzdiagnose der Biochemie nicht wesentlich von der in der Schulmedizin bekannten Gesichtsdiagnose. Beide versuchen, aus bestimmten Merkmalen im Gesicht Rückschlüsse auf Krankheiten zu ziehen.

Die Diagnose nach Schüßler geht dabei etwas weiter, denn sie beachtet auch Merkmale, die in der üblichen Gesichtsdiagnostik nicht berücksichtigt werden. Aber das ist kein prinzipieller, sondern lediglich ein methodischer Unterschied. Die Deutung der »Symptome« im Gesicht beruht eben überwiegend auf praktischer Erfahrung, kaum auf wissenschaftlich gesicherten Erkenntnissen. Daraus ergibt sich, dass die eine medizinische Richtung nicht exakt dieselben Symptome wie die andere akzeptiert.

Da Schüßlers Antlitzdiagnose mehr Gesichtsmerkmale beachtet, ist es bereits berechtigt, von einer erweiterten Diagnose zu sprechen.

Viel wichtiger erscheint indes für die Praxis ein anderer Aspekt. Die Antlitzdiagnose beschränkt sich nicht darauf, im Gesicht Hinweise auf bestehende Erkrankungen zu finden. Vielmehr geht sie davon aus, dass sich auch Krankheitsanlagen im Gesicht bemerkbar machen, aus denen später einmal akute Gesundheitsstörungen hervorgehen können.

Das bedeutet nun eine deutliche Erweiterung der üblichen Gesichtsdiagnose. Wer die Merkmale richtig zu deuten versteht, kann echte Vorsorge betreiben, lange bevor sich die ersten Anzeichen einer Krankheit bemerkbar machen. Allerdings bleibt das noch umstritten und kann vielleicht nicht verallgemeinert werden.

Die praktische Erfahrung belegt jedoch immer wieder, dass eine solche Diagnose möglicher zukünftiger Erkrankungen aus dem Gesicht durchaus möglich ist. Aber selbst wenn auf diese Weise irrtümlich eine Krankheitsanlage festgestellt wird, geht davon keinerlei Gefahr aus. Damit beginnt ja noch nicht die Therapie, sondern es werden lediglich weitere Untersuchungen initiiert, die schließlich zuverlässige Befunde erbringen.

Der zweite wesentliche Unterschied zwischen Schüßlers Antlitzdiagnose und den üblichen diagnostischen Methoden wird nur dann wichtig, wenn biochemisch behandelt werden soll. Schüßler stellte in seinem Verfahren nämlich unmittelbare Beziehungen zwischen den Merkmalen im Gesicht und den verschiedenen Mineralsalzen her. Deshalb spricht man im übertragenen Sinn auch von den »Gesichtern der Schüßler-Salze« (s. S. 245 ff.).

In der Praxis bedeutet das, dass zu jedem der 12 Salze typische Anzeichen im Gesicht angegeben werden. Das erleichtert die Therapie erheblich, insbesondere die Selbsthilfe. Man muss lediglich suchen, welcher Mineralstoff am besten zu den Merkmalen eines Gesichts passt, um dann mit der gezielten biochemischen Therapie zu beginnen.

Wenn die Merkmale mit mehreren Schüßler-Salzen korrespondieren, muss zunächst festgestellt werden, ob die Mehrzahl dieser Merkmale auf ein einziges Mineralsalz hinweist; dieses wird dann zur Behandlung verwendet. Trifft das nicht zu, müssen in der Regel mehrere Wirkstoffe verabreicht werden, die zusammen möglichst viele (alle) Anzeichen im Gesicht abdecken.

Es schmälert die Leistung Schüßlers nicht, wenn einschränkend angemerkt wird, dass seine Antlitzdiagnose auch Schwächen aufweist. Das ergibt sich zum Beispiel schon allein daraus, dass Menschen eine unterschiedlich gute Beobachtungsgabe besitzen. Während der eine im Gesicht fast wie in einem Buch lesen kann, bleibt es für den anderen ein Buch mit sieben Siegeln. Dementsprechend unterscheidet sich auch die Qualität der Diagnosen aus dem Gesicht erheblich.

Diese Schwäche lässt sich allerdings kompensieren, indem das Ergebnis der Antlitzdiagnose durch andere diagnostische Verfahren überprüft wird. Bei der Selbstdiagnose eignen sich dazu zum Beispiel Puls-, Blutdruck- und Fiebermessung oder der Sichtbefund bei oberflächlichen Symptomen etwa an der Haut.

Je besser die aus dem Gesicht gewonnene Diagnose mit den Ergebnissen der anderen Methoden übereinstimmt, desto zuverlässiger wird im Allgemeinen der Befund sein, und desto genauer lässt sich die biochemische Therapie individuell auswählen.

Wenn die Merkmale im Gesicht stärker von den anderen Symptomen abweichen, kann der medizinische Laie keine genaue Diagnose mehr stellen. Entweder beschränkt man sich dann auf gesicherte Befunde (wie Schnupfen, Husten, Durchfall und viele andere), die unabhängig von Anzeichen im Gesicht zu beurteilen sind, oder man zieht einen Mediziner zu Rate, der mit der Biochemie vertraut ist.

Die 12 »Gesichter« der Schüßler-Salze

Zur Antlitzdiagnose werden lediglich die 12 klassischen Mineralsalze verwendet. Als Schüßler sein Diagnoseverfahren begründete, kannte er noch keine anderen Wirkstoffe. Deshalb ist nicht auszuschließen, dass es für die später eingeführten Ergänzungsmittel ebenfalls spezifische Merkmale im Gesicht gibt.

Derzeit sind dazu noch keine zuverlässigen Angaben möglich. Schüßlers Nachfolger forschten offenbar nicht nach möglichen Zusammenhängen zwischen der Antlitzdiagnose und den ergänzenden Mineralsalzen. Das schränkt die Aussagefähigkeit der Diagnose etwas ein. Aber auch die bekannten 12 »Gesichter« der ursprünglich gebrauchten Mineralsalze ermöglichen bereits gute Befunde.

Hier werden zu jedem der 12 Mineralsalze zunächst die typischen Anzeichen im Gesicht und teilweise auch noch auf der Zunge beschrieben. In der Praxis sieht natürlich kaum ein Gesicht so aus, wie es im Lehrbuch angegeben wird, aber einige charakteristische Merkmale sind für jeden Wirkstoff zu erkennen.

Calcium fluoratum

Merkmale im Gesicht: Als typisches Symptom am Gesicht beschreiben biochemische Mediziner die glänzende Haut, die so wirkt, als wäre das Gesicht mit Firnis überzogen. Allerdings beobachtet man das relativ selten in ausgeprägter Form. Ebenfalls recht selten treten Schuppen der Gesichtshaut auf.

Häufiger erkennt man bei den Patienten, für die Calcium fluoratum geeignet ist, feine Hautfalten, die teilweise würfelförmig, teils wie Fächer ausgebildet sind. Sie befinden sich in den inneren Augenwinkeln, können jedoch weit über das Oberlid ausstrahlen. Auffällig ist schließlich noch, dass die Haut, auf der sich die Falten entwickelten, rötlich- oder schwärzlichbraun aussieht.

Auch bei der Inspektion der Zunge erkennt man oft eine unterschiedlich starke bräunliche Verfärbung. Überdies wirkt sie trocken, rissig und ist mit Borken bedeckt.

Besonderheiten: Das Mineralsalz kommt vor allem für lebhafte, schlanke Menschen in Betracht, deren Beschwerden durch feuchtkühles und kaltes Wetter schlimmer werden, sich aber durch Wärme bessern.

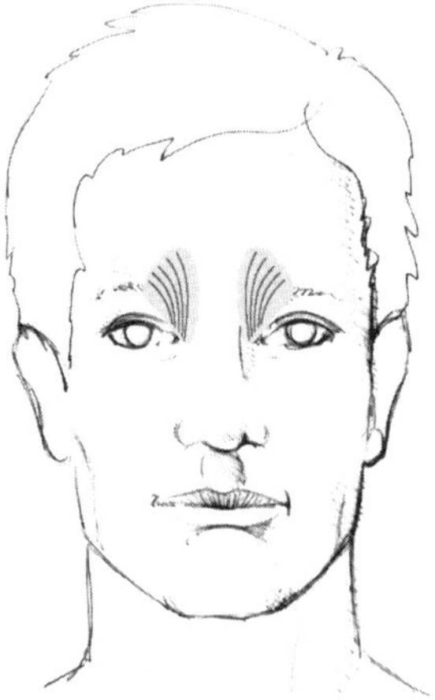

Merkmale des Calcium-fluoratum-Gesichts

Indikationen: Fluor und Kalzium sind wohl allgemein bekannt als Baustoffe der Knochen und Zähne. Zu diesem Zweck müssen sie allerdings unverdünnt verabreicht werden.

In der biochemischen Verdünnung kann die Kalzium-Fluor-Verbindung bei Erkrankungen von Knochen und Knochenhaut, gestörter Zahnschmelzbildung und versuchsweise zur Kariesprophylaxe angewendet werden. Sie sorgt nämlich dafür, dass der Kalzium- und Fluor-Haushalt des Körpers normalisiert wird. Das fördert den Einbau der unverdünnt mit der Nahrung und zum Teil auch mit Arzneimitteln zugeführten Wirkstoffe.

Eine andere sehr wichtige Indikation ist die verbreitete Bindegewebsschwäche, die unter anderem Krampfadern, Hämorrhoiden und die Senkung innerer Organe begünstigt. In solchen Fällen kann eine längere Therapie mit Calcium fluoratum, ergänzt durch ausreichend körperliches Training, das Bindegewebe wieder straffen und die oben genannten Folgen der Gewebsschwäche lindern oder ausheilen. Bei ausgeprägter Bindegewebsschwäche empfiehlt sich meist zusätzlich Silicea (s. S. 279), um die Wirkung zu verstärken.

Weitere Anwendungsmöglichkeiten ergeben sich aus der praktischen Erfahrung, dass dieses biochemische Medikament Verhärtungen im Körper, die aus unterschiedlichen Ursachen entstehen, wieder erweichen kann. Das gilt vor allem für die Zivilisationskrankheit Arteriosklerose, bei der die Gefäßwände verhärten und ihre Elastizität einbüßen. Natürlich kann Fluorkalzium diese Schädigung kaum noch vollständig beheben, aber eine Besserung ist durchaus möglich und bei dieser Erkrankung bereits als Therapieerfolg zu bewerten.

Auch in anderen Geweben und Organen kommen Verhärtungen vor. Zu denken ist beispielsweise an harte Knoten in Drüsen (wie Brustdrüsen, Schilddrüse), Verhärtungen von Lymphknoten, Hornhautbildung und Narbenverhärtungen. Zum Teil sprechen sie gut auf die biochemische Behandlung an.

Bei Verhärtungen in Drüsen und Lymphknoten darf die Selbsthilfe mit biochemischen Wirkstoffen erst dann durchgeführt werden, wenn zuvor bei einer fachlichen Untersuchung die krebsige Entartung der Knoten ausgeschlossen wurde.

Calcium phosphoricum

Merkmale im Gesicht: Bei den Patienten, für die Kalziumphosphat angezeigt sein kann, fällt häufig sofort eine »käsige Blässe« im Gesicht auf. Bei körperlicher Anstrengung verschwindet sie vorübergehend, das Gesicht wirkt dann rötlich oder gelblich. Zur genauen Diagnose muss deshalb sichergestellt sein, dass die Betroffenen sich von vorangegangenen körperlichen Anstrengungen ausreichend erholt haben. Am deutlichsten nimmt man die Blässe oft morgens vor dem Aufstehen wahr.

Darüber hinaus wird beschrieben, dass bei einem Teil der Patienten das Gesicht wie eine »wächserne Maske« aussieht. Das kann sich zunächst auf die Gegend um die Ohren beschränken, aber auch das gesamte Gesicht erfassen.

Die obere Gesichtshälfte wird in der Regel am deutlichsten von dieser wächsernen Veränderung betroffen.

Auf der Zunge erkennt man einen weißlichen, oft dicken Belag. Viele Patienten geben einen süßlichen Geschmack im Mund an, der sich nicht aus der Ernährung erklärt. Gelegentlich wird ein pelziges Gefühl an der Zunge beklagt.

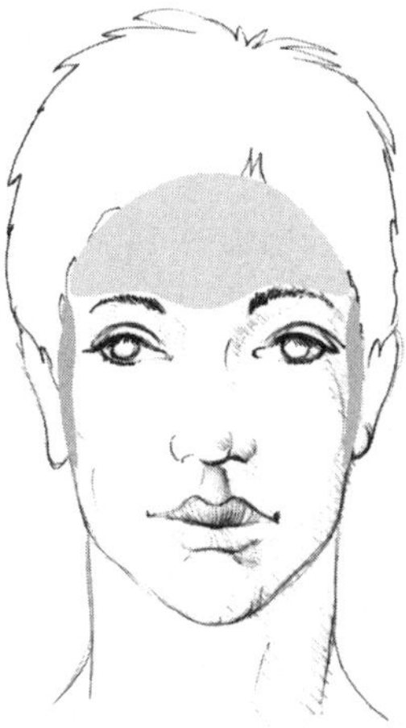

Merkmale des Calcium-phosphoricum-Gesichts

Besonderheiten: Am besten wirkt Kalziumphosphat meist bei schlanken, lebhaften Menschen. Ein weiteres Kennzeichen ist, dass sich bestehende Beschwerden nachts und in Ruhe verschlechtern.

Indikationen: Grundsätzlich eignet sich dieser biochemische Wirkstoff bei allen Störungen des Kalziumstoffwechsels, die vorwiegend das Knochengerüst betreffen. Mangelzustände können mit dem potenzierten Kalziumphosphat allerdings nicht behoben werden, dazu benötigt man die unverdünnten Mineralsalze aus der Nahrung, bei Bedarf ergänzt durch geeignete Diätmittel. Die Verwertung dieser Mineralstoffe kann jedoch durch Calcium phosphoricum verbessert werden. Daraus ergeben sich verschiedene Heilanzeigen.

Im Vordergrund stehen Störungen der Knochenbildung, die dazu führen, dass die Knochen zu schwach ausgebildet werden und leicht brechen. Das kann zum Beispiel durch die Mangelkrankheit Rachitis bei Kindern, durch Osteoporose vor allem bei Frauen ab dem Klimakterium sowie altersunabhängig durch Bewegungsmangel (etwa bei längerer Bettlägerigkeit) hervorgerufen werden. Wenn Kalziumphosphat die Knochenstruktur verbessert hat, können diese Krankheiten gelindert oder ausgeheilt werden.

Außerdem vernarben Frakturen der Knochen schneller und besser, Gelenkschäden können ebenfalls gemildert werden. Ein Versuch lohnt sich auch noch bei Senk- und Spreizfuß, der mit einer Schwäche des Fußgewölbes in Zusammenhang steht.

Optimale Ergebnisse erzielt man immer nur, wenn die Therapie durch ausreichend Bewegung ergänzt wird, das fördert den Kalziumeinbau in die Knochenstruktur.

Gute therapeutische Resultate erzielt man oft bei Knochenschmerzen verschiedener Ursachen. Unter anderem wirkt Kalziumphosphat günstig bei Schmerzen während des Wachstums von Kindern und Jugendlichen und bei rheumaartigen Knochenschmerzen durch Wettereinflüsse.

Schließlich werden auch noch die Schmerzen bei einer Knochenhaut- oder Knochenentzündung beeinflusst, aber diese Krankheiten erfordern meist noch eine fachlich zu verordnende Zusatztherapie.

Weniger bekannt ist, dass Kalzium überschießende allergische Reaktionen des Immunsystems mildern oder sogar vollständig verhindern kann. Das gilt für alle allergischen Symptome, die Wirksamkeit fällt allerdings individuell recht unterschiedlich aus. Ob Calcium phosphoricum andere Antiallergika entbehrlich macht oder nur zur unterstützenden Behandlung eingesetzt werden kann, lässt sich immer nur im Einzelfall beurteilen.

Bewährt hat sich Kalziumphosphat überdies noch bei Blutarmut. Zwar muss zu deren Behandlung vor allem ausreichend Eisen verabreicht werden, aber das biochemische Mittel trägt zur raschen Besserung des Befindens bei.

Insbesondere die bei Anämie häufige chronische Müdigkeit und Leistungsschwäche spricht vor allem auf den Phosphatanteil des Wirkstoffs gut an. Auf diese Weise kann man die Zeit überbrücken, bis der Organismus wieder genügend Eisen aufgenommen und gespeichert hat. Es gibt allerdings auch Blutarmut, die unabhängig von der Eisenversorgung auftritt. Hier muss nach fachlicher Verordnung gezielt therapiert werden, Kalziumphosphat kann diese Behandlung häufig wirksam unterstützen.

Bei Erkrankungen am Skelett, die von außen zu beeinflussen sind, ergänzt man die interne Anwendung durch eine biochemische Salbe. Alle anderen Heilanzeigen erfordern nur eine innerliche Therapie.

Calcium sulfuricum

Dieses Mineralsalz führte Schüßler zwar in die biochemische Behandlung ein, aber später nahm er wieder Abstand davon. Bis heute bleibt umstritten, ob es tatsächlich überflüssig ist, in der Praxis erzielt man jedenfalls oft gute Ergebnisse. Prinzipiell spricht also nichts gegen den Gebrauch.

Merkmale im Gesicht: Da er diesen Wirkstoff nicht so schätzte, hinterließ Schüßler dazu keine umfassende Beschreibung zur Antlitzdiagnose. In erster Linie kann Kalziumsulfat wohl den Patienten empfohlen werden, deren Gesichtshaut gelblich bis bräunlich wirkt und oft Muttermale und/oder Altersflecken aufweist.

Beim Zungenbefund fällt in typischen Fällen der lehmartige Belag auf, an den Zungenrändern bestehen häufiger Geschwüre.

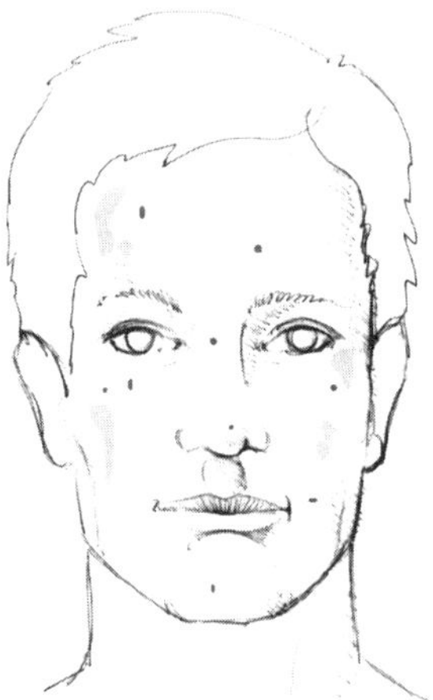

Merkmale des Calcium-sulfuricum-Gesichts

Besonderheiten: Schwefelsaures Kalzium eignet sich besonders für Patienten, bei denen Beschwerden durch Wärme verschlimmert und durch Kälte (Eisbeutel, Kältekompressen) gelindert werden. Ferner muss man bei allmählich zunehmendem Schwächegefühl abwägen, ob dieser Wirkstoff angezeigt sein könnte. Auf das Stadium der Entzündung kommt es bei Kalziumsulfat nicht an.

Eitrige Prozesse dürfen nur dann mit diesem Schüßler-Salz behandelt werden, wenn der Eiter nach außen abgehen kann, vorwiegend also bei Hauteiterungen und Eiterungen in Organen, die mit der Außenwelt in Verbindung stehen (wie Nase, Bronchien). Bei allen anderen Eiterungen soll Silicea (s.S. 279ff.) bevorzugt werden.

Indikationen: In biochemisch potenzierter Form nimmt die Kalzium-Schwefel-Verbindung keinen Einfluss auf Knochen und Gelenke. Die wichtigsten Heilanzeigen sind Eiterungen, die sich nach außen öffnen können, vor allem Abszesse, Furunkel, Karbunkel, Nasen- und Nebenhöhleneiterungen, vereiterte Mandeln und eitrige Bronchitis. Alle diese Indikationen erfordern stets die Behandlung von innen; bei Entzündungen und Eiterungen der Haut kann zusätzlich eine Salbe angewendet werden.

Bei Bedarf kann die Wirkung durch Kombination mit Silicea verstärkt werden. Die beiden Salze dürfen nicht zusammen eingenommen werden, ein Abstand von mindestens 1 Stunde ist notwendig.

Ferrum phosphoricum

Merkmale im Gesicht: Bei akuten Entzündungen weist das typische Ferrum-Gesicht mehr oder minder deutliche Rötungen im Stirn-Wangen-Bereich auf. Man unterscheidet die häufig als brennend empfundene *fiebrige Röte* bei fieberhaften Entzündungen, sowie die mit Wärmegefühl verbundene *hitzige Röte,* die durch Kälte und nach Anstrengungen auftritt.

Beim chronisch gestörten Eisenhaushalt des Körpers wirken die Patienten durch dunkle Schatten in den Augenhöhlen meist hohläugig. Auch am inneren Augenwinkel zeigen sich dunkle bis bläuliche Schatten, die bis zum äußeren Augenwinkel reichen und von innen nach außen schmaler werden.

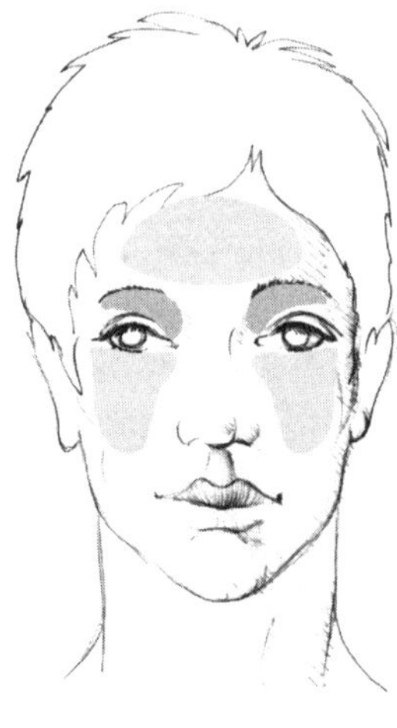

Merkmale des Ferrum-phosphoricum-Gesichts

Besonderheiten: Typisch für Ferrum phosphoricum ist außerdem, dass sich die Symptome nachts, bei stärkerer Bewegung, durch Wärme, Schwitzen und/oder im Sitzen verschlimmern. Zur Besserung kommt es dagegen in Ruhe, nach dem Aufstehen, bei langsamer Bewegung, durch Kühle und im Sommer.

Je mehr dieser Besonderheiten die Merkmale im Gesicht begleiten, desto sicherer ist Ferrum zur Therapie angezeigt.

Nach praktischer Erfahrung wirkt Ferrum meist bei schwächlichen, zierlichen bis mageren Patienten am besten.

Indikationen: In potenzierter Form kann Eisenphosphat nicht bei Blutarmut angewendet werden. Dagegen benötigt man in der Regel unverdünnte Eisenverbindungen, die den Mangelzustand rasch ausgleichen. Vielmehr wirkt Ferrum phosphoricum D 12 auf den Eisenstoffwechsel und die damit verbundenen Körperfunktionen. Diese Wirkungsweise lässt sich noch nicht genau erklären, aber es besteht kein Zweifel an der Wirksamkeit.

Im Vordergrund der Heilanzeigen stehen akute Entzündungen im 1. Stadium mit Schwellung, Rötung und Hitzegefühl in dem betroffenen Körpergebiet. Typisch ist überdies noch, dass der Entzündungsherd keine Sekrete absondert. Entzündungen können praktisch überall im Körper auftreten, beispielsweise an der Haut, im Bereich der Mund-, Rachen- und Nasenschleimhäute, im Magen-Darm-Kanal, an Gelenken, am Herzen oder im Gehirn.

Grundsätzlich sind Entzündungen als Abwehrreaktionen

nützlich und sollten nicht massiv (etwa durch Kortison) unterdrückt werden. Ferrum hilft dem Immunsystem, die Ursachen einer Entzündung dauerhaft auszuheilen. Eine rasche Besserung der Symptomatik ist damit weder möglich noch wünschenswert. Der Wirkstoff beeinflusst sowohl fieberhafte als auch fieberfreie Entzündungen. Wenn bei Fieber keine Entzündung erkennbar ist, kann Ferrum ebenfalls zur Therapie versucht werden.

Bei oberflächlichen äußeren Entzündungen wird Ferrum mit als Salbe verabreicht. Zur besseren Wirkung kann das Schüßler-Salz zusätzlich intern angewendet werden. Alle anderen Formen der Entzündung erfordern stets die innerliche Behandlung.

Obwohl Entzündungen im Vordergrund der Heilanzeigen dieses biochemischen Mittels stehen, kann es auch noch bei frischen blutenden Wunden, Blutergüssen, Durchfall und Erbrechen eingesetzt werden. Gegen Blutergüsse bietet sich wieder die Salbe an, die anderen Indikationen können nur innerlich behandelt werden.

Kalium chloratum

Merkmale im Gesicht: Charakteristisch für diesen biochemischen Wirkstoff ist nach Schüßlers Beobachtungen eine milchige, an Alabaster erinnernde Haut. Das muss sich nicht auf das Gesicht beschränken, zum Teil wirken auch Dekollete, Schultern, Arme, manchmal sogar die Haut am gesamten Körper wie Alabaster. Besonders oft und ausgeprägt sieht man diese Merkmale der Haut bei jungen Frauen.

Ein weiteres Kennzeichen sind die ebenfalls milchig aussehenden rötlichen oder bläulichen Verfärbungen an den Ober- und Unterlidern, teilweise auch nur am Unterlid.

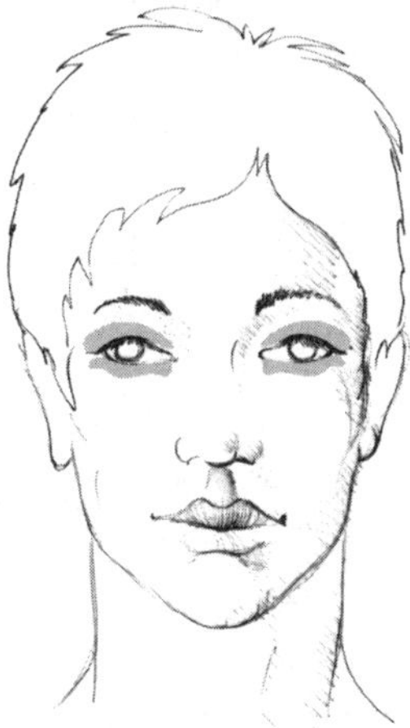

Merkmale des Kalium-chloratum-Gesichts

Bei Betrachtung der Zunge fällt der weißliche, gelegentlich auch gelblich-graue Belag auf.

Besonderheiten: Zum Kaliumchloridbild gehört noch, dass Krankheiten durch Bewegung, zu fette und/oder scharf gewürzte Speisen verschlimmert werden, während Wärme die Symptomatik oft bessert.

Indikationen: Auch dieser Wirkstoff gehört zu den biochemischen Entzündungsmitteln, wird allerdings erst im 2. Entzündungsstadium angewendet. Kennzeichnend für diese Phase einer Entzündung sind zähe Absonderungen (wie Schleim) aus der lokalen Schwellung und Rötung der Schleimhäute, Haut oder innerer Organe.

Das Entzündungsstadium 2 kann gleichfalls an vielen Organen und Geweben auftreten.

Zu den Heilanzeigen gehören insbesondere Hautentzündungen, Katarrhe der Atemwege, Mandel-, Mittelohr-, Lungen-, Rippenfell-, Blasen-, Nierenentzündungen sowie rheumatische Entzündungen der Gelenke, Muskeln oder Sehnenscheiden.

Versuchsweise kann der Wirkstoff auch bei Augenentzündungen, Hautausschlägen, Herpesbläschen, Warzen, Afterentzündungen bei Hämorrhoiden (auch bei Blutungen), Venenentzündungen und entzündeten Verletzungen eingesetzt werden.

Zum Teil sprechen chronische Blinddarmreizungen gut darauf an. Dann muss aber durch fachliche Verlaufskontrolle gewährleistet sein, dass sich keine Blinddarmentzündung mit drohendem Durchbruch in die Bauchhöhle (lebensgefährlich) entwickelt.

Außerdem werden günstige Wirkungen bei Schmerzzuständen verschiedener Ursachen erzielt, unter anderem bei rheumatischen Erkrankungen oder Verletzungen. Bei Schmerzen ist aber Vorsicht geboten, damit die Schmerzlinderung keine ernstere Krankheit verschleiert, bis vielleicht überhaupt keine Therapie mehr möglich ist.

Grundsätzlich soll Kaliumchlorid bei allen Indikationen innerlich verabreicht werden. Wenn oberflächliche Symptome (wie Verletzungen, Hautentzündungen) bestehen, kann zusätzlich äußerlich eine biochemische Salbe angewendet werden.

Kalium phosphoricum

Merkmale im Gesicht: Die typischen Patienten, bei denen dieses Mineralsalz indiziert ist, wirken immer wie »ungewaschen«. In der Regel trifft das natürlich nicht zu. Vielmehr entsteht dieser Eindruck, weil die Gesichtshaut schmutziggrau verfärbt ist. Zum Teil beobachtet man diese Verfärbung nur an den Schläfen, manchmal beschränkt sie sich auf die unteren Augenlider. Aber auch das gesamte Gesicht kann blass und grau wirken.

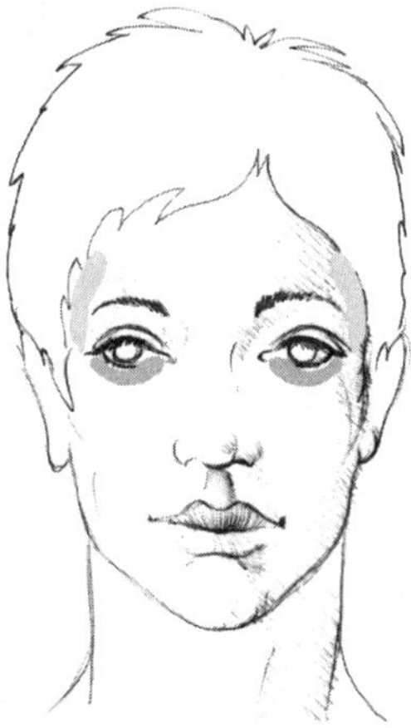

Merkmale des Kalium-phosphoricum-Gesichts

Bei chronischen Krankheitsprozessen kommt häufig noch hinzu, dass die Schläfen wie »eingefallen« aussehen.

Die Zunge wirkt meist trocken und ist oft gelblich belegt.

Besonderheiten: Krankheitsbilder, die auf Kaliumphosphat besonders gut ansprechen, verschlimmern sich meist durch stärkere Anstrengungen. Die leichte körperliche Bewegung hingegen kann zur Besserung führen.

Indikationen: Die Verbindung von Kalium und Phosphat wirkt vornehmlich auf Nervensystem und Psyche. Daraus ergeben sich zahlreiche Anwendungsmöglichkeiten, angefangen bei nervöser Erschöpfung, Nervosität, Unruhe und Schlafstörungen bis hin zu Nervenschmerzen, Lähmungen, Krämpfen und gestörter geistiger Leistungsfähigkeit (Gedächtnis-, Konzentrationsschwäche).

Ein weiteres breites Anwendungsgebiet sind die psychosomatischen Erkrankungen, bei denen seelische Einflüsse zu körperlichen Symptomen führen. Besonders Herzangst und nervöse Herzbeschwerden sprechen gut darauf an; bei organischen Herzerkrankungen kann Kaliumphosphat allenfalls zur ergänzenden Therapie verwendet werden.

Schließlich gilt der Wirkstoff als »Blutreinigungsmittel«. Die traditionell im Frühjahr und/oder Herbst durchgeführte Kur zur Entgiftung, Entschlackung und Entsäuerung des Bluts werden durch Kaliumphosphat unterstützt; so verringert man das allgemeine Krankheitsrisiko.

Bei allen genannten Heilanzeigen verabreicht man Kalium phosphoricum innerlich. Zur »Blutreinigung« wird es 6–8 Wochen lang angewendet, ansonsten bis zur Heilung einer Krankheit.

Von außen her kann die Wirkung der internen Therapie durch eine Salbe verbessert werden. Man trägt sie über schmerzenden Nerven, bei Krämpfen und Lähmungen jeweils im erkrankten Körpergebiet auf, bei Herzbeschwerden auf die linke Brusthälfte.

Kalium sulfuricum

Merkmale im Gesicht: Charakteristisch für das »Gesicht« dieses Mineralsalzes sind gelblich-braune Verfärbungen. Teils tauchen sie nur fleckförmig als Muttermale, Sommersprossen und Altersflecken auf. Das spricht für eine nur mäßige Störung des Kaliumstoffwechsels, der häufig noch kein Krankheitswert zukommt (sonst wären ja alle Menschen mit solchen Verfärbungen – und fast jeder hat einige davon – bereits krank). Das lässt sich immer nur individuell beurteilen. Aber auch solche noch nicht krankhaften Störungen sollten vorbeugend behandelt werden, damit später keine Erkrankungen daraus hervorgehen.

Besteht eine ausgedehntere Verfärbung dieser Art, kann oft von einer Krankheit ausgegangen werden. Insbesondere gilt das, wenn sie sich am unteren Augenlid bemerkbar macht und mehr bräunlich als gelblich-braun wirkt.

Die Zunge sieht gelblich aus und ist oftmals mit ungewöhnlich viel Schleim bedeckt.

Besonderheiten: Wenn Kalium sulfuricum indiziert ist, verschlimmern sich Erkrankungen durch Wärme, in geschlossenen Räumen und abends, während kühlere frische Luft zur Besserung führt.

Am besten hilft dieses Mineralsalz meist bei nervenschwachen, ängstlichen und zu Depressionen neigen den Patienten.

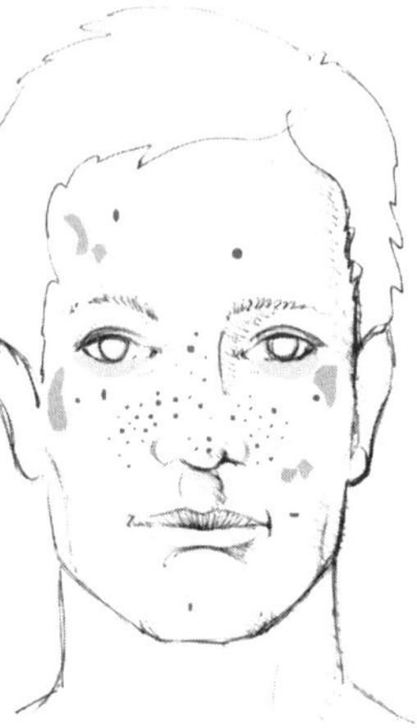

Merkmale des Kalium-sulfuricum-Gesichts

Indikationen: Wie Kalium chloratum gehört auch das schwefelsaure Kalium zu den Entzündungsmitteln der Biochemie. Es ist im 3. Stadium einer Entzündung angezeigt, die sich durch gelblich-schleimige Absonderungen aus den erkrankten Körpergebieten bemerkbar macht.

Daraus ergeben sich wieder zahlreiche Anwendungsmöglichkeiten, unter anderem chronisch-eitrige Prozesse in Nase, Rachen, Bronchien, Ohren, an der Augenbindehaut, im Magen-Darm-Kanal, in Leber, Nieren, Gelenken und an der Haut, die das fortgeschrittene dritte Stadium erreicht haben.

Überdies kann der Wirkstoff bei einigen Infektionskrankheiten, die zu Symptomen an der Haut führen (Masern,

Scharlach), empfohlen werden. Je nachdem, wie schwer solche Infektionen verlaufen, ist eine Kombination von Kalium sulfuricum mit Antibiotika durchaus möglich; während das Mineralsalz die vollständige Ausheilung fördert, richten sich Antibiotika direkt gegen bakterielle Krankheitserreger und tragen so mit zur Heilung und Vermeidung von Komplikationen bei.

Gegen die Virusinfektion Masern sind Antibiotika unwirksam, im Einzelfall können sie aber bakterielle Zusatzinfektionen verhüten.

Bei chronischen Krankheiten der Haut eignet sich Kalium sulfuricum meist besonders gut, wenn die Gefahr besteht, dass sie »nach innen umschlagen«, das heißt innere Organe und Gewebe in Mitleidenschaft ziehen könnten. Dieses Risiko droht häufig, wenn eine Hauterkrankung medikamentös (etwa mit Antibiotika oder Kortisonen) massiv unterdrückt wird. In solchen Fällen kann der biochemische Wirkstoff inneren Folgekrankheiten und Komplikationen vorbeugen und dafür sorgen, dass die chronische Hauterkrankung endgültig abheilt.

Schließlich kann das auf die Nervenfunktionen wirkende Mineralsalz bei Schmerzen unterschiedlicher Ursache gebraucht werden. Besonders gut wirkt es im Allgemeinen bei Nervenschmerzen, aber auch rheumatische und andere Schmerzen sprechen darauf an, weil die Funktionen der schmerzleitenden Nerven günstig beeinflusst werden.

Bei starken Schmerzen kann man zwar kaum auf Schmerzmittel verzichten, aber oft deren Dosis reduzieren, wenn mit Kalium sulfuricum kombiniert wird. Dadurch wird die

Schmerzlinderung verstärkt, und es treten seltener Nebenwirkungen der Schmerzmittel ein.

Magnesium phosphoricum

Merkmale im Gesicht: Die Patienten, denen Magnesiumphosphat helfen kann, erkennt man unschwer an einem typischen Gesichtsmerkmal: Links und rechts seitlich der Nasenflügel befindet sich bei ihnen eine hellrote rundliche Verfärbung, die einen Durchmesser von einigen Zentimetern erreichen kann. Weitere charakteristische Merkmale zur Antlitzdiagnose gibt es bei diesem Wirkstoff nicht.

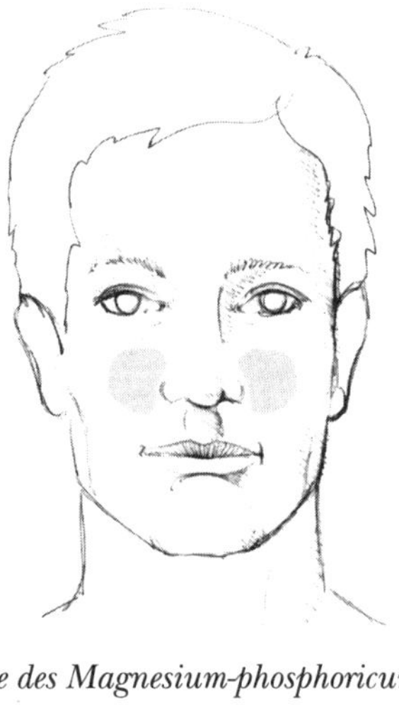

Merkmale des Magnesium-phosphoricum-Gesichts

Allerdings sind diese roten Wangenflecken nicht zwangsläufig ein Hinweis darauf, dass Magnesium phosphoricum indiziert ist. Man muss sorgfältig abklären, ob sie durch seelisch-nervöse Einflüsse (wie Scham, Verlegenheit, Hemmungen) entstehen, weil der biochemische Wirkstoff dann häufig ungeeignet ist, zumindest solche seelisch-nervösen Reaktionen nicht nennenswert beeinflussen kann.

Andererseits spricht aber nichts dagegen, Magnesiumphosphat zu verabreichen, auch wenn die Ursachen der roten Flecken auf den Wangen nicht eindeutig geklärt sind. Unerwünschte Nebenwirkungen sind dann nicht zu befürchten, lediglich die erhoffte Wirkung kann ausbleiben.

Die Ansicht der Zunge ergibt keine für die Diagnose wichtigen Befunde.

Besonderheiten: Ein typischer Hinweis darauf, dass Magnesiumphosphat wirksam sein kann, liegt dann vor, wenn Beschwerden durch Berührung und/oder Kälte verschlimmert werden, während sie sich durch Druck, Wärme und Zusammenkrümmen des Körpers bessern. Hinzu kommt oft noch, dass Schmerzen blitzartig auftreten.

Indikationen: Die Magnesium-Phosphor-Verbindung wirkt hauptsächlich auf die Nerven-Muskel-Erregbarkeit. Daraus ergeben sich zahlreiche Heilanzeigen im Bereich der Schmerz- und Krampflinderung.

In erster Linie werden die Schmerzzustände beeinflusst, die durch Muskelverkrampfungen entstehen, z. B. krampfartige Schmerzen der Skelettmuskulatur, Gefäßverkrampfungen im Gehirn (Kopfschmerzen, Migräne) und am Herzmuskel (Angina pectoris), Koliken von Magen, Darm,

Gallenblase und Harnorganen, Leibschmerzen bei Durchfall und krampfartige Bronchitis.

Aber auch Schmerzen ohne Verkrampfungen werden durch dieses Mineralsalz gelindert, wie Nervenschmerzen, Zahnschmerzen, Hexenschuss, Ischias und schmerzhafte Menstruationsbeschwerden.

Selbst bei Arteriosklerose kann Magnesium phosphoricum über die Gefäßnerven noch eine günstige Wirkung ausüben.

Nicht zuletzt kommt ein Versuch bei seelisch-nervös verursachtem Juckreiz sowie bei nervösen Zuckungen (Augenlider, Gesicht, Gliedmaßen) in Betracht.

Die Therapie soll bei allen Heilanzeigen innerlich erfolgen. Bei den Erkrankungen, die von außen beeinflussbar sind, wie oberflächliche Nervenschmerzen, Hexenschuss, Ischias und Juckreiz, empfiehlt sich unterstützend die externe Therapie an der betroffenen Körperregion mit einer biochemischen Salbe auf Magnesiumphosphatbasis.

Natrium chloratum (muriaticum)

Merkmale im Gesicht: Ein charakteristisches Zeichen fällt bei den meisten Menschen, für die Natriumchlorid geeignet ist, sofort auf: Sie wirken aufgedunsen und aufgeschwemmt. Das beschränkt sich meist nicht auf das Gesicht, sondern ist auch am übrigen Körper wahrnehmbar.

Die Gesichtshaut wirkt glänzend, nach Sonneneinstrahlung treten punktförmige Unreinheiten auf. Die Ränder der Augenlider sind ständig etwas feucht, am Unterlid wird häufig ein »schmieriger Streifen« sichtbar. Zum Teil bestehen auch noch mehr oder minder deutlich ausgeprägte Ringe um die Augen.

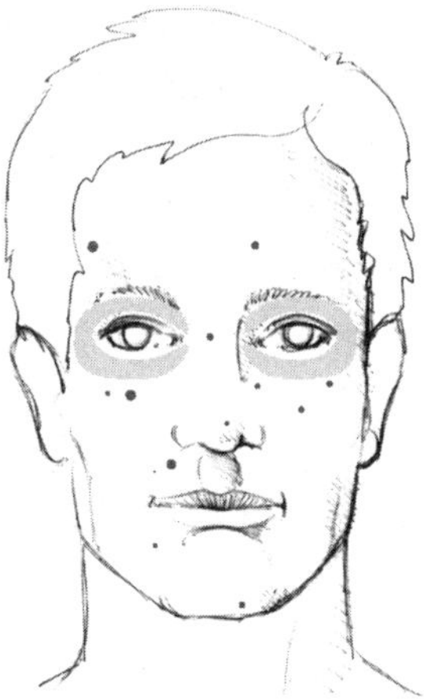

Merkmale des Natrium-chloratum-Gesichts

Der Zungenbefund kann unauffällig bleiben. Zum Teil beobachtet man aber eine typische »Landkartenzunge« *(Lingua geographica)* mit rötlichen Herden an der Zungenoberfläche, die von weißlich-gelben Rändern eingefasst werden. Es ist noch ungeklärt, wie es zu diesem Phänomen kommt. Grundsätzlich gilt es als harmlos, aber das trifft nur insoweit zu, dass die landkartenähnlichen Veränderungen keine Erkrankung der Zunge anzeigen. Es ist durchaus möglich (wenn auch noch nicht geklärt), dass sich andere Krankheiten durch eine *Lingua geographica* bemerkbar machen. Jedenfalls sollte beim Auftreten dieses Zungenbefunds die Therapie jeder Erkrankung durch Natriumchlorid unterstützt werden.

Besonderheiten: Dieser biochemische Wirkstoff eignet sich insbesondere dann, wenn sich Beschwerden am Vormittag gegen 10 Uhr, an der See, durch jede Form der Beschäftigung (auch geistige), bei Hitze oder feucht-kühlem Wetter verschlimmern. Eine Besserung tritt in typischen Fällen bei nüchternem Magen, durch Liegen auf dem Rücken, Schwitzen sowie bei trockenkühlem oder trocken-warmem Wetter ein.

Die Mehrzahl der Betroffenen gibt eine Abneigung gegen Brot und fettreiche Speisen und ein ausgeprägtes Verlangen nach Flüssigkeit (starkes Durstgefühl) und Salz an.

Indikationen: Dieses Mineralsalz gehört sowohl in der Biochemie als auch in der klassischen Homöopathie zu den Hauptmitteln. Deshalb liegen dazu schon genügend Forschungsergebnisse vor. Als Katalysator ermöglicht und reguliert es zahlreiche Stoffwechselprozesse. Überdies wirkt es auf die Funktionen der Nebennieren, Schilddrüse und Hirnanhangdrüse. Somit kann Natriumchlorid grundlegende Lebensfunktionen beeinflussen.

Im Vordergrund der Heilanzeigen stehen Verdauungs- und Stoffwechselstörungen unterschiedlicher Ursachen und ihre Folgekrankheiten. Gut bewährt es sich zum Beispiel bei Magen-Darm-Katarrhen, die von wässrigem Durchfall begleitet werden, sowie bei chronischer Darmträgheit, die durch Erschlaffung der Dickdarmmuskulatur entsteht. Darüber hinaus kann dieser Wirkstoff bei Appetitmangel, Abmagerung und durch Mangelernährung entstandener Blutarmut verabreicht werden.

Indirekt trägt die bessere Verwertung der Nahrung auch noch dazu bei, dass allgemeine Erschöpfungs-, Schwächezustände oder Milchmangel im Wochenbett allmählich beseitigt werden. Die Anregung und Harmonisierung der Verdauungs- und Stoffwechselfunktionen führt oft dazu, dass Antriebsschwäche und die teils damit verbundene Nervosität überwunden werden.

Schließlich sprechen trockene Haut, vorzeitige Hautalterung, Unreinheiten und Entzündungen, Juckreiz, Ekzeme und Akne bei einem Teil der Betroffenen auf Natrium chloratum an. Die Wirkungen auf die Haut ergeben sich daraus, dass Verdauungs- und Stoffwechselstörungen, die zu derartigen Hautsymptomen führen, durch das biochemische Mittel ausheilen können; das bedeutet Heilung der Ursachen, nicht nur Unterdrückung der Symptomatik an der Haut.

Ein letztes wichtiges Anwendungsgebiet dieses Mineralstoffs sind rheumatische Beschwerden an den Gelenken, die sich bei feuchtkühlem Wetter verschlimmern. In der Biomedizin gilt seit langem die auf praktischer Erfahrung beruhende (wissenschaftlich aber noch nicht endgültig abgesicherte) Theorie, dass übermäßiger Konsum von Natriumchlorid (Kochsalz) bei der Ernährung den Rheumatismus begünstigt und verschlimmert, vielleicht sogar als eine der Rheumaursachen anzusehen ist.

Nach der biochemisch-homöopathischen Lehrmeinung, dass potenzierte Wirkstoffe die Symptome beeinflussen, die durch die unverdünnte Substanz bei Gesunden hervorgerufen werden (Umkehreffekt), kann Natrium muriaticum als Antirheumatikum eingesetzt werden.

Anders und vereinfachend gesagt: Wenn Kochsalz unverdünnt bei Gesunden rheumaartige Beschwerden provoziert, wirkt das verdünnte Kochsalz gezielt gegen Rheumatismus. Insbesondere bei teigigen Gelenkschwellungen eignet sich Natriumchlorid gut.

Es empfiehlt sich, dieses biochemische Mittel bei allen Indikationen innerlich zu verabreichen. Zwar könnte bei Hautsymptomen die äußere Anwendung genügen, besser gibt man Natriumchlorid aber auch in solchen Fällen intern. Bei allen Symptomen an der Haut sowie bei rheumatischen Gelenkbeschwerden wird die innere Behandlung extern durch eine Salbe ergänzt, um die Wirksamkeit zu verstärken.

Natrium phosphoricum

Merkmale im Gesicht: Diese Mineralstoffverbindung wirkt im Körper bei verschiedenen Verdauungsfunktionen mit, unter anderem bei der Verwertung von Fettsäuren. Daraus erklärt sich ein charakteristisches Anzeichen im Gesicht der Patienten, für die phosphorsaures Natrium geeignet ist: Ihre Gesichtshaut glänzt meist fettig. Das kann sich auf die Region um die Nasenflügel beschränken, aber auch in anderen Hautzonen und im Haarboden (fettiges Haar) auftreten. Häufig kommt es in den betroffenen Hautarealen zu Mitessern, aus denen sich Entzündungen und Eiterungen entwickeln können. Schließlich fallen die großen Poren der Gesichtshaut auf, in denen weißliche oder gelbliche Talgpfropfen sichtbar sein können.

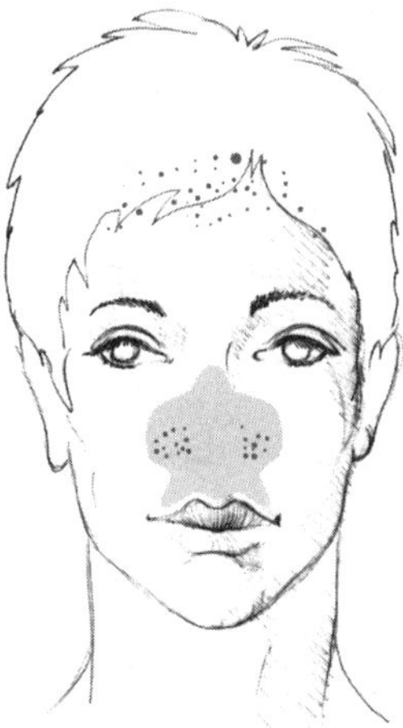

Merkmale des Natrium-phosphoricum-Gesichts

Zum Teil nimmt man beim typischen Natrium-phosphoricum-Gesicht noch eine fettig glänzende Rötung wahr. Sie betrifft bevorzugt das mittlere Gesicht und erinnert dann an eine rote Maske, die Nase, Teile der Wangen und die Mundregion bedeckt. Oft entsteht dieses Merkmal nicht durch entzündliche Vorgänge, sondern als Warnzeichen einer allgemeinen Übersäuerung des ganzen Körpers; dann spricht man auch von einer »Säuremaske«.

Auf der Zunge befindet sich meist ein weißlichgelber Belag. Allerdings hilft dieser Befund oft diagnostisch kaum weiter und kann vernachlässigt werden.

Besonderheiten: Wenn feuchtkühle Witterung und/oder Bewegung eine bestehende Krankheit verschlimmert, weist das häufig darauf hin, dass Natriumphosphat hilfreich sein kann.

Indikationen: Einen Schwerpunkt der Heilanzeigen des Wirkstoffs bilden verschiedene Verdauungsstörungen, die Magen, Darm, Leber, Gallenblase und Bauchspeicheldrüse betreffen können.

Hauptsächlich gehören dazu Magen-Darm-Katarrhe mit Appetitlosigkeit, Aufstoßen, Sodbrennen, Erbrechen, Durchfall und Koliken im Leib sowie Leber-Gallenblasen-Entzündungen mit Fettunverträglichkeit, allgemeinen Verdauungsbeschwerden, zum Teil Gelbsucht, bei Leberleiden auch Schwächezustände. Außerdem kann Natrium phosphoricum bei Gallenkoliken durch Steine in der Gallenblase (versuchsweise auch bei Nieren- und Blasensteinen) gegeben werden. Schließlich eignet sich das biochemische Mittel unter Umständen zur Basistherapie bei Eiweiß- und/oder Vitalstoffmangel als Folge der unzureichend verwerteten Nahrung.

Als weiteren Wirkungskomplex kennen wir die Übersäuerung des Körpers mit ihren Folgekrankheiten. Typische Krankheitsbilder sind Gicht, die mit Schmerzen im Grundgelenk der großen Zehe beginnt, und Harnsäuresteine in Nieren und/oder Harnblase.

Aus naturmedizinischer Sicht spielt der allgemeine Säureüberschuss auch bei anderen rheumatischen Erkrankungen eine Rolle, insbesondere bei chronischen Verlaufsformen.

Schließlich kann die Verschiebung des Säure-Basen-

Gleichgewichts noch die Haut in Mitleidenschaft ziehen. Als Folgen treten unter anderem Mitesser, Pickel, Hautausschläge, Hautentzündungen und Hauteiterungen (Furunkel, Karbunkel), schlecht heilende Wunden und Geschwüre, möglicherweise auch Milchschorf bei kleinen Kindern und allergische Hautreaktionen auf.

Meist empfiehlt sich bei vielen Hautsymptomen eine Kombination von Natriumphosphat mit anderen biochemischen, homöopathischen und sonstigen Heilmitteln, damit eine zufriedenstellende Wirkung erzielt wird.

Zum Abschluss sind noch die Folgen der allgemeinen Nervenschwäche als Indikation dieses biochemischen Wirkstoffs zu nennen. Da Natrium bei der Erregbarkeit der Nervenzellen eine maßgebliche Rolle spielt, kann die Natrium-Phosphor-Verbindung die Nervenfunktionen normalisieren und harmonisieren. So lassen sich dann vor allem Nervosität, Gereiztheit, Unruhe und Schlafstörungen, die häufig mit durch nervöse Schwäche verursacht werden, günstig beeinflussen.

Zugleich trägt die allgemeine Harmonisierung des Nervensystems dazu bei, dass alle Körperfunktionen wieder gut aufeinander abgestimmt ablaufen. Daher kann Natriumphosphat auch bei psychosomatischen Krankheiten, die durch seelisch-nervöse Einflüsse entstehen, mit guten Erfolgsaussichten verabreicht werden.

Unter anderem sprechen die verbreiteten psychosomatischen Störungen des Herz-Kreislauf- und Verdauungssystems darauf an. Allerdings kann es in solchen Fällen erforderlich sein, das biochemische Mittel durch andere Heilverfahren zu ergänzen, um das Krankheitsbild ganzheitlich zu erfassen. Welche Maßnahmen dazu noch in Frage kommen, kann nur individuell vom Therapeuten beurteilt werden.

Natrium sulfuricum

Merkmale im Gesicht: Bei den Patienten, für die Natriumsulfat zur biochemischen Therapie geeignet sein kann, fällt bei der Antlitzdiagnose häufig die mehr oder minder deutlich ausgeprägte Rötung auf. Vorwiegend zeigt sie sich an der Nasenwurzel bei den Augenbrauen und in den inneren Augenwinkeln, zum Teil auch noch auf dem Nasenrücken bis hinab zur Nasenspitze.

Nicht selten wird sogar die gesamte Nase und die seitlich angrenzende Wangenpartie rötlich-blau verfärbt. Umgangssprachlich bezeichnet man das oft als »Säufernase« und tut den Betroffenen damit meist Unrecht. Alkohol kann wegen seiner durchblutungsfördernden Wirkung zwar die Rötung der Nase verstärken, aber nur selten (wenn überhaupt) wird die Verfärbung durch Alkoholmissbrauch verursacht.

Schließlich nimmt man manchmal bei geeigneten Patienten noch eine dunkle Rötung am Rand der Ohren wahr. Sie wirkt so, als wären die Ohren durch Erfrierungen geschädigt, was teilweise zutreffen kann.

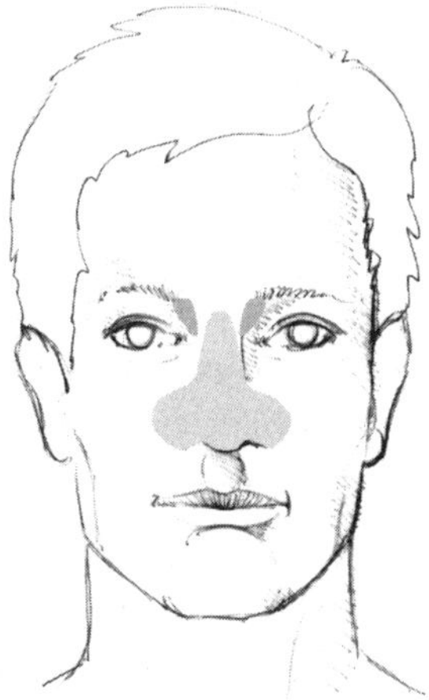

Merkmale des Natrium-sulfuricum-Gesichts

Bei akuten Erkrankungen bestehen diese Kennzeichen im Gesicht am deutlichsten. Bei chronischen Leiden fallen sie meist weniger auf, teils sind sie kaum noch erkennbar. In diesen unklaren Fällen müssen die weiteren Symptome und Besonderheiten mehr beachtet werden, damit eine klare Diagnose möglich wird.

Die Zunge weist einen bräunlichen, manchmal eher grünlich-braunen Belag auf, der im Mund einen bitteren Geschmack erzeugt.

Besonderheiten: Bei den Patienten, für die der Wirkstoff in Frage kommt, werden Beschwerden häufig durch feuchtes, nebliges Wetter, durch Ruhe, teils auch durch Liegen auf der linken Körperseite verschlimmert. Viele der Betroffenen geben überdies an, dass sie auch bei wärmerer Witterung häufig frösteln. Eine Besserung der Symptomatik tritt bei trockenem Wetter und Veränderung der Körperlage ein.

Oft klagen die Patienten über eine ausgeprägte Neigung zu Blähungen. Hautsymptome kehren im Frühjahr immer wieder. Psychisch wirken sie melancholisch, depressiv verstimmt, äußern nicht selten Suizidgedanken und reagieren überempfindlich, zwischendurch aber auch gereizt. Am Leben zeigen viele auffallend geringe Anteilnahme, was bis zur Gleichgültigkeit gesteigert sein kann.

Indikationen: Dieses biochemische Mittel wirkt in erster Linie auf das Leber-Gallenblasen-System und die Bauchspeicheldrüse. Störungen dieser maßgeblich an der Verdauung und Verwertung der Nahrung beteiligten Organe führen zu mehr oder minder ernsten Erkrankungen. Das reicht vom einfachen Magen-Darm-Katarrh mit Koliken, Durchfall und/oder Erbrechen über Entzündungen der Leber, Gallenblase oder Bauchspeicheldrüse bis hin zu schweren Krankheiten wie Leberzirrhose.

Nicht immer genügt in solchen Fällen Natriumsulfat allein zur Therapie, aber wenn die Merkmale im Gesicht auf diesen Wirkstoff hinweisen, sollte er zur Basistherapie oder ergänzend zu fachlich verordneten anderen Heilmitteln verabreicht werden. Nicht selten schafft erst das die Voraussetzungen dafür, dass andere Heilverfahren optimal wirken.

Darüber hinaus gehören Mangelkrankheiten als Folge falscher Ernährung und/oder ungenügender Verwertung der

Nahrung zu den Heilanzeigen dieses Mittels. Die Verbesserung der Verdauungsarbeit sorgt dafür, dass die Lebensmittel wieder gut verwertet werden können.

Anfangs wird es bei ausgeprägten Mangelzuständen jedoch erforderlich sein, die fehlenden Stoffe in höherer Dosis als Heilmittel zusätzlich zur vollwertigen Kost zu geben; auch die Verwertung solcher Diätmittel (wie Vitamin-Mineralstoff-Präparate) wird durch schwefelsaures Natrium verbessert. Auf Dauer sollte aber die gesundheitsbewusste Kost allein dafür sorgen, dass der Organismus alle notwendigen Stoffe für die Lebensfunktionen erhält.

Noch nicht genau erklärbar ist, wie Natrium sulfuricum bei Übergewicht hilft. Es wirkt zwar nicht bei allen Betroffenen, zum Teil wird aber berichtet, dass die Gewichtsreduktion mit Hilfe dieses biochemischen Wirkstoffs beschleunigt wird und leichter fällt. Vermutlich spielen dabei die Wirkungen auf die zahlreichen Stoffwechselprozesse in der Leber eine Rolle, die auch den Abbau von Übergewicht unterstützen können.

Freilich darf man nicht erwarten, ohne Reduktionsdiät und dauerhafte Umstellung der üblichen Zivilisationskost auf vollwertige, dem individuellen Kalorienbedarf angepasste Ernährung das Übergewicht zu reduzieren.

Ein Zusammenhang mit der Verdauung besteht bei der nächsten Indikation nicht. Trotzdem ist Natrium sulfuricum auch in der Lage, Verkrampfungen der Bronchien zu lindern. Hauptsächlich gilt das, wenn krampfartige Bronchitis oder Asthma durch feuchtes, nebliges Wetter verschlimmert werden. Aber auch ohne diese Besonderheit ist ein Versuch bei diesen Erkrankungen der Atemwege zu empfehlen.

Störungen der Verdauung und Verwertung der Nahrung ziehen indirekt oft auch die Haut in Mitleidenschaft. Häufige Folgen sind Unreinheiten, Ausschläge, Entzündungen und Eiterungen. Die Naturmedizin versteht solche Hautsymptome als Ausdruck der Selbstreinigung und Selbstheilung des Körpers. Krankheitsstoffe und giftige Stoffwechselprodukte, die auf diese Weise über die Haut ausgeschieden werden, können unter anderem bei Erkrankungen des Verdauungssystems vermehrt vorkommen.

Obwohl Natrium sulfuricum kein typisches Hautmittel ist, legt diese indirekte Beziehung einen Versuch bei manchen Hautleiden nahe. Vor allem bei chronischen oder hartnäckig (vor allem im Frühjahr) wiederkehrenden Hautkrankheiten, die mit Erkrankungen des Verdauungssystems einhergehen, eignet sich dieses biochemische Mittel zum Teil gut zur Basistherapie oder zur ergänzenden Behandlung.

Allein genügt es meist nicht, um die Hautsymptome zu beseitigen. In Kombination mit anderen, spezifisch wirksamen Heilmitteln nach fachlicher Verordnung, kann man gute therapeutische Resultate erzielen. Selbst hartnäckige Geschwüre, schwer heilende Wunden, Frostbeulen und Hühneraugen sprechen zum Teil darauf an. Fraglich bleibt allerdings, ob Natriumsulfat tatsächlich Hautpilzinfektionen vorbeugen und bereits bestehende Pilzerkrankungen heilen kann, wie gelegentlich berichtet wird.

Da alle Indikationen mehr oder weniger mit den Verdauungsfunktionen in Beziehung stehen, muss Natrium sulfuricum stets innerlich verabreicht werden. Eine zusätzliche externe Therapie mit Salbe ist bei Hautleiden zu empfehlen. Versuchweise kann die Salbe auch unter dem rechten Rippenbogen einmassiert werden, um die innere Therapie bei Leber-Gallenblasen-Krankheiten extern zu unterstützen.

Silicea

Merkmale im Gesicht: Die Antlitzsymptome, die für Kieselsäure sprechen, hängen oft mit dem Bindegewebe zusammen. Deshalb schätzt man dieses Mineralsalz nicht nur in der Biochemie, sondern auch in der Homöopathie und in anderen Gebieten der Naturmedizin.

Beim Silicea-Gesicht fällt zuerst meist die Haut auf. Sie glänzt wie mit einer durchsichtigen Glasur überzogen, manchmal wirkt sie aber auch matt und transparent wie Seidenpapier. Dieses Anzeichen beginnt nicht selten an der Nase und breitet sich dann Richtung Ohren und auf die Wangen oder auch über das gesamte Gesicht aus. Teilweise beobachtet man eine rötliche Verfärbung hauptsächlich an der Nase, die ebenso wie mit Glasur überzogen glänzt.

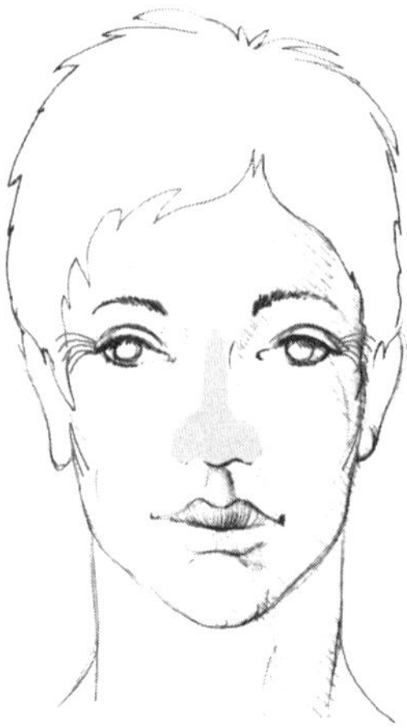

Merkmale des Silicea-Gesichts

Die obigen charakteristischen Phänomene findet man mehr oder minder deutlich fast immer bei Patienten, für die eine Silicea-Therapie angezeigt ist. Nicht ganz so auffällig sind die feinen Falten beim äußeren Augenwinkel (umgangssprachlich »Krähenfüße« genannt). Wenn sie besonders früh und/oder deutlich auftreten, wird Silicea meist indiziert sein, um das Bindegewebe zu festigen. Bei älteren Menschen kann man jedoch nicht mehr so genau beurteilen, ob die Fältchen auf Silicea als Heilmittel hinweisen oder einfach nur als natürliche Folge des Alterns eingetreten sind. Probeweise kann Silicea trotzdem verabreicht werden.

Zum Teil fallen auch noch mehr oder minder deutliche Falten bei den Ohren auf. Man bemerkt sie insbesondere dann, wenn sich die oben bereits beschriebene Rötung von der Nase zu den Ohren ausgebreitet hat.

Bei chronischen Krankheiten, die auf Silicea ansprechen könnten, erkennt man nicht selten über dem Augapfel am Oberlid, dass hier das Gewebe wie »eingefallen« erscheint. Das darf aber nicht mit »eingefallenen« Schläfen verwechselt werden, bei Silicea beschränkt sich dieses Anzeichen auf das Oberlid.

Die Zunge erscheint meist trocken und bräunlich belegt, teilweise bestehen vor allem am Zungenrand Geschwüre.

Besonderheiten: Beim typischen Silicea-Patienten werden alle Beschwerden durch Kälte, Bewegung, Geräusche, Licht, in der Nacht und bei Vollmond oder Neumond verschlimmert. Eine Besserung tritt bei Wärmeeinwirkung auf.

Häufig sagt man Betroffenen eine »schwache« Persönlichkeit nach, die wenig belastbar ist, sich schwer durchsetzen und entscheiden kann und auf Kritik überempfindlich reagiert.

Auffällig sind schließlich Appetitlosigkeit trotz Heißhunger, Widerwillen gegen gekochte Speisen und häufiges Schwitzen ohne erkennbare Ursachen am gesamten Körper oder nur am Kopf.

Indikationen: Da Silicea unentbehrlich für Struktur, Festigkeit und Funktionen des Bindegewebes ist, steht im Vordergrund der Heilanzeigen die (oft anlagebedingte) Bindegewebsschwäche mit ihren Folgekrankheiten, die den gesamten Körper betreffen können.

Die biochemische Zubereitung des Wirkstoffs kann nur dann ausreichend helfen, wenn genügend Silicea (Kieselsäure) mit der Vollwertkost (z.B. in Gerste Hafer, Hirse, Roggen-Weizenvollkorn und Kartoffeln reichlich enthalten) und bei Bedarf zusätzlich durch Nahrungsergänzungsmittel zugeführt wird, Mangelzustände lassen sich nicht mit dem verdünnten Mittel beseitigen. Deshalb kann es meist sinnvoll sein, anfangs Kieselsäure unverdünnt und biochemisch potenziert zu kombinieren. Auf diese Weise wird das unverdünnte Silicea auch besser verwertet. Sobald der Kieselsäurebedarf des Körpers wieder gedeckt ist, genügt die Weiterbehandlung mit dem biochemischen Mittel.

Zu den wichtigsten Folgen der Bindegewebsschwäche, bei denen eine biochemische Silicea-Therapie indiziert ist, gehören Venenschwäche mit erschlafften Gefäßwänden, die schließlich zu Krampfadern werden, Schwäche der Bauchdecke mit vortretenden Darmteilen (Bruch, z.B. in der Leiste), Hämorrhoiden, allgemeine Immunschwäche, versuchsweise auch verhärtete Arterien bei Arteriosklerose.

Auch die heutzutage verbreiteten Bandscheibenschäden, die chronische Schmerzen, Hexenschuss und Ischias hervorrufen können, stehen häufig mit Bindegewebsschwäche in Beziehung und bessern sich durch Silicea.

Bei allen diesen Erkrankungen sollte die biochemische Zubereitung der Kieselsäure grundsätzlich immer zur Basistherapie angewendet werden, auch wenn der Gesichtsbefund nicht ganz eindeutig dafür spricht.

Das Bindegewebe der Haut reagiert gleichfalls gut auf Silicea in potenzierter Form. Wichtige Indikationen sind hier insbesondere zu früh und/oder ungewöhnlich stark auftretende Falten sowie die zu trockene sensible Haut, die vorzeitig altert (das gilt nicht nur für das Gesicht).

Außerdem kann Silicea Entzündungen, Eiterungen, Furunkel, Nagelfalzentzündungen und -eiterungen (umgangssprachlich »Umlauf« genannt), Geschwüre, Blutergüsse und Juckreiz günstig beeinflussen. Bei Entzündungen und Eiterungen sollte Silicea abwechselnd mit Calcium sulfuricum (s. S. 252) gebraucht werden, das verbessert meist die Wirksamkeit.

Da die Kieselsäure an der Verwertung von Kalzium mitwirkt, eignet sich das biochemische Mittel zur alleinigen oder ergänzenden Therapie bei Knochenentzündungen und -fisteln, gegen die Vitamin-D-Mangelkrankheit Rachitis (mit Vitamin D nach Verordnung kombinieren) und gemeinsam mit Calcium fluoratum (s. S. 245) zur Kariesprophylaxe.

Schließlich kommt ein Versuch mit dem biochemischen Wirkstoff noch bei Haarausfall, übermäßigem Schwitzen, erhöhten Harnsäurewerten im Blut, Gerstenkorn am Auge sowie bei chronischen Schwäche- und Erschöpfungszuständen in Betracht.

Innerlich wird Silicea bei allen Indikationen angewendet, nur dann tritt eine optimale Wirkung ein.

Bei allen Heilanzeigen, die auch von außen beeinflussbar sind, ergänzt man extern durch eine Salbe. Diese Kombination eignet sich gegen alle Hautsymptome, bei Bandscheibenbeschwerden, Hämorrhoiden, Analfisteln und -rissen, Gerstenkorn (Vorsicht bei Anwendung am Auge), Krampfadern und arteriellen Durchblutungsstörungen bei Arteriosklerose.

Antlitzdiagnose zur Selbsthilfe

»Vor die Therapie haben die Götter die Diagnose gesetzt«, lernt jeder Medizinstudent. So pauschal trifft das nicht zu, manchmal müssen zunächst lebenserhaltende Behandlungen durchgeführt werden, ehe man sich um die genaue Diagnose bemühen kann. Grundsätzlich gilt aber, dass eine optimale Therapie eine möglichst genaue Diagnose der zu behandelnden Krankheit voraussetzt. Auch bei der Selbsthilfe soll das angestrebt werden.

Zum Teil fällt die Diagnose leicht, wenn eindeutige Symptome bestehen, z. B. Husten, Schnupfen, Heiserkeit und mäßiges Fieber bei einer einfachen Erkältung. Nicht selten verursacht eine Erkrankung aber mehrdeutige Beschwerden, man denke an unklare Bauchschmerzen, die auf einen »verdorbenen« Magen, aber auch auf ernste Krankheiten wie Blinddarmentzündung, Gallensteine, Bauchfellentzündung, Magen- oder Darmkrebs hinweisen können. Es versteht sich von selbst, dass jede dieser möglichen Erkrankungen eine gezielte Therapie erfordert, die erst nach der genauen Diagnose möglich ist.

Zur Klärung unklarer Krankheitsbilder stehen der modernen Medizin zahlreiche diagnostische Methoden zur Verfügung. Das beginnt mit der einfachen Puls-, Blutdruck- und Temperaturkontrolle, geht weiter über die vielen Laboruntersuchungen bis zur Röntgen-, Ultraschall-, Computer- und Kernspintomographie-Diagnostik. Mit Hilfe dieses Instrumentariums können über kurz oder lang die Mehrzahl der Erkrankungen zuverlässig erkannt werden.

Möglichkeiten und Grenzen der Selbstdiagnose

Die meisten Untersuchungsmethoden können nicht zur Selbstdiagnose genutzt werden. Man kann die Körpertemperatur, den Puls, vielleicht auch noch den Blutdruck selbst messen, sogar einige einfache Laboruntersuchungen (wie Blutzuckerwerte) durchführen, aber damit stößt man bereits an die Grenzen der selbständigen Diagnose.

Für einfache Erkrankungen mit klarer Symptomatik genügen diese Maßnahmen auch. Alle unklaren und ernsteren Krankheitsbilder kann man auf diese Weise jedoch nicht mit der erforderlichen Sicherheit selbst diagnostizieren, das muss fachlich erfolgen.

Die Antlitzdiagnose will und kann heutzutage keine vollwertige Alternative zu den üblichen Untersuchungen mehr darstellen. Diese Funktion mag sie zu Schüßlers Lebzeiten noch eher erfüllt haben, weil damals erst wenige Diagnosemethoden bekannt waren. Veraltet und überflüssig ist die Antlitzdiagnostik dennoch nicht, insbesondere zur Selbstdiagnose spielt sie eine Rolle. Ihre Stärke besteht nach wie vor darin, auf relativ einfache Weise eine Verdachtsdiagnose zu liefern. Das bedeutet für die Selbsthilfe, dass die Merkmale im Gesicht anzeigen, an welche Krankheiten bei unklarer Symptomatik gedacht werden muss. Ergänzt man den Befund der Antlitzdiagnose mit den unabhängig davon wahrnehmbaren anderen Beschwerden, kann auch die Selbstdiagnose recht zuverlässige Ergebnisse erbringen.

Aber bei jeder Form der Selbsthilfe durch medizinische Laien besteht ein gewisses Risiko: Die Selbstdiagnose kann falsch, die Selbstbehandlung unwirksam sein. Dann verschlimmert sich eine Krankheit oft trotz Selbsthilfe, wird chronisch oder geht schlimmstenfalls in ein lebensbedrohliches Stadium über. Natürlich gilt das grundsätzlich auch für die fachliche Diagnostik und Therapie, in aller Regel liegt die Gefahr bei Nichtmedizinern aber höher.

Diese Schwäche der Selbsthilfe darf in Kauf genommen werden, wenn sie sich auf einfachere Krankheiten beschränkt. Dann kann eine Fehldiagnose und/oder falsche Behandlung allenfalls dazu führen, dass die Erkrankung sich nicht bessert. Nicht vertretbar ist das naturgemäß, wenn ernstere Leiden vorliegen. Dann können Fehler in Diagnose und Therapie nämlich zu bedenklichen Folgen führen.

Das bedeutet: Man muss stets individuell beurteilen, ob Selbstdiagnose und -therapie ohne zu hohe Risiken möglich sind oder besser gleich der Therapeut zugezogen werden sollte.

Aber was sind ernstere Erkrankungen? Wo muss die Grenze gezogen werden, die zugleich eine Begrenzung der Selbsthilfe bedeutet?

Eine pauschale Antwort kann es darauf nicht geben. Für

einen Menschen, bei dem zum Beispiel das Immunsystem geschwächt ist, kann sogar eine stärkere Erkältung bereits zur ernsten Erkrankung werden, die fachlich behandelt werden muss. Ein ansonsten gesunder Patient mit guter Abwehrlage hingegen wird damit aus eigener Kraft fertig, er kann also Selbsthilfe versuchen.

Die nachstehenden allgemeinen Anhaltspunkte können die Beurteilung einer Krankheit und die Entscheidung für Selbstbehandlung oder fachliche Hilfe zuverlässiger machen.

Ein diagnostischer Anhaltspunkt für die Schwere einer Erkrankung kann das Allgemeinbefinden sein; wenn es stärker beeinträchtigt ist, z. B. durch ausgeprägte Abgeschlagenheit, Erschöpfung oder gar Störungen des Bewusstseins, empfiehlt sich von Anfang an fachliche Diagnose und Therapie. (Ein völlig objektives Kriterium kann das freilich auch nicht sein, weil das Allgemeinbefinden bei der gleichen Krankheit individuell unterschiedlich betroffen wird.)

Ein weiterer wichtiger Anhaltspunkt zur Beurteilung einer Krankheit ist der Schmerz. Als Warnzeichen weist er auf eine Gesundheitsstörung hin. Man darf ihn deshalb nicht massiv unterdrücken, sonst kann das Krankheitsbild verschleiert werden. Erst wenn die Schmerzursachen feststehen, kann eine intensive Schmerztherapie eingeleitet werden. Es wäre falsch, die Schmerzen nach der Diagnose noch »heroisch« zu ertragen, denn anhaltende Schmerzen schwächen nach neuen Erkenntnissen das Immunsystem zum Teil erheblich.

Leider ist der Schmerz häufig ein unzuverlässiges Warnzeichen. Es kann zutreffen, dass die Stärke der Schmerzen anzeigt, wie ernst eine Krankheit zu beurteilen ist. Andererseits gibt es aber auch sehr schwere Erkrankungen (wie Krebs), die lange Zeit keine nennenswerten Schmerzen verursachen; wenn man in solchen Fällen den Schmerz spürt, ist eine derartige Krankheit meist schon weit fortgeschritten. Davon abgesehen wird der Schmerz individuell sehr unterschiedlich erlebt. Was ein Patient noch als leicht erträglich empfindet, kann für einen anderen bereits Höllenqualen bedeuten.

Wegen dieser Eigenarten kann nicht verbindlich angegeben werden, wann Schmerzen fachlich untersucht werden müssen. Grundsätzlich sollte man eine Untersuchung veranlassen bei:

- allen akuten stärkeren Schmerzen, die nicht offensichtlich aus einer harmlosen Ursache entstehen,
- unklaren Schmerzzuständen, die trotz Selbsttherapie länger als 3 Tage unvermindert anhalten oder sich sogar verschlimmern,
- häufiger wiederkehrenden oder chronischen Schmerzen.

Schließlich kann auch die Körpertemperatur ein Anhaltspunkt dafür sein, ob Selbsthilfe möglich oder rasche fachliche Hilfe notwendig ist. Wie der Schmerz weist auch Fieber auf eine Gesundheitsstörung hin, darüber hinaus erfüllt es aber auch noch Abwehrfunktionen. Deshalb darf es nie massiv unterdrückt werden, sonst wird das Krankheitsbild verschleiert und zusätzlich noch das Immunsystem geschwächt.

Im Grunde sollte man Fieber also überhaupt nicht unterdrücken. Nur wenn es zu hoch steigt und/oder zu lang dauert, wird es selbst zum Risiko. Dann kann es schonend so gesenkt werden, dass keine Gefährdung mehr besteht, die Immunfunktionen aber nicht nennenswert beeinträchtigt werden. Auch Fieber gibt nicht immer zuverlässig Auskunft darüber, wie ernst eine Krankheit zu bewerten ist. Manche Menschen entwickeln auch bei schweren Infektionen kaum Fieber, andere reagieren schon bei relativ banalen Infekten mit deutlichem Temperaturanstieg. Im Allgemeinen kann man jedoch davon ausgehen, dass eine Krankheit meist desto ernster verläuft, je höher das Fieber steigt. Die obige Übersicht gibt an, wie die verschiedenen Temperaturerhöhungen zu beurteilen sind.

Körpertemperatur (°C)*	**Beurteilung**
37,0	durchschnittliche Normaltemperatur (unterliegt individuellen und tageszeitlichen Schwankungen)
bis 37,5	erhöhte Körpertemperatur
bis 38,0	subfebrile (leicht fieberhafte) Körpertemperatur
bis 38,5	mäßiges Fieber
bis 39,0	höheres Fieber
ab 39,1 (selten über 41,0)	hohes bis sehr hohes Fieber
etwa ab 40,0–40,5	wird Fieber lebensbedrohlich

* bei Temperaturmessung in der Achselhöhle; die in Mund oder After gemessenen Werte weichen davon ab (sind in der Regel höher).

Grundsätzlich muss bis zum mäßigen Fieber nicht gleich fachliche Hilfe in Anspruch genommen werden. Das gilt allerdings nicht, wenn das Fieber von erheblichen Störungen des Allgemeinbefindens begleitet wird und/oder andere stärkere Krankheitszeichen bestehen. Auch bei bereits an anderen Erkrankungen (wie Herz-Kreislauf-Störungen, Diabetes) leidenden, betagten und geschwächten Patienten muss schon bei leichtem bis mäßigem Fieber individuell entschieden werden, ob ein Mediziner zugezogen werden soll.

Bei kräftigen, ansonsten gesunden Menschen, deren Allgemeinbefinden nicht stärker beeinträchtigt ist, kann auch bis etwa 39,1/39,5 °C zunächst abgewartet werden, wie sich der weitere Krankheitsverlauf entwickelt. Wenn keine baldige Besserung eintritt, muss fachlich behandelt werden.

Hohes Fieber ab 39,1/39,5 °C soll vorsorglich immer vom Therapeuten behandelt werden. Es belastet den gesamten Organismus nämlich erheblich und kann zu Komplikationen (vor allem am Herz-Kreislauf-System) führen und/oder muss möglicherweise medikamentös behandelt werden.

Zur Selbsthilfe bei leichtem bis mäßigem Fieber sind in der Regel keine fiebersenkenden Arzneimittel (wie Acetylsalizylsäure) erforderlich; wenn in solchen Fällen überhaupt eine Fiebersenkung indiziert scheint, soll sie allenfalls durch kalte Wadenwickel mehrmals täglich erzielt werden. Dann besteht im Allgemeinen auch nicht die Gefahr, dass das Fieber zu stark unterdrückt und damit das Immunsystem geschwächt wird.

Nun gibt es aber nicht wenige Krankheiten, die nicht mit

Schmerzen und/oder Fieber einhergehen. Dann richtet sich die Entscheidung über die Selbsthilfe nach dem Allgemeinbefinden und spezifischen Symptomen solcher Erkrankungen.

Prinzipiell gilt auch dazu, dass alle unklaren, stärkeren, wiederkehrenden oder chronischen Beschwerden nicht selbständig diagnostiziert und therapiert werden dürfen.

Bei leichteren akuten Krankheitszeichen, die sich nicht durch Selbsthilfe innerhalb von 3 Tagen deutlich bessern, darf fachliche Hilfe gleichfalls nicht länger aufgeschoben werden. Für betagte, geschwächte und/oder bereits an anderen Krankheiten leidende Menschen empfiehlt sich generell, von Anfang an den Therapeuten zuzuziehen.

Im Rückblick stellt sich nicht selten heraus, dass doch eine leichtere Erkrankung bestand und fachliche Hilfe nicht notwendig gewesen wäre. Aber die Sicherheit muss immer an erster Stelle stehen. Besser sucht man einmal unnötig den Therapeuten auf, als eine ernstere Krankheit nicht zu erkennen und durch falsche Selbsttherapie zu verschleppen, bis am Ende vielleicht überhaupt keine Behandlung mehr möglich ist.

Besonders problematisch sind die Erkrankungen, die schleichend verlaufen und einige Zeit überhaupt keine Symptomatik verursachen. Dazu gibt es naturgemäß keine Verhaltensregeln, weil man sich ja nicht an Krankheitszeichen orientieren kann. Unter Umständen wird man zwar auch bei solchen Leiden diskrete Beschwerden wahrnehmen, wenn man sich ständig genau beobachtet und jede Störung des Befindens gleich als Symptom bewertet.

Aber die dauernde Selbstbeobachtung und Beschäftigung mit der eigenen Gesundheit lässt nicht nur jegliche Lebensqualität schwinden und deutet häufig auf psychische Störungen hin, sondern kann sogar körperlich erst wirklich krankmachen. Das bietet sich also nicht zur Früherkennung symptomarmer Gesundheitsstörungen an. Wir müssen mit dem Risiko leben, dass eine solche Erkrankung erst spät erkannt und behandelt werden kann.

Allerdings kann die Antlitzdiagnose gerade bei diesen Krankheiten bereits Hinweise geben, lange ehe wahrnehmbare Symptome einsetzen. Wenn Merkmale im Gesicht für eine bestimmte Erkrankung sprechen, von der man aber noch nichts spürt, sollte vorsorglich eine gezielte fachliche Untersuchung erfolgen. Oft werden auf diese Weise ernste Krankheiten im frühesten Stadium diagnostiziert und können dann noch einfach und schnell ausgeheilt werden, während bei einer späteren »klassischen« Diagnose vielleicht schon keine Heilung mehr möglich wäre. Es kommt auch vor, dass die Diagnose aus dem Gesicht selbst bei gründlichster Untersuchung nicht verifiziert werden kann. Das muss nicht bedeuten, dass dieser Befund falsch war.

Mit der Antlitzdiagnose lassen sich nämlich nicht nur die frühesten Krankheitsstadien erkennen, sondern sogar schon die Anlagen für bestimmte Erkrankungen, die vielleicht später irgendwann einmal manifest werden könnten.

Das bietet entscheidende Vorteile bei der Vorsorge, denn die bloße Veranlagung zu einer Krankheit bedeutet nicht, dass diese zwangsläufig zum Ausbruch kommt.

Nehmen wir einen potentiellen Diabetiker als Beispiel, der durch die Antlitzdiagnose früh von seiner Veranlagung zur Zuckerkrankheit erfährt. Wenn er diesen Hinweis ernst genug nimmt und einige Fehler der Ernährungs- und Lebensweise rechtzeitig korrigiert, bestehen gute Chancen, dass der Diabetes trotz ungünstiger Veranlagung überhaupt nicht oder erst verzögert auftritt. Darüber hinaus kann er häufiger den Blutzuckerspiegel kontrollieren, damit er so früh wie möglich gewarnt wird, wenn die Krankheit beginnt. Diese Maßnahmen erhöhen seine Lebenserwartung und Lebensqualität, Komplikationen des Diabetes kann weitgehend vorgebeugt werden.

Was am Beispiel der Zuckerkrankheit dargestellt wird, gilt auch für andere verbreitete Erkrankungen, man denke an Arteriosklerose. Immer ermöglichen die Merkmale im Gesicht so rechtzeitige Vorsorge, dass die Krankheit entweder überhaupt nicht oder abgeschwächt und/oder später beginnt.

Allerdings muss man sich davor hüten, durch solche Frühbefunde das ganze weitere Leben zu belasten. Sonst bleibt man dank der rechtzeitigen Prophylaxe vielleicht von manchen Erkrankungen verschont, kann aber nicht mehr unbeschwert leben, weil die Angst vor der möglichen Krankheit ständig besteht. (Das ist übrigens auch ein Problem der Frühdiagnose ungünstiger Veranlagungen aus den Genen, die heute diskutiert wird.) Mit dieser Angst muss letztlich jeder selbst richtig umzugehen lernen. Wichtig ist dabei vor allem:

- Die Merkmale im Gesicht können, müssen aber nicht unbedingt auf die Veranlagung zu einer Erkrankung hinweisen.
- Veranlagung bedeutet nie, dass die Krankheit tatsächlich einmal auftreten wird, das hängt noch von vielen anderen Faktoren ab.
- Die Frühdiagnose einer möglichen Veranlagung verbessert die Chancen, durch rechtzeitige Prophylaxe die anlagebedingte Erkrankung zu verhüten, zu verzögern und/ oder den Verlauf abzuschwächen.

Wenn man sich diese positiven Aspekte vergegenwärtigt, verliert die Angst vor der Krankheit ihren Einfluss und weicht einer berechtigten positiveren Grundeinstellung.

Allerdings gibt es Menschen, die das nicht so positiv auffassen können. Unter Umständen werden sie sogar psychisch krank, wenn sie ihre Veranlagung zu einer bestimmten Erkrankung kennen. Wer befürchten muss, dass er zu diesem Personenkreis gehört, sollte besser auf die Früherkennung von Krankheitsanlagen mit Hilfe der Antlitzdiagnose verzichten, weil sie ihm nicht wirklich nützen könnte.

Aber selbst dann, wenn die Möglichkeiten der Früherkennung nicht genutzt werden, kann es noch zu Problemen kommen. Ein ängstlicher oder besonders pessimistischer Mensch, der seine Krankheitsanlagen nicht kennen will, quält sich stattdessen vielleicht mit der Frage, ob er die Veranlagung zu ernsten Erkrankungen in sich trägt und sein Verzicht auf die Früherkennung deshalb ein Risiko darstellt. Solche Menschen leiden häufig an unbewussten psychischen Störungen, die zu derart negativen Gedanken veranlassen. In der Auseinandersetzung mit der Antlitzdiagnose kommen die seelischen Probleme zum Ausdruck.

Wenn man das beachtet, kann die Diagnose aus dem Gesicht wenigstens indirekt nützlich sein, weil sie eine frühzeitige Psychotherapie ermöglicht. Das kann den Betroffenen viel Kummer, Sorgen und Stress ersparen.

Es führte zu weit, auf solche Sonderfälle noch weiter einzugehen. Für die Mehrzahl der Menschen genügt es, wenn sie die eingangs erklärten Möglichkeiten und Grenzen der Selbstdiagnose beachten.

Regeln zur Beobachtung

Jeder Mensch nimmt seine Mitwelt und Umwelt in der ihm eigenen Art und Weise subjektiv wahr, das gehört zur Individualität und Persönlichkeit. Dadurch können aber erhebliche praktische Probleme auftreten.

Polizei und Justiz wissen zum Beispiel ein Lied davon zu singen, wie unterschiedlich Zeugenaussagen zu einem Ereignis ausfallen können. Selbst wenn alle exakt dasselbe Geschehen aus gleicher Entfernung und im gleichen Blickwinkel beobachteten, weichen ihre Aussagen praktisch immer mehr oder minder stark voneinander ab. Manchmal sind die Wahrnehmungen so verschieden, dass man meinen könnte, die Zeugen hätten unterschiedliche Szenen erlebt. Das bedeutet keine absichtliche Verfälschung (die es natürlich auch gibt), die Zuschauer sind bei ihren Angaben überzeugt, dass sich alles genau so zugetragen hat, wie sie es schildern.

Nicht nur die Rechtssprechung wird durch die individuell veränderte Wahrnehmung erschwert, in anderen Lebensbereichen kann sich das ebenfalls ungünstig auswirken, beispielsweise bei der Diagnose. Schon die üblichen Diagnosemethoden sind davon betroffen, selbst wenn sie auf scheinbar objektiven Ergebnissen (wie Röntgenbilder) beruhen. Zwar zeigt ein Bild die Verhältnisse im Körper so an, wie sie tatsächlich sind, die Interpretation der Aufnahmen wird aber mit von der persönlichen Wahrnehmung bestimmt. So kann es trotz objektiver Befunde zu Fehldiagnosen kommen.

Noch viel anfälliger für solche ungewollten »Verfälschungen« sind zum Beispiel die psychologischen Diagnosen. Weil es dabei relativ wenige »objektive« Verfahren gibt, muss sehr viel individuell wahrgenommen und gedeutet werden.

Und auch bei der Antlitzdiagnose besteht das Risiko falscher Schlussfolgerungen durch subjektive Wahrnehmungen. Gerade ein solches diagnostisches Verfahren, das überwiegend auf Beobachtungen und Erfahrungen basiert, ist anfällig für ungewollte Veränderungen durch individuelle Wahrnehmungen.

Anders gesagt: Die Merkmale im Gesicht lassen sich nie vollkommen objektiv aufnehmen, stets kommt es mit darauf an, was der Beobachter subjektiv sieht und wie er das auswertet.

Aber das spricht nicht gegen die Antlitzdiagnose, mit solchen Schwächen muss auch bei den anderen Verfahren mehr oder minder ausgeprägt gerechnet werden. Und die Fehlerquote lässt sich verringern, wenn man nicht nur eine Diagnosemethode einsetzt.

Aus diesem Grund ergänzen wir im vorliegenden Buch die Merkmale im Gesicht durch andere Symptome, die für oder gegen das Ergebnis der Antlitzdiagnose sprechen können. Es bestehen auch keine Einwände, die Diagnose aus dem Gesicht mit der schulmedizinischen Labor- und Apparatediagnostik zu kombinieren. Im Gegenteil: Es kann sogar optimal sein, wenn die Antlitzdiagnose zunächst aufzeigt, in welche Richtung die anderen Diagnosetechniken gehen sollten. Oft erspart das viele unnötige und teure Untersuchungen. Nur ist es bei uns leider noch nicht an der Tagesordnung, dass sich die offizielle Medizin mit Schüßlers Antlitzdiagnose beschäftigt.

Einige Grundregeln sollten bei der Diagnose aus dem Gesicht berücksichtigt werden, damit die Befunde auf seiner soliden Basis stehen.

Ganzheitliche Erfassung

»Das Ganze ist mehr als die bloße Summe seiner Teile«, dieser Lehrsatz gilt auch für die medizinische Diagnostik. Unwillkürlich erfassen wir einen Menschen zuerst immer ganzheitlich, weil sich innerhalb weniger Sekunden der erste Eindruck einstellt. Dieser ist allerdings noch nicht sicher genug für die Antlitzdiagnose, daher muss später das Gesicht nochmals ganz bewusst als Ganzheit erfasst werden.

Im vorliegenden Buch werden jeweils einzelne Gesichtsmerkmale angegeben, die manchmal rasch, teils aber auch kaum zu erkennen sind.

Man ermittelt sie nach dem spontanen ersten Eindruck, indem man das Gesicht systematisch durchforscht, etwa von oben nach unten, von rechts nach links oder umgekehrt oder in einem Kreis, der das Gesicht im Uhrzeigersinn oder gegen ihn umrundet.

Jeder muss selbst ausprobieren, welche dieser Techniken am besten geeignet ist. Bei dieser Erforschung des Gesichts geht es darum, möglichst viele Einzelmerkmale zu finden. Das kann auf Anhieb gelingen oder mehrere Durchgänge erfordern. Wenn man die dabei gewonnenen Eindrücke anschließend wie ein Mosaik zusammenfügt, gelangt man bereits zu einer Diagnose.

So wichtig diese Einzelmerkmale auch sind, darf darüber doch nicht versäumt werden, das Gesicht noch ganzheitlich zu betrachten. Das verhindert, dass man sich vorschnell auf einige auffällige Merkmale konzentriert und andere überhaupt nicht mehr wahrnimmt. Außerdem wird erst bei der ganzheitlichen Antlitzdiagnose genauer erkennbar, in welcher Beziehung einzelne Merkmale miteinander stehen, wie ausgeprägt sie vorkommen und welche Bedeutung ihnen im Vergleich zu den anderen Anzeichen zukommt.

Oft weicht man bei dieser ganzheitlichen Sicht vom spontanen ersten Eindruck ab. Aber das ist normal, beim genaueren Hinsehen erkennt man naturgemäß viel mehr als beim ersten Eindruck. Meistens wird der »zweite Eindruck« also genauer als der erste ausfallen.

Der Geübte kann im Lauf der Zeit mit der ganzheitlichen

Erfassung des Gesichts bereits recht zuverlässig klären, wie einzelne Merkmale zu gewichten sind, welche besondere Beachtung (und vielleicht noch weitere Betrachtung) verlangen und welche man vernachlässigen darf.

Genaue Beobachtung

Der Wert der Antlitzdiagnose (wie überhaupt jeder Diagnose) hängt maßgeblich mit von der exakten Beobachtung ab. Bis zu einem gewissen Grad wird sie immer unbewusst gesteuert, was zur Fehlerquelle werden kann. Deshalb muss man ganz bewusst beobachten, das schafft einen Ausgleich zu den unbewussten Störeinflüssen.

Voll bewusst bedeutet, dass man sich ohne Ablenkung völlig auf das beobachtete Objekt konzentriert, um möglichst viele seiner Eigenarten zu erfassen. Jede einzelne Wahrnehmung macht man sich ganz bewusst und speichert sie dann für die endgültige Diagnose im Gedächtnis ab. Anfangs gelingt das nicht so gut, mit etwas Übung wird die Beobachtung aber immer bewusster und präziser.

Möglichst objektive Auswertung

Beobachtungen rufen unwillkürlich Assoziationen, Erinnerungen und Empfindungen hervor. Diese subjektiven Reaktionen können die Diagnose erschweren und verfälschen. Ganz vermeiden lässt sich das auch bei größter Sorgfalt nicht, weil man willentlich darauf keinen Einfluss nehmen kann.

Aber man sollte stets versuchen, so gut wie möglich zwischen subjektiven und objektiven Bewertungen zu unterscheiden. Das fällt vor allem anfangs schwer, gelingt mit einiger Übung aber immer besser. Dabei hilft es, wenn man sich bei einer Bewertung von Wahrnehmungen selbstkritisch fragt:

- Verbinde ich mit den Wahrnehmungen eigene Erinnerungen?
- Stelle ich zwischen den Beobachtungen und eigenen Erfahrungen eine Verbindung her?
- Tragen die Emotionen, die Wahrnehmungen bei mir auslösen, zur Bewertung bei?

Das Ziel besteht darin, die Bewertung so vorzunehmen, dass alle 3 Fragen verneint werden können.

Es empfiehlt sich, eine Diagnose mehrmals mit Hilfe dieser Fragen daraufhin zu überprüfen, ob subjektive Einflüsse dabei eine zu große Rolle spielen, und die diagnostische Bewertung bei Bedarf zu korrigieren.

Da auch die anderen Regeln der Antlitzdiagnose, die hier genannt werden, einen gewissen Schutz vor subjektiven Verfälschungen bieten, gelingt trotz aller Unzulänglichkeiten häufig eine recht treffsichere Diagnose.

Realitätsprüfung

Viele Diagnosefehler, die trotz der bisher vorgestellten Regeln durch ungenaue Beobachtungen und subjektive Bewertungen entstehen, erweisen sich spätestens bei der Realitätsprüfung als verkehrt. Bei dieser Überprüfung stellt man sich die Frage: Kann meine Diagnose überhaupt zutreffen, oder gibt es konkrete Tatsachen, die dagegensprechen?

Die Diagnose soll also selbstkritisch auf den Prüfstand gestellt werden. Überdies muss die Realitätsprüfung ergebnisoffen erfolgen, man muss also bereit sein, falsche Bewertungen als unzutreffend zu erkennen und die Fehler einzusehen. Das fällt nicht immer leicht, manchmal verbeißt man sich an der ursprünglichen Diagnose, versucht sie auch dann noch zu verteidigen, wenn die Realität eindeutig dagegenspricht.

Das mag verständlich sein, weil es vielen Menschen nicht leicht fällt, einen Fehler einzusehen und zu korrigieren. Mit dieser Grundeinstellung wird es allerdings schwerlich gelingen, genauere Diagnosen zu stellen, allenfalls zufällig landet man dann ab und an einen »Treffer«.

Unter Umständen kann es sogar bedenklich werden, etwa wenn bei der Realitätsprüfung erkannt werden musste, dass eine zunächst als harmlos diagnostizierte Erkrankung tatsächlich viel ernster ist. Wenn eine falsche innere Einstellung dann die Korrektur der Fehldiagnose verzögert, kann eine bedenkliche Gesundheitsstörung unnötig verschleppt werden.

Wer weiß, dass er mit eigenen Fehlern schwer umgehen kann, sollte daher besser auf die Selbstdiagnose verzichten, ehe er sich selbst und/oder andere gefährdet. Es gibt keine Garantie für allzeit korrekte Diagnosen, Korrekturen können immer wieder einmal erforderlich werden.

Ein einfaches Beispiel dafür, wie Diagnose und Realität auseinanderklaffen können:

Die Gesichtsmerkmale werden als Hinweise auf eine Mandelentzündung beurteilt, bei der Realitätskontrolle stellt sich jedoch heraus, dass die Mandeln schon längst operativ entfernt wurden. In einem solchen Fall erkennt man die Fehldiagnose mittels Realitätsprüfung leicht.

Kaum möglich ist diese Prüfung jedoch, wenn die Antlitzdiagnose lediglich auf Krankheitsanlagen hinweist. Vielleicht wird die Genforschung irgendwann einmal in der Lage sein, alle anlagebedingten Erkrankungen genau nachzuweisen, heute gelingt das erst in wenigen Fällen. Der Selbstdiagnose wird das wohl immer verschlossen bleiben.

Die einzige Möglichkeit, einen derartigen Hinweis einer Realitätsprüfung zu unterziehen, besteht darin, in der Familie und bei den Verwandten nachzuforschen, ob die mit der Antlitzdiagnose diagnostizierte Veranlagung bereits zu entsprechenden Erkrankungen geführt hat.

Trifft das zu, kann der Befund aus dem Gesicht korrekt sein. Findet sich in der Familienanamnese (Krankheitsvorgeschichte) kein solches Leiden, spricht das leider auch nicht sicher gegen die diagnostizierte Krankheitsanlage. Da es also keine Sicherheit geben kann, sollte man sich vorsorglich so verhalten, als ob die Veranlagung (z. B. zu Diabetes) tatsächlich besteht, und entsprechende Vorbeugung betreiben. Das schadet nie, selbst wenn die Veranlagung zu einer Erkrankung nicht vorhanden ist.

Im Gegenteil: Eine gesundheitsbewusstere Ernährungs- und Lebensweise stabilisiert immer die Gesundheit insgesamt und beugt so vielen Krankheiten vor.

Vollkommen sicher kann man sich eines Befunds der Antlitzdiagnose nur sein, wenn auch die übliche Symptomatik dafür spricht. Dann bestätigt der reale Krankheitsverlauf die Diagnose.

Zur Diagnose aus den Merkmalen im Gesicht gehört wohl immer etwas mehr als die Beachtung einiger Regeln, wie sie hier genannt wurden. Aber eine Art »Gespür« für Krankheiten kann man nicht erlernen. Wahrscheinlich macht das den Unterschied zwischen einem guten und einem nicht so zuverlässigen Diagnostiker aus. Das gilt übrigens auch wieder für die schulmedizinischen Diagnosemethoden.

Auswertung der Gesichtsmerkmale

Viel Sorgfalt muss auf die Bewertung der Gesichtsmerkmale verwandt werden, denn damit steht und fällt die zutreffende Diagnose. Man geht dabei in mehreren Schritten vor, die teils einfach, zum Teil allerdings auch komplizierter sind.

Da die Erinnerung bekanntlich leicht trügt, werden alle wahrgenommenen Merkmale zunächst schriftlich fixiert. Wer über zeichnerisches Talent verfügt, kann auch die Umrisse eines Gesichts skizzieren und darin die verschiedenen Anzeichen des Gesichts einzeichnen. Letztlich bleibt aber jedem selbst überlassen, in welcher Weise er die gewonnenen Eindrücke festhält.

Am besten fertigt man diese Aufzeichnungen bereits während der Antlitzdiagnose an. Dann ist es ein Gebot der Höflichkeit, den Probanden formal um seine Einwilligung dafür zu bitten (das richtet sich natürlich auch danach, wie vertraut man mit ihm ist) und ihm überdies zu erklären, welche Eigenarten seines Gesichts man jetzt gerade aufschreibt oder zeichnet.

Hüten muss man sich dabei, dem Untersuchten gleich eine Deutung der Gesichtsmerkmale und die daraus folgernde Diagnose mitzuteilen. Das wäre in diesem Stadium noch viel zu früh und unsicher.

Wenn es aus irgendwelchen Gründen nicht möglich ist, noch im Beisein des Patienten die Wahrnehmungen festzuhalten, muss das anschließend so rasch wie möglich erfolgen. Dann haften die Beobachtungen noch gut im Gedächtnis. Je länger man wartet, desto größer wird das Risiko ungewollter Verfälschungen.

Nachdem alle Merkmale des Gesichts, die während der diagnostischen Betrachtung wahrgenommen wurden, niedergeschrieben oder aufgezeichnet sind, sucht man das dazu passende »Gesicht« in diesem Buch bei der Beschreibung der verschiedenen Schüßler-Salze (ab S. 245). Ungeübte müssen ihre Notizen und Skizzen wohl mit jedem der hier vorgestellten »Gesichter« abgleichen, um sich nicht vorschnell auf eine Diagnose festzulegen. Nach einiger Übung weiß man aber oft, auf welches der Schüßler-Salze die beobachteten Merkmale wahrscheinlich hinweisen. In klaren Fällen genügt es dann, nur noch die Beschreibung dieses Mineralstoffs mit den eigenen Aufzeichnungen zu vergleichen. Bei Unsicherheiten sollten aber doch alle 12 Beschreibungen durchgesehen werden.

Aus diesen Beschreibungen ergibt sich, auf welche Erkrankungen die Merkmale hinweisen können. Das findet sich bei jedem der 12 Salze vor allem in dem Abschnitt über Indikationen. Dort werden allerdings zwangsläufig mehrere mögliche Heilanzeigen des Schüßler-Salzes angegeben, aus denen man die auswählen muss, die dem Einzelfall am besten gerecht zu werden scheinen.

Erleichtert wird dies, wenn man die bei jedem biochemischen Mittel zusätzlich zu den Gesichtsmerkmalen angegebenen anderen Symptome beachtet und eine Realitätsprüfung durchführt.

Wenn die Anzeichen im Gesicht beispielsweise auf die Indikationen »allgemeine Verdauungsstörungen, Magen-Darm-Katarrh, Leber- und Gallenblasenleiden« hinweisen, lässt sich eine Differentialdiagnose stellen, indem man fragt: Welche Symptome bestehen neben den Gesichtsmerkmalen, und auf welche der Indikationen deuten diese hin?

Bei leichten Magenbeschwerden ohne weitere Symptomatik muss man in der Regel nicht an einen ernsteren Magen-Darm-Katarrh oder an eine Leber-Gallenblasen-Erkrankung denken, meist handelt es sich dann lediglich um einen banalen »verdorbenen« Magen. Das verdeutlicht, dass zur zuverlässigen Diagnose neben den Befunden der Antlitzdiagnose möglichst immer auch die Hinweise außerhalb des Gesichts berücksichtigt werden sollten.

Für den Mediziner spielt die exakte Diagnose eine wichtige Rolle. Zur Selbsthilfe mit den Schüßler-Salzen ist eine präzise Differentialdiagnose nicht unbedingt erforderlich. Wenn die Gesichtsmerkmale wie im obigen Beispiel für allgemeine Verdauungsbeschwerden, Magen-Darm-Katarrhe, Leber- und Gallenblasenleiden sprechen, braucht man zur Selbsttherapie nicht genau zu wissen (sofern es sich nicht aus den anderen Symptomen von selbst ergibt), welche dieser Gesundheitsstörungen tatsächlich besteht. Den biochemischen Wirkstoff, der diese Indikationen abdeckt, kann man in jedem Fall verwenden.

Problematisch wird es allerdings, wenn zu entscheiden ist, ob Selbsthilfe versucht werden kann oder der Therapeut zugezogen werden muss. Diese Frage lässt sich naturgemäß am zuverlässigsten beantworten, wenn man genau weiß, welche Erkrankung besteht.

Häufig ergibt die Antlitzdiagnose überhaupt kein ganz eindeutiges Bild, weil die Merkmale im Gesicht auf verschiedene biochemische Mittel hinweisen. Das erschwert die Selbstdiagnose oft erheblich. Unter Umständen bleibt sie so unklar, dass keine Selbstbehandlung eingeleitet werden kann, sondern gleich der Mediziner konsultiert werden muss. Aber es bestehen doch einige Möglichkeiten, auch in solchen komplizierten Fällen zu einer recht zuverlässigen Selbstdiagnose zu gelangen, und zwar:

- Zunächst überprüft man, wie deutlich die verschiedenen Merkmale im Gesicht ausgeprägt sind. Es gilt zwar nicht generell, aber meist sind die Anzeichen für die Diagnose am wichtigsten, die man am deutlichsten wahrnimmt. Durch diese Analyse kann man also feststellen, welche Gesichtszeichen bei der Diagnostik unbedingt berücksichtigen muss und welche man (wahrscheinlich) vernachlässigen darf.
- Anschließend wird abgeklärt, welche der verschiedenen Anzeichen im Gesicht genau zusammenpassen. Dazu liest man in der Beschreibung der einzelnen biochemischen Wirkstoffe nach, welche der Gesichtsmerkmale häufig gemeinsam vorkommen, und versucht dann zu erken-

nen, welche dieser typischen Kombinationen vorhanden sind. Unter Umständen ergibt sich dabei, dass einige der »Symptome« im Gesicht nirgends so richtig dazu passen, keinem der biochemischen Mittel genau zugeordnet werden können. Versuchsweise kann man sie bei der weiteren Diagnostik ausklammern; allerdings müssen sie wieder beachtet werden, wenn man auf diese Weise keine eindeutigere Diagnose findet.

Nach diesen beiden Schritten bleiben im Idealfall nur noch ein oder zwei biochemische Wirkstoffe mit wenigen Indikationen übrig.

Um zwischen diesen Möglichkeiten eine sinnvolle Auswahl zu treffen, müssen nun die Symptome außerhalb des Gesichts berücksichtigt werden. Dazu prüft man bei jeder Indikation, die sich aus der Antlitzdiagnose ergibt, ob die passenden Symptome auch mit der üblichen Diagnostik nachweisbar sind.

Nehmen wir einmal an, die bisherige Auswertung ergibt zwei biochemische Wirkstoffe mit den Indikationen Durchfall, Erbrechen, nervöse Herzbeschwerden bei Stress und Ärger, Neigung zu Kopfschmerzen, Verkrampfungen und depressiven Verstimmungen.

Es lässt sich leicht abklären, ob die entsprechenden Symptome bei dem Patienten vorliegen. Leidet er nicht an Durchfall und Erbrechen, kann man die dafür vorgesehenen biochemischen Mittel ausschließen. Auch Kopfschmerzen, Verkrampfungen und depressive Verstimmungen können durch Nachfrage beim Patienten einfach erkannt oder ausgeschlossen werden. Dementsprechend werden die dafür geeigneten biochemischen Wirkstoffe für die Therapie vorgesehen oder ausgeschlossen.

Etwas problematischer kann es mit den nervösen Herzbeschwerden werden. Allein aus der Symptomatik lässt sich nie ganz sicher zwischen seelisch-nervösen und körperlichen Störungen am Herzen unterscheiden. Es spricht zwar eher für psychische Faktoren, wenn die Herzbeschwerden mit seelisch-nervösen Belastungen in Beziehung stehen, aber auch organische Herzleiden verschlimmern sich oft durch solche Einflüsse. Wenn das Ergebnis der Antlitzdiagnose mit der Beurteilung der Symptome außerhalb des Gesichts übereinstimmt, darf man bei leichteren Herzproblemen das geeignete biochemische Mittel gegen nervöse Ursachen versuchsweise selbständig anwenden.

Bestehen aber stärkere Störungen der Herzfunktionen und unklare Ursachen, sollte zunächst eine fachliche Diagnose Klarheit verschaffen. Nach dem Befund richtet sich dann die biochemische Therapie oder eine verordnete andere Behandlungsform.

Nicht selten führt die oben beschriebene Auswertung zu einer Diagnose, die ziemlich sicher scheint. Bei der Realitätskontrolle können dann aber keine Symptome außerhalb des Gesichts festgestellt werden, die das bestätigen.

Dafür gibt es zwei Erklärungen:

- Entweder wurden die Merkmale im Gesicht und/oder andere Symptome falsch beurteilt,
- oder die relativ sichere Diagnose deutet auf die Veranlagung zu einer Krankheit hin, die lediglich bei der Antlitz-

diagnose erkennbar wird, aber noch keine nachweisbaren Symptome verursacht.

Zunächst muss dann nochmals überprüft werden, ob die Schritte zur Diagnose alle korrekt vorgenommen wurden. Wenn das nicht ganz sicher feststeht, beginnt man mit der Diagnose besser nochmals von vorn. Dabei ergibt sich vielleicht ein eindeutigeres Krankheitsbild.

Falls diese Kontrolle wieder keinen klaren Befund ergibt, liegt vermutlich die Veranlagung zu einer Erkrankung vor. Bei der Antlitzdiagnose kann sie bereits diagnostiziert werden, obwohl noch keine anderen Symptome bestehen.

Im Zweifelsfall darf man aber nicht einfach davon ausgehen, dass die Diagnose aus dem Gesicht eine Krankheitsanlage aufgedeckt hat. Vorstellbar ist vielmehr auch, dass eine Erkrankung bei der Selbstdiagnose trotz aller Sorgfalt übersehen wurde. Deshalb soll vorsorglich der Therapeut zugezogen werden, der eine solche Krankheit eher diagnostizieren kann.

Ob das Ergebnis der Antlitzdiagnose tatsächlich eine ungünstige Veranlagung anzeigt, kann der Therapeut in der Regel nicht beurteilen, weil die meisten Mediziner diese Form der Diagnose nicht beherrschen. Die fachliche Bestätigung der Krankheitsanlage ist aber auch nicht unbedingt notwendig.

Entscheidend kommt es darauf an, dass eine bestehende Erkrankung, die fälschlich als Hinweis auf Veranlagung beurteilt wurde, bei der fachlichen Untersuchung rechtzeitig festgestellt und behandelt werden kann.

Auswahl der individuellen Schüßler-Salze

Normalerweise enthalten Diagnosen keine konkreten Hinweise auf die geeigneten Arzneimittel. Anders verhält es sich bei der Antlitzdiagnose nach Schüßler. Da er die verschiedenen Merkmale im Gesicht den entsprechenden biochemischen Wirkstoffen zuordnete, gibt seine Diagnose zugleich an, welche Schüßler-Salze therapeutisch angezeigt sind.

Darin liegt eine Stärke der Antlitzdiagnose, die vor allem die Selbsthilfe erleichtert, aber auch unerfahrenen Medizinern Empfehlungen zur biochemischen Therapie gibt. Allerdings kann das auch zur Schwäche der Methode werden, wenn die Angaben zur Behandlung, die sich aus der Antlitzdiagnose ergeben, ungeprüft einfach übernommen werden. Letztlich ist nämlich auch Schüßlers Heilverfahren eine individuelle Therapie, die den Umständen des Einzelfalls angepasst werden muss.

Die praktische Erfahrung lehrt, dass die Zuordnung der Gesichtsmerkmale zu den einzelnen Schüßler-Salzen oftmals zutrifft. Das bedeutet allerdings nicht, dass damit immer die optimale Therapie möglich ist. Zum Teil eignen sich die Mineralsalze nicht oder nur zur ergänzenden Behandlung, aber das wird bei der Antlitzdiagnose nicht selten vergessen. Hinzu kommt, dass die Anzeichen im Gesicht zuweilen den falschen biochemischen Heilmitteln zugeordnet werden, insbesondere bei der Selbstdiagnose. Dann stimmen die Wirkstoffe zwangsläufig nicht mit dem Krankheitsbild überein und bewirken wenig oder bleiben völlig wirkungslos.

Wer über fundierte Kenntnisse der Biochemie verfügt,

wird solche Fehler meist rasch bemerken und das individuell am besten geeignete Schüßler-Salz verabreichen, selbst wenn das von der Empfehlung abweicht, die sich aus den Anzeichen im Gesicht ergibt.

Alle anderen müssen sorgfältig prüfen, ob die Antlitzdiagnose wirklich die richtigen Mineralsalze aufzeigt. Dazu kann es erforderlich werden, die Gesichtsmerkmale nochmals mit den Beschreibungen bei den verschiedenen biochemischen Wirkstoffen abzugleichen und bei Bedarf die ursprüngliche Auswahl zu korrigieren.

Wenn sich aus dem Gesicht nicht eindeutig ergibt, welches biochemische Mittel verwendet werden sollte, spricht nichts dagegen, zur Therapie 2 oder 3 (möglichst nicht mehr) Wirkstoffe anzuwenden, die zumindest teilweise mit der Antlitzdiagnose übereinstimmen. Erzielt man mit dieser Kombination nicht bald eine erste Besserung, soll auch bei leichteren Erkrankungen der Therapeut zugezogen werden. Dann kann nur er aufgrund seiner Ausbildung und Erfahrung beurteilen, welche Heilmittel individuell die besten Ergebnisse versprechen.

Problematisch kann die Auswahl der Schüßler-Salze auch werden, wenn die Merkmale im Gesicht zu einer Diagnose führen, die sich nicht mit den anderen Symptomen außerhalb des Gesichts vereinbaren lässt. Das kann auf einen Fehler bei der Antlitzdiagnose hinweisen, deren Befund deshalb nochmals überprüft werden muss. Möglich ist aber auch, dass entweder die Antlitzdiagnose oder die anderen Symptome keine eindeutige Diagnose erlauben. In solchen Fällen durchsucht man in den Beschreibungen der

12 Schüßler-Salze nochmals alle dort angegebenen anderen Symptome. Danach wählt man das biochemische Mittel aus, dessen Symptomatik außerhalb des Gesichts am besten mit den tatsächlichen Beschwerden übereinstimmt. Der wahrscheinlich nicht zutreffende Befund der Antlitzdiagnose wird dabei besser nicht berücksichtigt. Es gelingt nämlich in diesen unklaren Fällen meist leichter, das passende Heilmittel mit Hilfe der anderen Symptome zu finden, als mit den Merkmalen im Gesicht.

Allerdings sollte dann nachträglich abgeklärt werden, ob das nicht korrekte Ergebnis der Antlitzdiagnose möglicherweise auf eine weitere Krankheit oder ungünstige Veranlagung hinweist, die bisher noch keine anderen Symptome verursacht.

Letztlich gilt aber auch dazu wieder: Im Zweifel und bei wirkungslosen Therapieversuchen sollte bald ein mit Naturheilverfahren vertrauter Mediziner zugezogen werden.

Zu anderen Heilmitteln, die neben der biochemischen Therapie angezeigt sein können, darf man von der Antlitzdiagnose keine konkreten Angaben erwarten. Da Schüßler dieses Verfahren entwickelte, um seine Behandlungsweise zu unterstützen, gibt es lediglich Auskunft über die geeigneten Mineralsalze. Aber das stellt keinen Nachteil dar, sondern kann sogar erwünscht sein, weil viele der anderen Heilverfahren sich ohnehin nicht zur Selbsttherapie eignen. Bei den Indikationen, die Selbsthilfe zulassen, genügt die Biochemie oft zur erfolgreichen Behandlung. Wenn das nicht der Fall ist, empfiehlt sich häufig, einen Mediziner zuzuziehen.

Weitere Merkmale im Gesicht

Die Antlitzdiagnose nach Schüßler erfasst bereits viele Merkmale im Gesicht. Daneben gibt es aber noch zahlreiche andere, die zum Teil schon seit langem in der Volksmedizin bekannt sind. Es ist unmöglich, alle diese Anzeichen im Rahmen eines Buchs vorzustellen. Einige, die relativ leicht erkennbar sind und zu einer genaueren Diagnose beitragen können, sollen hier noch erklärt werden. Zur übersichtlichen Darstellung werden sie danach gegliedert, in welchem Bereich des Gesichts sie bestehen können, angefangen mit der Stirn bis hinab zum Kinn.

Auch bei diesen Anzeichen muss vor einer voreiligen Interpretation oder Verallgemeinerung gewarnt werden. Die Antlitzdiagnose kann nur brauchbare Ergebnisse liefern, wenn sie sich an den individuellen Besonderheiten orientiert. Man darf nicht davon ausgehen, dass ein Merkmal im Gesicht bereits eine sichere Diagnose ergibt. Vielmehr muss es durch andere Merkmale und Symptome außerhalb des Gesichts ergänzt werden und dann der Realitätsprüfung (s. S. 300) standhalten. Am besten versteht man die Zeichen im Gesicht als Hinweise, die anzeigen, in welche Richtung die Diagnose fortgeführt und wo nach weiteren Symptomen gesucht werden soll.

Natürlich wird sich am Ende dieser ganzheitlichen Diagnostik oftmals ergeben, dass die zuerst im Gesicht wahrgenommenen Merkmale bereits zu einem treffsicheren Resultat führten. Aber das weiß man eben erst dann sicher genug, wenn die gesamten diagnostischen Möglichkeiten ausgeschöpft wurden.

Einen Vorteil der Schüßler-Methode bietet diese Diagnose nach den anderen Merkmale im Gesicht nicht: Daraus ergibt sich nicht gleichzeitig die Therapie. Aber das ist lediglich dann von Bedeutung, wenn mit Schüßler-Salzen behandelt werden soll, die keine Allheilmittel darstellen (selbst wenn die Diagnose nach Schüßlers Methode gestellt wurde, bedeutet das nicht zwangsläufig, dass auch mit biochemischen Wirkstoffen behandelt werden muss.) Über mögliche andere Heilverfahren gibt auch Schüßlers Antlitzdiagnose nicht unmittelbar Auskunft.

Besondere Zurückhaltung ist geboten, wenn aus Anzeichen im Gesicht auf Charakter-, Persönlichkeitseigenschaften und psychische Störungen geschlossen wird. Zwar trifft es zu, dass Geist und Seele den Körper bis zu einem gewissen Grad mit »formen« können, aber es erfordert Fachkenntnisse und Erfahrung, um aus solchen Merkmalen eine psychologische Diagnose zu stellen.

Ab und zu wird wohl auch der Laie einen Zufallsbefund landen, aber die Gefahr ist groß, dass nur Vorurteile dabei herauskommen, die dem so Beurteilten nicht gerecht werden. Fatalerweise neigen solche Vorurteile auch noch dazu, sich sehr zäh zu halten, selbst wenn sie offensichtlich von der Realität abweichen. Auf diese Möglichkeiten der Selbstdiagnose aus dem Gesicht sollte besser verzichtet werden. Schlimmstenfalls könnte sich dadurch eine psychische Störung noch verschlimmern.

Merkmale im Stirn-Schläfen-Bereich

An der Stirn fallen im Allgemeinen zuerst die verschiedenen Längs- und/oder Querfalten auf, die psychologisch aussagefähig sein können. Es gibt aber auch mögliche Anzeichen für körperliche Störungen.

Auffällig deutliche Falten: Leber-, Nierenfunktionsstörungen.

Bräunliche Hautflecken beim Haaransatz: bei Frauen oft Schwangerschaftsflecken, zum Teil bei Leberstörungen.

Haarausfall im Stirnbereich: mögliches Warnzeichen für hormonelle Störungen bei Frau und Mann, unter Umständen bei Sterilität.

Die Schläfen können durch Gewebsschwund wie eingefallen wirken, ferner sind auch Besonderheiten an der Schläfenarterie zu beachten. Die Anzeichen bestehen ein- oder beidseitig.

Schläfenbereich eingefallen: zehrende Krankheiten (wie Krebs, Tuberkulose), Eiweißmangel, Erschöpfungszustände.

Schläfenbereich und Wangen eingefallen: chronische Magenkrankheiten, Leberleiden, in seltenen Fällen hormonelle Störungen vor allem der Nebennieren (siehe Abb. S. 316).

Schläfenarterie deutlich hervortretend: Entzündung der

Schläfenarterie (meist erst nach dem 50. Lebensjahr), Bluthochdruck (rotes Gesicht), Nierenleiden mit Bluthochdruck (blasses Gesicht), Arteriosklerose.

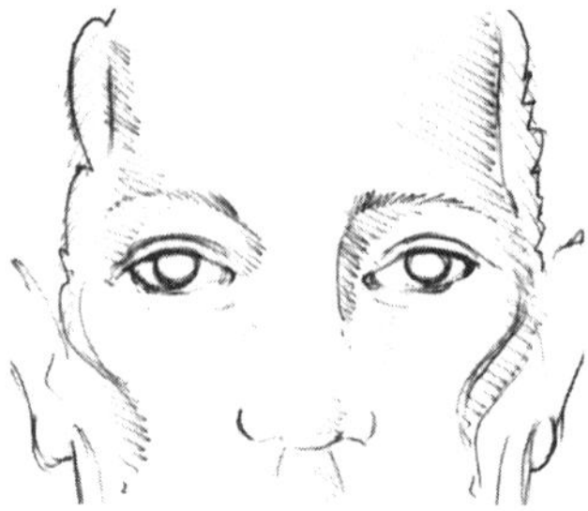

Schläfenbereich und Wangen eingefallen

Merkmale an den Augen

Die Augen bezeichnet man im übertragenen Sinn auch als »Spiegel der Seele«. In der Tat erkennt man in ihnen häufig spontan, was ein Mensch gerade empfindet, was er beabsichtigt oder wie es um seine Gesundheit bestellt ist. Einige Beispiele sollen das veranschaulichen:

- Klare, wache Augen setzt man gemeinhin mit Gesundheit, seelischnervöser Stabilität, Aufmerksamkeit, Intelligenz, Energie und Tatkraft gleich.
- Bei unruhigen Augen denkt man an Nervosität, Unsicherheit, Hemmungen und Ängste.
- Trübe Augen sprechen für eine mehr oder minder stark angeschlagene Gesundheit oder für depressive Verstimmungen.

Um psychologische Befunde, die aus den Augen abzulesen sind, soll es an dieser Stelle nicht gehen. Zu groß erscheint das Risiko, dass sich durch oberflächliche und vorschnelle Deutung von Merkmalen hartnäckige Vorurteile einstellen. Vielmehr konzentrieren wir uns auf Anzeichen an Augen, Lidern und Brauen, die auf körperliche Erkrankungen hinweisen können.

Augen eingefallen: Warnzeichen möglicher schwerer Krankheiten mit Auszehrung (wie Krebs, Tuberkulose), im Einzelfall auch Folge einer übertriebenen Schlankheitskur

Augen gerötet: lokale Entzündung (meist) der Bindehaut, Verätzungen des Auges.

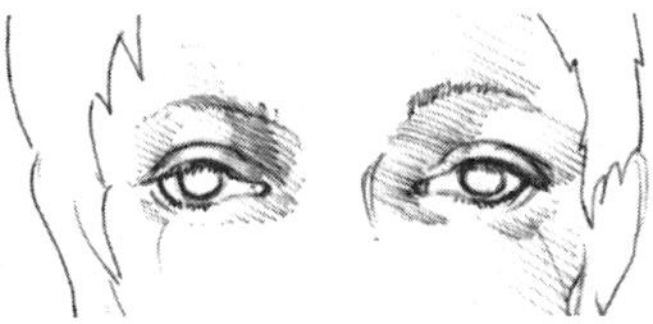

Augen eingefallen

Augen glänzend: kann bei Überraschung, Freude und ähnlichen Gefühlen normal sein; andernfalls bei nervöser Erregung, Fieber oder Überfunktion der Schilddrüse.

Augenweiß gelblich: Gelbsucht (Haut muss nicht unbedingt auch gelblich verfärbt sein) bei Leber- und Gallenblasenleiden, seltener Enzymstörungen oder vermehrter Abbau von Blutbestandteilen.

Augenweiß mit sichtbaren roten Gefäßen: Wenn keine Verletzungen oder Entzündungen vorliegen, spricht das für Blutstauungen.

Augenzittern (Nystagmus = unwillkürliche rhythmische Augenbewegung): Örtliche Lähmung von Augenmuskeln, Kleinhirn-, Stammhirnerkrankung, multiple Sklerose, Innenohrkrankheiten, Vergiftungen.

Augenlider, zu häufiger Lidschlag: Nervosität, Überfunktion der Schilddrüse.

–, *zu seltener Lidschlag:* möglicher Hinweis auf Unterfunktion der Schilddrüse.

–, *zu enge Lidspalte (Augen fallen wie von selbst zu):* Müdigkeit, Erschöpfungszustände.

–, *zu große Lidspalte:* Nervosität, Stress, Erregungszustände.

–, *Oberlidschwellung:* Herzschwäche, andere Herzerkrankungen.

–, *Unterlidschwellung:* Nierenfunktionsschwäche, Lymphstauung.

–, *doppelte Falte über dem Oberlid:* möglicher Hinweis auf Bindegewebsschwäche.

–, *gesenktes Oberlid:* Erschöpfungszustände, Blutarmut, zu niedriger Blutdruck.

–, *gelblich-braune Knötchen auf Oberlid:* zu hohe Cholesterinwerte, Arteriosklerose.

–, *bräunliche Ablagerungen am Unterlid:* Fettstoffwechselstörungen.

–, *fehlende Wimpern:* genetisch bedingt, hormonelle Störungen, im Einzelfall Vergiftungen (z. B. durch Thallium).

Augenhof, bräunlich-gelb: Leber-, Gallenblasenerkrankungen.

–, *bläulich:* Verdacht auf innere Blutungen.

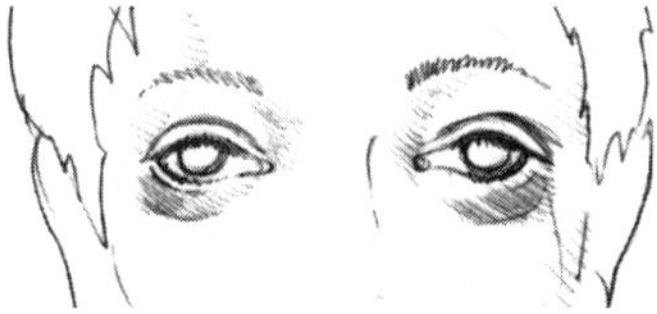

Augenringe unten

Augenringe unten: Erschöpfungszustände, akut bei Schlafmangel.

Augenbrauen, zu schwach ausgebildet: hormonelle Störungen bei Frauen und Männern, männliche Sterilität, Menstruationsstörungen.

–, *zu stark ausgebildet:* häufig bei älteren Männern durch altersbedingte hormonelle Störungen, bei Frauen funktionelle Schwäche der Keimdrüsen, Unfruchtbarkeit, Wechseljahre; unter Umständen muss auch einmal an eine Tumorerkrankung gedacht werden; im Zweifel empfiehlt sich die baldige fachliche Untersuchung.

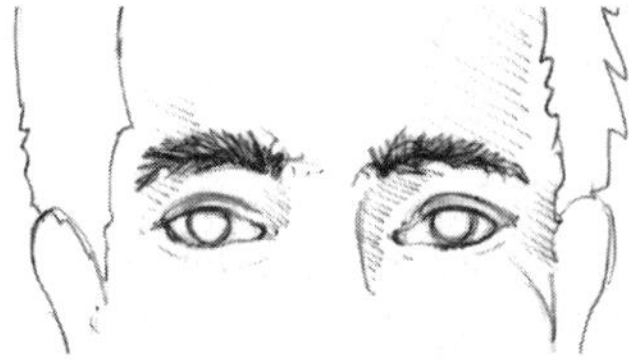

Augenbrauen zu stark ausgebildet

–, *zusammengewachsen:* unklares Merkmal, das unter Umständen auf Durchblutungsstörungen (Arteriosklerose) im Gehirn, erhöhtes Schlaganfallrisiko oder Bluthochdruck spricht; unklar bleibt, ob das auch als Anzeichen der Veranlagung zu Epilepsie beurteilt werden kann.

Merkmale an der Nase

Die Nase scheint auf den ersten Blick nicht sehr aussagefähig. Allenfalls die gerötete »Knollennase« bei Männern verdient Beachtung, denn sie deutet auf die Hautkrankheit Rosacea hin. Die verbreitete Ansicht, dass sie als Folge von Alkoholmissbrauch entsteht, ist meist unberechtigt. Nimmt man aber einzelne Teile der Nase, etwa Rücken, Wurzel oder Spitze, genauer unter die Lupe, findet man doch eine Reihe von Anzeichen, die diagnostisch von Bedeutung sein können.

Nach überlieferter »Volksweisheit« soll man von der Nase auch auf Charaktereigenschaften schließen können, z.B. auf Streitsucht bei einer spitzen Nase. Solche Deutungen entbehren aber jeglicher Grundlagen, der Charakter lässt sich nie an der Nase ablesen.

Nasenwurzel, Schwellungen: möglicher Hinweis auf Polypen oder Entzündungen der Nasen- oder Nebenhöhlenschleimhaut.

–, *quer verlaufende Falte:* möglicherweise Schilddrüsenunterfunktion.

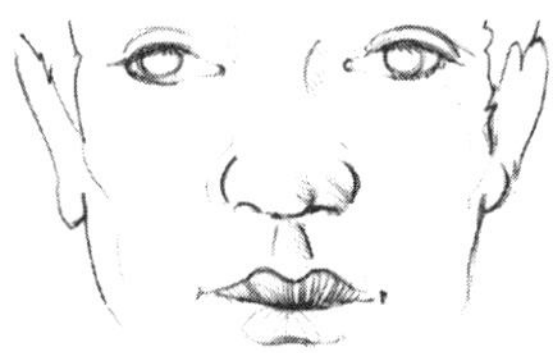

Nasenflügel deutlich gebläht

Nasenflügel, deutlich gebläht: allgemeines Anzeichen für Atemnot verschiedener Ursachen, Erkrankungen im Bereich der Atemwege, bei kleineren Kindern unter Umständen Hinweis auf Lungenentzündung.

–, *verdickt:* allgemeines Anzeichen einer Atemstörung mit zu geringer Einatmung.

–, *bläulich-rot:* mögliches Warnzeichen bei Herzkrankheiten.

–, *blasse Umgebung:* Lungenentzündung, zum Teil auch Magenschleimhautentzündung.

Nasenrücken, auffallend schmal: Nervosität, abnorme Reizbarkeit des Nervensystems, Überempfindlichkeit, nervöse Herzbeschwerden, psychosomatische Krankheiten, manchmal Störungen der Schilddrüsenfunktion.

Nasenspitze, blass: Durchblutungsstörungen.

–, *bläulich-rot:* empfindlicher Reizmagen.

–, *senkrechte Kerbe:* chronische Magenleiden, häufig wiederkehrende Magengeschwüre.

Nasen-Lippen-Furche (vom Nasenflügel zum Mundwinkel, teils noch tiefer reichend) *auf beiden Seiten ausgeprägt:* Magenschleimhautentzündung, Magen-, Zwölffingerdarmgeschwür.

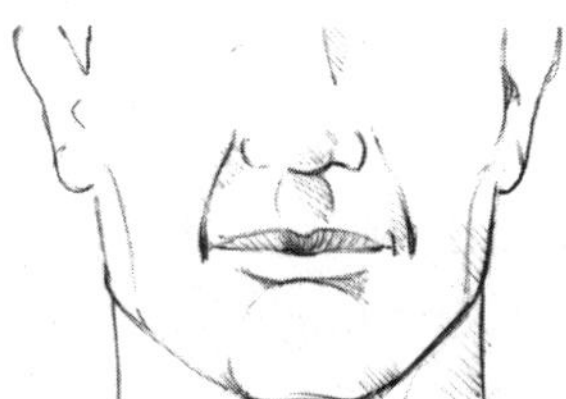

Nasen-Lippen-Furche auf beiden Seiten ausgeprägt

–, *links deutlicher ausgeprägt:* Erkrankung der Bauchspeicheldrüse.

–, *rechts deutlicher ausgeprägt:* Gallenblasenentzündung, Gallensteine.

–, *auf beiden Seiten verlängert:* mögliches Anzeichen für Herz-Kreislauf-Störungen.

Merkmale an den Wangen

Bei der Beobachtung der Wangen muss vor allem darauf geachtet werden, welche Farbe sie aufweisen und ob sie eingefallen sind. Daraus lassen sich vornehmlich Hinweise auf Herz-, Kreislauf-, Atem- und Verdauungsstörungen ableiten.

Wangen, blass: Durchblutungsstörungen, oft niedriger Blutdruck.

–, *gerötet:* Bluthochdruck, zum Teil erhöhtes Risiko für Schlaganfall.

–, *bläulich-rot:* Anzeichen für Sauerstoffmangel im Blut, insbesondere bei Bronchialasthma, Aufblähung (Emphysem) der Lungenbläschen oder Herzschwäche.

Wangen auf beiden Seiten eingefallen: allgemein Warnzeichen bei Erkrankungen der Verdauungsorgane oder Mangelernährung.

–, *trocken-gelbliche Wangenhaut:* Magen-, Bauchspeicheldrüsenerkrankungen, möglicherweise Krebs.

–, *mit gelblichem Augenweiß:* chronische Leberentzündung, Leberzirrhose (Gelbsucht muss nicht immer am Körper sichtbar sein, teils erkennt man sie nur am Weiß der Augen).

–, *mit bläulich-roter Farbe der Wangen:* Sauerstoffmangel, oft bei »zehrenden« Lungenkrankheiten, wie Tuberkulose, chronische schwere Bronchitis oder Bronchialkrebs.

–, *mit ausgeprägter Nasen-Lippen-Furche:* chronische Magenschleimhautentzündung, häufig wiederkehrende Magengeschwüre.

–, *mit Schwellung unter den Augen:* Funktionsschwäche der Nieren.

Merkmale an den Ohren

An den Ohren gibt es nur wenige Anzeichen für Krankheiten. Zu achten ist vor allem auf die Farbe der Ohrmuscheln, Schwellungen und Knötchen.

Ohren, blass: Durchblutungs-, Kreislaufstörungen, möglicher Hinweis auf Veranlagung zur Blutarmut.

–, *bläulich-rot:* Sauerstoffmangel im Blut bei gestörter Atmung, chronischer Bronchitis oder Herzschwäche.

Knötchen, wo das Ohrläppchen angewachsen ist (ein- oder beidseitig): Möglicher Hinweis auf Veranlagung zu Herz-, Lungen- und Leberleiden.

Schwellung und Rötung in der Ohrumgebung: meist von den Speicheldrüsen ausgehend, unter Umständen bei Mumps.

Schwellung und Schmerzen hinter dem Ohr: Entzündung der lufthaltigen Zellen des Warzenfortsatzes hinter dem Schläfenbein bei nicht ausgeheilter Mittelohrentzündung.

Große Ohren sollen auf günstige Erbanlagen, insbesondere Anlage für ein hohes Lebensalter, sowie auf gute Funktionen von Stoffwechsel und Drüsen hinweisen. Das mag im Einzelfall zutreffen, darf aber nicht verallgemeinert werden und wurde nie genau nachgewiesen.

Merkmale der Mund-Kinn-Partie

Auch hier muss wieder vor einer immer noch verbreiteten Vorstellung gewarnt werden: Ein ausgeprägtes Kinn soll einen starken Willen anzeigen, ein Fliehkinn hingegen Willensschwäche. Diese Interpretation basiert jedoch nicht auf gesicherten Erkenntnissen, sondern trifft allenfalls zufällig einmal zu, führt aber rasch zu Vorurteilen. Willensstärke lässt sich grundsätzlich nicht an körperlichen Merkmalen ablesen, sie zeigt sich vielmehr im Verhalten.

Hinweise auf körperliche Erkrankungen kann das ausgeprägte Kinn allerdings schon geben, ebenso wie Mund, Lippen und Mundwinkel. Diese Zusammenhänge können als gesichert gelten.

Mund, schmal: hormonelle Störungen, hauptsächlich bei Frauen.

–, *voll:* bei Männern möglicher Hinweis auf hormonelle Fehlfunktion mit Verweiblichung, bei Frauen unter Umständen bei Erkrankungen der Keimdrüsen.

–, *verspannt:* häufig Anzeichen für innere Anspannung, Schmerzen oder Koliken.

Lippen, blass: Durchblutungsstörungen, seltener Magenleiden.

–, *bläulich-rot:* Sauerstoffmangel im Blut bei Herzschwäche.

–, *mit glatten hellrosa Flecken:* mögliches allgemeines Krebswarnzeichen.

Oberlippe, zu schmal: unter Umständen Anzeichen für Erkrankungen der Bauchspeicheldrüse, manchmal bei Veranlagung zur Zuckerkrankheit.

–, *zu dick:* allgemeine Immunschwäche, bei Kindern oft Funktionsschwäche des Lymphsystems, gelegentlich auch bei Magenleiden.

–, *mit senkrecht Richtung Nase ziehenden Falten:* gemeinhin oft als »Geizfalten« bezeichnet, aber das ist oft ein Vorurteil; meist hormonelle Ursachen, vor allem im Klimakterium (bei Männern kaum zu beobachten).

–, *mit Behaarung bei Frauen:* auch der »Damenbart«, weist auf hormonelle Störungen hin, z. B. zu viele männliche Hormone bei Unterfunktion der weiblichen Keimdrüsen oder Menstruationsbeschwerden (siehe Abb).

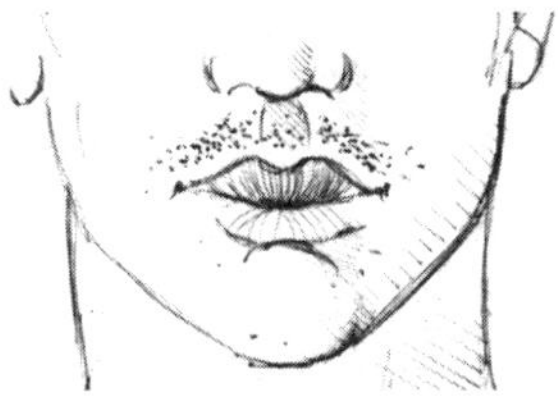

Oberlippe mit Behaarung bei Frauen

Unterlippe, zu dick: mögliches allgemeines Warnzeichen bei Leber-, Nieren-, Blasen- und Prostataerkrankungen.

–, *glatt und bläulich-rot:* unsicherer Hinweis auf Veranlagung zu Diabetes.

Mundwinkel, mit feinen Einrissen (Rhagaden): Vitamin-B_2-Mangel oder Blutarmut durch Eisenmangel, verursacht durch Mangelernährung oder ungenügende Verwertung der Nahrung bei Krankheiten der Verdauungsorgane.

–, *mit ein- oder beidseitigen Falten:* Warnzeichen bei Leber-Gallenblasen-Erkrankungen.

–, *bräunlich-gelb verfärbt:* mögliches Anzeichen einer Leberfunktionsschwäche, unter anderem bei chronischer Leberentzündung.

Kinn, zu groß: manchmal Anzeichen einer hormonellen Störung (Akromegalie), die vom Vorderlappen der Hirnanhangdrüse ausgeht; die Vergrößerung betrifft auch noch andere »gipfelnde« Teile des Körpers, z. B. Finger und Zehen.

Kinnhöcker am Kiefer: Unterfunktion der Schilddrüse, meist als Folge der Funktionsschwäche der übergeordneten Hirnanhangdrüse.

Kinnmitte vorne mit Kerbe: venöse Blutstauungen vor allem im Unterleib, Hämorrhoiden, manchmal bei Erkrankungen der Wirbelsäule.

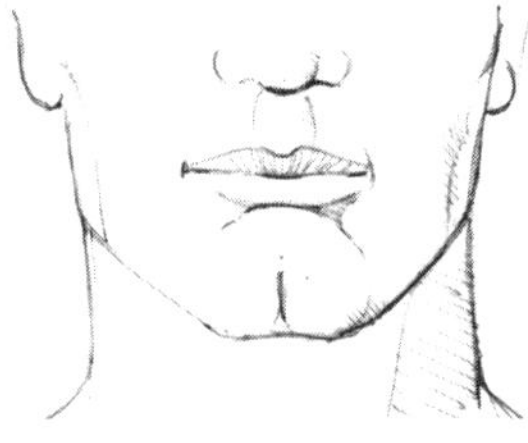

Kinnmitte vorne mit Kerbe

Nasen-Lippen-Furche bis zum Kinn verlängert: meist deutlicher Hinweis auf Veranlagung zum Magengeschwür oder bei bereits bestehendem Geschwür.

Bartwuchs bei Männern auffallend schwach: hormonelle Störungen, die vorwiegend von den Keimdrüsen ausgehen.

Merkmale an der Zunge

Bereits in der Antike beachteten die Ärzte bei der Diagnose auch die Zunge. Daran hat sich in der modernen Schulmedizin nicht so viel geändert, obwohl ihr viele aufwendige, genauere Diagnosemethoden zur Verfügung stehen. Um einen ersten Eindruck vom Gesundheitszustand und von möglichen Erkrankungen eines Menschen zu gewinnen, ist die Zungendiagnostik nach wie vor nützlich, erspart Zeit und Kosten für unnötige Untersuchungen.

Genau erklären lässt sich allerdings oft nicht, weshalb man an der Zunge so viele Krankheiten erkennen kann. Eine Außenseitertheorie besagt, dass die Zunge ein verkleinertes Abbild des gesamten Körpers darstellt. Den verschiedenen Organen und Körperteilen werden bestimmte Zonen auf der Zunge zugeteilt, wobei der Kopf der Zungenspitze, der Zungengrund (ganz hinten) den Beinen entsprechen soll. Die Zonen sind auf der Zunge so angeordnet, dass sie mit der tatsächlichen Lage der Organe und Körperteile übereinstimmen. Die Herzzone befindet sich also beispielsweise auf der linken Zungenseite, weil das Herz im

Brustkorb zum größeren Teil links lokalisiert ist. Sinngemäß gilt das für alle anderen Organe und Körperteile.

Diese Vorstellung erinnert an die Reflexzonen der Füße, bei denen ebenfalls Zusammenhänge zwischen Körperstrukturen und Fuß angenommen werden. Während man bei den Fußreflexzonen aber aufgrund praktischer Erfahrungen mit einiger Wahrscheinlichkeit davon ausgehen kann, dass es solche reflektorischen Verbindungen tatsächlich gibt, handelt es sich bei der Projektion des Körpers auf die Zunge um eine unsichere Vermutung. Es mag zwar durchaus sein, dass diese Theorie zutrifft, es bedarf jedoch noch vieler Erfahrungen und Forschungen, ehe man das annähernd so wahrscheinlich wie bei den Fußreflexzonen annehmen darf.

Eine Variante der obigen Theorie geht davon aus, dass die Zunge als Teil des Verdauungssystems nur dessen Organe widerspiegelt: Speiseröhre, Magen, Zwölffingerdarm, Bauchspeicheldrüse, Leber, Gallenblase und die verschiedenen Abschnitte des Darms. Die einzelnen Zonen sollen entsprechend der Lage der Organe im Körper auf der Zunge angeordnet sein. Zum Teil wird auch noch eine Herz- und Milzzone auf der Zunge vorausgesetzt. Aber es ist nicht so recht nachvollziehbar, weshalb ausgerechnet diese beiden Organe gemeinsam mit dem Verdauungsapparat ihre Entsprechungen auf der Zunge haben sollten.

Dieser zweiten Theorie könnte man vielleicht eher zustimmen, weil die Zusammenhänge zwischen der Zunge und den Verdauungsorganen leichter vorstellbar scheinen. Dennoch gilt auch dazu, dass es keine hinreichenden Erfahrungen und Erkenntnisse gibt, die eine solche Vermutung ebenso wahrscheinlich machen wie die Fußreflexzonen.

Letztlich bleibt es allerdings nur von akademischem Interesse, wie man sich solche Beziehungen erklären soll. Es steht zweifelsfrei fest, dass es Zusammenhänge geben muss. Anders wären die praktischen Erfahrungen mit der Zungendiagnostik nicht nachvollziehbar.

Bei den 12 Schüßler-Salzen (ab S. 209) wurden bereits typische Zungenbefunde zu jedem Wirkstoff angegeben. Hier sollen jetzt noch weitere Merkmale vorgestellt werden, die sich den biochemischen Medikamenten zwar nicht direkt zuordnen lassen, aber trotzdem zur zuverlässigeren Diagnose beitragen können.

Oftmals werden die Merkmale auf der Zunge überwiegend den Erkrankungen im Bereich der Verdauungsorgane zugeschrieben. Das ist aber nicht korrekt, sie können auch auf verschiedene andere Gesundheitsstörungen hinweisen, wie die nachstehende Auswahl veranschaulicht.

Zunge zu trocken

Unklares allgemeines Warnzeichen, aus dem nicht immer diagnostische Rückschlüsse möglich sind.

Ohne krankhafte Ursachen bei Menschen, die vorwiegend durch den Mund atmen (dann meist auch Zungenbelag).

Vergiftungen zum Beispiel mit Opium oder lebensbedrohliche Vergiftungen (Botulismus) durch verdorbene Nahrungsmittel.

Austrocknung des gesamten Körpers durch höhere Flüssigkeitsverluste, beispielsweise bei Erbrechen, Durchfall, Blutungen oder starkes Schwitzen ohne angemessenen Ausgleich durch Getränke; bei alten Menschen an heißen Sommertagen ohne krankhafte Ursachen, weil sie häufig zu wenig trinken (kann lebensbedrohlich werden).

Schwere Infektionskrankheiten mit ungünstiger Prognose, wie Blutvergiftung (Sepsis) oder Bauchfellentzündung.

Zu geringe Speichelabsonderung bei Erkrankungen des zentralen Nervensystems, teils auch im Klimakterium.

Zunge belegt

Vieldeutiges und deshalb nicht selten diagnostisch kaum verwertbares Anzeichen, das oft nicht genau abgeklärt werden kann.

Ohne krankhafte Ursachen durch Mundatmung (dann auch trockene Zunge), schlechtes Kauen, falsche Ernährung oder anlagebedingte Störungen des vegetativen Nervensystems; teils auch übermäßiges Konsum von Alkohol, Kaffee, Milch und/oder Nikotin.

Lokale Ursachen, wie mechanische oder Temperaturreizungen (Verletzung, Verbrennung) der Zunge und/oder der Mundschleimhaut, Entzündungen der Mundschleimhaut, Pilzinfektionen in der Mundhöhle (dann grau-weißlicher Belag), Zahnfleischschwund, Karies, nach Zahnextraktionen; in unklaren Fällen sollte an unverträgliche Zahnplomben oder -prothesen gedacht werden, die zu elektrischen Spannungsdifferenzen im Mund führen können.

Fieberhafte Erkrankungen mit einem starken weißlichen Belag, meist feuchte Zunge, bei schwerem Krankheitsverlauf aber oft trocken; diese Anzeichen beobachtet man insbesondere bei Mandelentzündung, Bronchitis, Lungenentzündung, Grippe (dicker grau-gelblicher Belag), Masern (weißlicher Schleier auf der Zunge), Scharlach (himbeerfarbiger Belag) oder Typhus (schmutziggrauer Belag, Ränder und Spitze gerötet, später Zunge gleichmäßig gerötet).

Erkrankungen der Verdauungsorgane (oft starker weißlicher Zungenbelag), insbesondere Magenschleimhaut-, Dünndarmentzündung, Magengeschwür, Mangel an Verdauungssäften oder zu viel Magensäure (oft mit Sodbrennen); auch bei Blinddarm-(genauer: Wurmfortsatz-)entzündung beobachtet man belegte Zunge, die dabei aber ohne diagnostische Bedeutung bleibt.

Bei Leberleiden ist der weißliche Zungenbelag meist feucht; beginnende Leberschrumpfung (-zirrhose) führt zur bläulich-roten, derb-höckerigen oder gefurchten Zunge ohne nennenswerten Belag; bei fortgeschrittener Zirrhose mit zunehmender Funktionsschwäche der Leber wird die Zunge zuerst an den Rändern, später bis zur Mitte rot und glatt (wie lackiert), bei günstigem Krankheitsverlauf kann sich danach allmählich wieder weißlicher Belag einstellen.

Zungenfarbe verändert

Auch die Färbung der Zunge kann Auskunft über Erkrankungen geben; es kann sich dabei sogar um ernste Gesundheitsstörungen handeln. Der Zungenbefund liefert in solchen Fällen die ersten Hinweise, die exakte Diagnose kann nur der Mediziner stellen.

Blasse Zunge entsteht oft bei Blutarmut, kann unter Umständen aber auch Warnzeichen allgemeiner Durchblutungsstörungen sein.

Rote Zunge lässt sich oft nur richtig deuten, wenn man die verschiedenen Rottöne beachtet. Allgemein spricht die Zungenrötung für Vitamin-B_2-Mangel; eine stark gerötete Zunge kann auf Zungenentzündung, Leberzirrhose, Blut- oder Harnvergiftung, manchmal auch Zuckerkrankheit hinweisen; die rot-violette Zungenverfärbung kommt bei »Rotblütigkeit« (Polyglobulie) durch vermehrte Bildung roter Blutkörperchen vor; eine blaurötliche Zunge ist verdächtig auf Blutstauung bei Herzschwäche oder Sauerstoffmangel durch Lungenblähung (Emphysem).

Braune Zunge kann auftreten, wenn die Nebennierenrinde zu wenig oder keine Hormone produziert (Morbus Addison), zum Teil auch bei einer seltenen Form der Zuckerkrankheit (Bronze-Diabetes). Eine weitere Ursache können Tumoren sein, die durch Ablagerung des Farbstoffs Melanin gelblich-braun oder bräunlich-schwarz verfärbt werden; wer Pfeife raucht oder Tabak kaut weist ebenfalls oft eine bräunliche Zunge auf, die im Einzelfall als Krebsfrühwarnzeichen einzustufen ist.

Ohne krankhafte Bedeutung ist die braune Zunge bei Rassen mit stärker pigmentierter Haut.

Schwärzliche Zunge besteht ohne Krankheitswert, wenn zum Beispiel geraucht wird oder dunkelgrüne Lebensmittel verzehrt werden. Unabhängig davon auftretende schwärzliche Verfärbung der Zunge ist ein unklares Anzeichen, das teilweise nichts zur Diagnose beitragen kann; vermutlich liegt oft eine Störung der natürlichen Keimbesiedlung der Mundhöhle (Mundflora) als Grundursache vor, wie sie insbesondere bei der Behandlung mit Antibiotika eintritt; ferner ist noch an Leberleiden und Nikotinsäure-(ein Vitamin der B-Gruppe)mangel zu denken.

Zungenbrennen

Dieses vieldeutige Merkmal muss bald fachlich abgeklärt werden, damit bei Bedarf rasch eine gezielte Therapie eingeleitet werden kann. Ohne krankhafte Bedeutung bleibt lediglich die schmerzende, brennende Zunge nach Einnahme zu heißer Speisen und Getränke oder zu scharf gewürzter Lebensmittel; eine Therapie kann dabei notwendig werden, wenn eine Verbrennung der Zunge entsteht.

Vitaminmangel gehört zu den häufigen Ursachen des Zungenbrennens, insbesondere Mangel an den Vitaminen B_2, B_6, B_{12} und Nikotinsäure. Die Mangelzustände entstehen hauptsächlich durch Ernährungsfehler und Störungen der Verdauungsorgane, die eine Verwertung der mit der Nahrung zugeführten Vitamine be- und verhindert, z. B. Magensäuremangel, chronischer Durchfall und häufiges Erbrechen. Schließlich ist auch an Stoffwechselstörungen zu denken, etwa Zuckerkrankheit, weil Insulinmangel die Verwertung von Vitaminen der B-Gruppe beeinträchtigt.

Blutarmut führt vor allem bei Frauen oft zum Zungenbrennen. Verursacht wird es durch falsche Ernährung, die zu wenig Eisen zuführt, Magensäuremangel oder Blutverluste (Monatsblutung, Verletzungen, Blutungen innerer Organe). Auch die heutzutage selteneren Wurmkrankheiten können an der Anämie beteiligt sein. Bei der bösartigen Form der Blutarmut (Perniziosa) macht sich Zungenbrennen meist zu Beginn der Mangelkrankheit bemerkbar, später kommt es nur noch selten vor. Oft wird die Anämie von Einrissen in den Mundwinkeln begleitet.

Verdauungsstörungen wurden oben bereits beim Vitaminmangel als indirekte Ursache von Zungenbrennen genannt. Unabhängig davon erzeugen Magenschleimhautentzündungen, Darmträgheit, Gärungsprozesse im Dünndarm mit Durchfall oder Leberleiden (vor allem Leberzirrhose) nicht selten die brennende Zunge.

Allergien mit Zungenbrennen können durch lokale Ursachen entstehen, unter anderem unverträgliche Zahnkronen und Zahnprothesen, seltener unverträgliche Nahrungsmittel, die mit der Zunge in Kontakt kommen. Aber auch allergische Reaktionen, die unabhängig von lokalen Einflüssen entstehen, können Zungenbrennen hervorrufen. Dazu gehören wieder nicht vertragene Lebensmittel und Medikamente. Zum Teil stehen die allergischen Reaktionen noch in einem indirekten Zusammenhang mit chronischen Krankheitsherden (wie Mandel-, Zahnwurzel-, Nebenhöhlenentzündung), die selbst kaum Beschwerden verursachen, durch Fernwirkung aber zu Allergien und vielen anderen Erkrankungen (etwa Rheuma) beitragen können.

Nervenstörungen führen unter Umständen ebenfalls zum Zungenbrennen, das dann häufig von Zungenschmerzen begleitet wird. Die Missempfindung geht vom Zungennerven und vom IX. Hirnnerv aus. Vor allem chronische Entzündungen dieser Nerven rufen das zum Teil schmerzhafte Zungenbrennen hervor. Im Einzelfall kann aber auch eine übermäßige Erregung des vegetativen Nervensystems oder ein Krampfanfall dahinterstehen.

Sjögren-Syndrom I und *Plummer-Vinson-Syndrom* gehören zu den selteneren Ursachen des Zungenbrennens.

Beim *Sjögren-Syndrom I* handelt es sich grundsätzlich um eine rheumatische Krankheit. Inzwischen kennt man allerdings auch eine Form, die ohne Gelenkentzündung verläuft. Symptomatisch ist vor allem Trockenheit der Mund-, Nasen-, Rachen-, Kehlkopf-, Luft- und Speiseröhrenschleimhaut sowie das trockene Auge mit Bindehaut- und Hornhautentzündung als Folge einer Degeneration der Tränen-, Speichel- und Talgdrüsen. Überdies wird die Produktion von Verdauungssäften im Magen und in der Bauchspeicheldrüse verringert, was zu Verdauungsbeschwerden führt.

In typischen Fällen treten noch chronische Entzündungen mehrerer Gelenke auf; dann spricht man auch von der *Sicca-Symptomatik,* während die Erkrankung ohne Gelenkbeteiligung auch als *Sicca-Syndrom* (lat. siccus = trocken) bezeichnet wird. Wahrscheinlich gehören diese beiden Verlaufsformen des Sjögren-Syndroms I zu den Autoimmunkrankheiten, bei denen körpereigene Abwehrstoffe Gewebe und Organe angreifen.

Das *Plummer-Vinson-Syndrom* entsteht, wenn erheblicher Eisenmangel die Anzahl eisenhaltiger Enzyme im Körper deutlich verringert. Die Krankheit führt zum Schwund der Mund-, Rachen- und Speiseröhrenschleimhaut, Schluckbeschwerden, Zungenentzündung und Zungenbrennen, Störungen an den Lippen, Finger- und Zehennägeln. Bei einer Sonderform, die überwiegend Frauen nach den Wechseljahren betrifft, liegt eine Verengung der Speiseröhre vor, aus der später die krebsige Entartung hervorgehen kann.

Geschwüre an der Zunge

Wenn diese Veränderungen nicht offensichtlich auf eine leichtere Zungenverletzung zurückzuführen sind, muss bald fachlich untersucht werden, unter Umständen könnte dann Zungenkrebs bestehen. Andere ernste Ursachen sind die Geschlechtskrankheit Syphilis und Tuberkulose. Wenn die Geschwüre mit weißlich-gelben Flecken auf der Mundschleimhaut einhergehen, liegt eine schwere Mundentzündung (Mundfäule) vor.

Ferner muss bei Zungengeschwüren noch an Verletzungen gedacht werden, wie sie zum Beispiel durch geschädigte Zähne mit scharfen Kanten, ungeeignete Zahnprothesen und ähnliche kieferorthopädische Hilfsmittel entstehen können. In diesen Fällen bleiben die Geschwüre chronisch bestehen und vernarben erst, wenn die Ursachen dauerhaft korrigiert wurden.

Schließlich können chronische Zungengeschwüre auch noch bei Epilepsie auftreten, wenn die Zunge bei Anfällen verletzt wird.

Zittern und Zuckungen der Zunge

Das *Zungenzittern* kann nicht immer genau erklärt werden. Man muss sich dann mit der Diagnose begnügen, dass es konstitutionell bedingt ist. Unklar bleibt oft auch das Zittern der Zunge bei seelisch-nervösen Störungen, vor allem Nervosität, Nervenschwäche, Unruhe und bestimmte Neuroseformen.

Seltener deutet die zitternde Zunge auf schwere Erkrankungen hin, die akut lebensgefährlich sein können. Unter anderem beobachtet man das als Symptom bei Alkoholabhängigkeit, starker Überfunktion der Schilddrüse, epidemischer Gehirnentzündung (sog. »Gehirngrippe«), Erweichung des Gehirns oder Wundstarrkrampf. Allerdings stehen bei diesen bedrohlichen Krankheiten zahlreiche andere Symptome im Vordergrund, das Zungenzittern wird lediglich als Nebenbefund festgestellt.

Zuckungen der Zunge weisen oft auf Krankheitsherde im Nervensystem hin. Zu den häufigeren Ursachen gehören zum Beispiel Lähmung der Kau-, Schluck- und Kehlkopfmuskulatur durch Schädigung von Hirnnerven, die bei Bewegungen mitwirken, oder Erkrankungen des verlängerten Rückenmarks mit Bildung von Höhlen in der Nervensubstanz. Auch Degeneration der Pyramidenbahn* mit fortschreitender Lähmung kommt in Betracht.

Früher musste immer auch an die möglichen Spätfolgen

* Als Pyramidenbahn bezeichnet man bestimmte Anteile des zentralen Nervensystems, die von der Großhirnrinde abgehen und Bewegungen ermöglichen.

der Geschlechtskrankheit Syphilis gedacht werden, die das Nervensystem ebenfalls schwer schädigen; heutzutage spielt diese Erkrankung aber eine untergeordnete Rolle, weil sie seltener vorkommt und frühzeitig behandelt werden kann.

Bei all diesen ernsten Krankheiten werden die Zuckungen der Zunge natürlich nur als Nebenbefund festgestellt, im Vordergrund stehen zahlreiche andere Symptome. Es ist aber vorstellbar, dass Zungenzucken als Frühsymptom von den Betroffenen zuerst wahrgenommen wird und sie zur fachlichen Untersuchung veranlasst.

Zungenlähmung

Dazu kommt es durch Lähmungen im Bereich des XII. Hirnnervs, der für die Zungenmuskulatur zuständig ist. Das Symptom tritt fast immer einseitig auf, so dass die Zunge durch die Muskulatur der gesunden Seite zur betroffenen Seite hin verzogen wird. Unter Umständen kommt es noch zum allmählichen Schwund des Gewebes der gelähmten Zungenanteile.

Lähmungen der Zunge weisen auf verschiedene krankhafte Prozesse im Gehirn, Rückenmark und im übrigen Nervensystem hin. Relativ häufig steht dahinter ein Schlaganfall, eine Verletzung des Gehirns oder ein Hirntumor. Ferner können Erkrankungen im Bereich des verlängerten Marks (Abschnitt zwischen Gehirn und Rückenmark) oder eine Sonderform der Kinderlähmung vorliegen.

Verzeichnis der Indikationen

Dieses alphabetische Verzeichnis der Indikationen der Schüßler-Therapie listet alle Erkrankungen auf, die sich aus der Antlitzdiagnose ergeben können. Sobald die Merkmale im Gesicht zur richtigen Diagnose führten, steht in der Regel gleich fest, welche Schüßler-Salze zur Therapie angezeigt sind.

Aber wie bereits erklärt, kann die Antlitzdiagnose unter Umständen unklar bleiben. Dann kann man mit Hilfe der nachstehenden Indikationen nochmals bei allen in Frage kommenden Schüßler-Salzen nachlesen, welche sich zur individuellen Behandlung eignen.

Dabei lernt man auch die Indikationen kennen, bei denen mehrere biochemische Wirkstoffe angezeigt sein können. Das hilft bei der Entscheidung, ob mehrere Schüßler-Salze kombiniert werden sollen und welche dazu am besten geeignet sind.

Darüber hinaus hilft dieses Verzeichnis der Indikationen, falsche biochemische Therapeutika so gut wie möglich auszuschließen. Wenn man vor der Behandlung nochmals in der oben beschriebenen Weise überprüft, welche Mineralsalze sich aus der Antlitzdiagnose ergeben, erkennt man unter Umständen, dass der eine oder andere ursprünglich ausgewählte Wirkstoff doch nicht so gut passt. Das erspart zeitaufwendige Versuche mit verschiedenen Mitteln, die eine Erkrankung unnötig verschleppen.

Indikationen

A

Abmagerung: Natrium chloratum
Abszesse: Calcium sulfuricum
Afterentzündung: Kalium chloratum
Akne: Natrium chloratum
allergische Hautreaktionen: Natrium phosphoricum
allergische Reaktionen: Calcium phosphoricum
Anämie: Calcium phosphoricum
Angina pectoris: Magnesium phosphoricum
Antriebsschwäche: Natrium chloratum
Appetitlosigkeit: Natrium phosphoricum
Appetitmangel: Natrium chloratum
Arteriosklerose: Calcium fluoratum, Silicea
Asthma: Natrium sulfuricum
Atemwegskatarrh: Kalium chloratum
Aufstoßen: Natrium phosphoricum
Augenbindehaut, eitrige: Kalium sulfuricum
Augenentzündung: Kalium chloratum
Ausschlag: Natrium sulfuricum

B

Bandscheibenschäden: Silicea
Bauchdecke, Schwäche: Silicea
Bauchspeicheldrüsenentzündung: Natrium sulfuricum
Bindegewebsschwäche: Calcium fluoratum, Silicea
Bindehaut, eitrige: Kalium sulfuricum
Blasenentzündung: Kalium chloratum
Blasensteine: Natrium phosphoricum
Blinddarmreizung: Kalium chloratum

Blutarmut: Calcium phosphoricum, Natrium chloratum
Bluterguss: Ferrum phosphoricum, Silicea
Blutreinigung: Kalium phosphoricum
Bronchien, eitrige: Kalium sulfuricum
Bronchitis, eitrige: Calcium sulfuricum
Bronchitis, krampfartige: Magnesium phosphoricum, Natrium sulfuricum
Bruch: Silicea
Brustdrüsenknoten: Calcium fluoratum

D

Darmentzündung: Ferrum phosphoricum
Darmkolik: Magnesium phosphoricum
Darmträgheit, chronische: Natrium chloratum
Drüsen, Knoten: Calcium fluoratum
Durchfall: Ferrum phosphoricum, Natrium phosphoricum, Natrium sulfuricum
Durchfall, krampfartige Leibschmerzen bei: Magnesium phosphoricum
Durchfall, wässriger: Natrium chloratum

E

Eiterungen: Calcium sulfuricum, Silicea
Eiweißmangel: Natrium phosphoricum
Ekzeme: Natrium chloratum
Entzündungen: Silicea
Entzündungen im 1. Stadium, akute: Ferrum phosphoricum
Entzündungen im 2. Stadium: Kalium chloratum
Entzündungen im 3. Stadium: Kalium sulfuricum
Erbrechen: Ferrum phosphoricum, Natrium phosphoricum, Natrium sulfuricum
Erschöpfung: Kalium phosphoricum, Natrium chloratum
Erschöpfung, chronische: Silicea

F

Falten: Silicea
Fettunverträglichkeit: Natrium phosphoricum

Fieber: Ferrum phosphoricum
Frostbeulen: Natrium sulfuricum
Furunkel: Calcium sulfuricum, Natrium phosphoricum, Silicea

G

Gallenblasenentzündung: Natrium phosphoricum, Natrium sulfuricum
Gallenkolik: Magnesium phosphoricum, Natrium phosphoricum
Gallensteine: Natrium phosphoricum
Gedächtnisschwäche: Kalium phosphoricum
Gefäßverkrampfungen: Magnesium phosphoricum
Gehirnentzündung: Ferrum phosphoricum
Gelbsucht: Natrium phosphoricum
Gelenkentzündung: Ferrum phosphoricum, Kalium chloratum, Kalium sulfuricum
Gelenkschäden: Calcium phosphoricum
Gelenkschwellungen, teigige: Natrium chloratum
Gereiztheit: Natrium phosphoricum
Gerstenkorn: Silicea
Geschwür, hartnäckiges: Natrium sulfuricum
Geschwüre: Natrium phosphoricum, Silicea
Gicht: Natrium phosphoricum

H

Haarausfall: Silicea
Hämorrhoiden: Calcium fluoratum, Kalium chloratum, Silicea
Harnsäuresteine: Natrium phosphoricum
Harnsäurewerte, erhöhte: Silicea
Haut, trockene: Natrium chloratum
Haut, zu trockene: Silicea
Hautalterung: Natrium chloratum
Hautausschlag: Kalium chloratum, Natrium phosphoricum
Hauteiterung: Natrium phosphoricum, Natrium sulfuricum, Calcium sulfuricum

Hautentzündung: Calcium, sulfuricum, Kalium chloratum, Kalium sulfuricum, Natrium chloratum, Natrium phosphoricum, Natrium sulfuricum
Hautpilz: Natrium sulfuricum
Hautreaktionen, allergische: Natrium phosphoricum
Hautunreinheit: Natrium sulfuricum
Hautunreinheiten: Natrium chloratum
Herpes: Kalium chloratum
Herzangst: Kalium phosphoricum
Herzbeschwerden, nervöse: Kalium phosphoricum
Herzentzündung: Ferrum phosphoricum
Hexenschuss: Magnesium phosphoricum, Silicea
Hitzegefühl: Ferrum phosphoricum
Hornhautbildung: Calcium fluoratum
Hühneraugen: Natrium sulfuricum

I

Immunschwäche: Silicea
innere Organe, Senkung: Calcium fluoratum
Ischias: Magnesium phosphoricum, Silicea

J

Juckreiz: Natrium chloratum, Silicea
Juckreiz, seelisch-nervös verursachter: Magnesium phosphoricum

K

Kalziumstoffwechsel, Störungen: Calcium phosphoricum
Karbunkel: Calcium sulfuricum, Natrium phosphoricum
Kariesprophylaxe: Calcium fluoratum, Silicea
Knochenbildung, Störungen: Calcium phosphoricum
Knochenbruch: Calcium phosphoricum
Knochenentzündung: Calcium phosphoricum, Silicea
Knochenerkrankungen: Calcium fluoratum
Knochenfisteln: Silicea
Knochenhautentzündung: Calcium phosphoricum
Knochenhauterkrankungen: Calcium fluoratum
Knochenschmerzen: Calcium phosphoricum

Koliken: Natrium phosphoricum, Natrium sulfuricum
Konzentrationsschwäche: Kalium phosphoricum
Kopfschmerzen: Magnesium phosphoricum
Krampfadern: Calcium fluoratum, Silicea
Krämpfe: Kalium phosphoricum

L

Lähmungen: Kalium phosphoricum
Leberentzündung: Kalium sulfuricum, Natrium phosphoricum, Natrium sulfuricum
Leberleiden: Natrium phosphoricum
Leberzirrhose: Natrium sulfuricum
Leibschmerzen, krampfartige: Magnesium phosphoricum
Leistungsschwäche: Calcium phosphoricum
Lungenentzündung: Kalium chloratum
Lymphknotenverhärtungen: Calcium fluoratum

M

Magen-Darm-Katarrh: Natrium chloratum, Natrium phosphoricum, Natrium sulfuricum
Magenentzündung: Ferrum phosphoricum
Magenkolik: Magnesium phosphoricum
Mandelentzündung: Kalium chloratum
Mandeln, vereiterte: Calcium sulfuricum
Mangelernährung: Natrium chloratum
Mangelkrankheiten: Natrium sulfuricum
Masern: Kalium sulfuricum
Menstruationsbeschwerden, schmerzhafte: Magnesium phosphoricum
Migräne: Magnesium phosphoricum
Milchmangel im Wochenbett: Natrium chloratum
Milchschorf: Natrium phosphoricum
Mitesser: Natrium phosphoricum
Mittelohrentzündung: Kalium chloratum
Müdigkeit, chronische: Calcium phosphoricum
Mundentzündung: Ferrum phosphoricum

Muskelentzündung: Kalium chloratum
Muskelschmerzen: Magnesium phosphoricum
Muskelverkrampfungen: Magnesium phosphoricum

N

Nagelfalzentzündungen: Silicea
Narbenverhärtung: Calcium fluoratum
Nase, eitrige: Kalium sulfuricum
Nasenhöhleneiterungen: Calcium sulfuricum
Nasenschleimhautentzündung: Ferrum phosphoricum
Nebenhöhleneiterungen: Calcium sulfuricum
Nervenschmerzen: Kalium phosphoricum, Kalium sulfuricum, Magnesium phosphoricum
Nervenschwäche: Natrium phosphoricum
Nervosität: Kalium phosphoricum, Natrium chloratum, Natrium phosphoricum
Nierenentzündung: Kalium chloratum, Kalium sulfuricum
Nierenkolik: Magnesium phosphoricum
Nierensteine: Natrium phosphoricum

O

Ohren, eitrige: Kalium sulfuricum
Osteoporose: Calcium phosphoricum

P

Pickel: Natrium phosphoricum
psychosomatische Erkrankungen: Kalium phosphoricum, Natrium phosphoricum

R

Rachen, eitriger: Kalium sulfuricum
Rachenentzündung: Ferrum phosphoricum
Rachitis: Calcium phosphoricum, Silicea
rheumaartige Knochenschmerzen durch Wettereinfluss: Calcium phosphoricum
rheumatische Beschwerden: Natrium chloratum
rheumatische Entzündung: Kalium chloratum

rheumatische Erkrankung, Schmerzen bei: Kalium chloratum
rheumatische Schmerzen: Kalium sulfuricum
Rheumatismus: Natrium chloratum
Rippenfellentzündung: Kalium chloratum
Rötung der Schleimhäute: Kalium chloratum
Rötung: Ferrum phosphoricum

S
Scharlach: Kalium sulfuricum
Schilddrüsenknoten: Calcium fluoratum
Schlafstörungen: Kalium phosphoricum, Natrium phosphoricum
Schmerzen: Kalium chloratum
Schmerzen, chronische: Silicea
Schmerzen, unterschiedliche Ursache: Kalium sulfuricum
Schwäche, allgemeine: Natrium chloratum
Schwäche, chronische: Silicea
Schwächezustand: Natrium phosphoricum
Schwellung der Schleimhäute: Kalium chloratum
Schwellung: Ferrum phosphoricum
Schwitzen, übermäßiges: Silicea
Sehnenscheidenentzündung: Kalium chloratum
Senkfuß: Calcium phosphoricum
Sodbrennen: Natrium phosphoricum
Spreizfuß: Calcium phosphoricum
Stoffwechselstörungen: Natrium chloratum

U
Übergewicht: Natrium sulfuricum
Umlauf: Silicea
Unruhe: Kalium phosphoricum, Natrium phosphoricum

V
Venenentzündung: Kalium chloratum
Venenschwäche: Silicea

Verdauungsstörungen: Natrium chloratum, Natrium phosphoricum
Verletzung, entzündete: Kalium chloratum
Vitalstoffmangel: Natrium phosphoricum

W

Wachstumsschmerzen: Calcium phosphoricum
Warzen: Kalium chloratum
Wettereinfluss: Calcium phosphoricum
Wunden, frische blutende: Ferrum phosphoricum
Wunden, schlecht heilende: Natrium phosphoricum, Natrium sulfuricum

Z

Zahnschmelzbildung, gestörte: Calcium fluoratum
Zahnschmerzen: Magnesium phosphoricum
Zuckungen, nervöse: Magnesium phosphoricum

Register